光尘
LUXOPUS

团体咨询_与心理治疗

团体咨询与心理治疗

林孟平 著

生活書店 出版有限公司

生活·讀書·新知 三联书店

图书在版编目（ＣＩＰ）数据

团体咨询与心理治疗 / 林孟平著. — 北京：生活
书店出版有限公司，2021.4（2022.3重印）
ISBN 978-7-80768-198-4

Ⅰ.①团… Ⅱ.①林… Ⅲ.①集体心理治疗 Ⅳ.
①R459.9

中国版本图书馆CIP数据核字(2021)第013831号

策　　划　李　娟
执行策划　邓佩佩
责任编辑　杨学会
出版统筹　慕云五　马海宽
审　　读　江光荣　伍新春
装帧设计　高　瓦
责任印制　孙　明
出版发行　**生活書店**出版有限公司
　　　　　（北京市东城区美术馆东街22号）
图　　字　01-2020-4793
邮　　编　100010
经　　销　新华书店
印　　刷　北京中科印刷有限公司
版　　次　2021年6月北京第1版
　　　　　2022年3月北京第2次印刷
开　　本　880毫米×1230毫米　1/32　印张14.25
字　　数　304千字
印　　数　3,001—8,000册
定　　价　98.00元

（印装查询：010-64052612；邮购查询：010-84010542）

2021年新版序

- 我是谁?

- 我存在有何价值?

- 我为何要生活?

- 生命的意义是什么?

- 身为中国人, 我努力、奋斗为的是什么?

- 人生有什么目的、终向?

- 我怎样去解释, 面对生命的有限、宇宙的无尽与时间的永恒?

- 面对着千百年来哲人思想家不断提问的大课题, 该如何去处理种种的困惑与无助?

倘若你重视的不单是生存, 而是生活, 在书中我会与你共同探索你的生活和宝贵的人生。你要关注的是生命素质与层次的提升, 以及对"令人成为人"这一重要问题进行思考。

身为专业心理咨询师和大学老师, 经常有受助者和学生问我:

"今天的我，这独特唯一的我，是怎样塑造出来的？"在刚踏进2021年的今天，在全世界人类备受新冠肺炎疫情杀害与摧残的今天，我切切期望人们在无助地嗟叹生命的迷惘与失落的当下，学习超越现实的无奈与苦痛，整理生活，重新拥有心灵的宁静与安稳，天天成长。

个人很喜爱雨果的名言——海洋是浩瀚的，比海洋更浩瀚的是天空，比天空更浩瀚的是人的心灵。不少学生与朋友曾问我："心灵的工作中经常要协助人们处理困难和苦痛，你是否会感到厌烦？"通常我告诉他们答案是否定的。因为我是由衷地感谢受助者对我的信任。事实上，一个人需要很大的勇气才能面对自己，才能向他人寻求帮助，才可以仔细去正视个人的困扰或错误，以至生命有所突破、改变和更新。换言之，他们都是珍惜自己、渴求改变和成长的人。更重要的是，当他们慨叹哭叫生命缺乏意义时，内心深处却往往肯定生命本该是有意义的！在多年的专业咨询与治疗工作中，我发觉人们在生活中往往会产生"我是谁""我存在有何价值""我为何要生存"等问题。我的专业中，进行心理咨询与治疗时，话题会很简单和普通，但事实上却是在促进受助者去面对众多令人成为人的挑战，珍惜自己和爱自己。

人之所以为人，人之所以有价值和有尊严，值得珍惜每一天，就是因为纵然我们不能常常自主，却往往可以选择面对生活的态度，有自由作出选择和决定。随着人类社会、文化与科技的急速发展，现代人的生活日益复杂。在物质享受超常的同时，无论是青少年还是成年人，生活中都出现了众多的困难与问题。以香港这座城市为例，在过去的三十多年，多元的心理咨询与治疗应人们的需要而出现。而香港的大专院校，亦因应社会的急剧转变带来的新需求，纷纷作出回应。我任教的香港中文大学，在三十多年前已尝试起步，创建不同层次的心理咨询与治疗课程：从早年的半专业咨询与治疗课程开始，至约二十五年前正式开设研究院硕士和博士课程。招生的人数亦逐渐增加。而基于对祖国的爱，我在1994年开始应邀到内地不同的院校讲课和合作。在1998年秋天正式与北京师范大学合作，开办咨询与心理治疗硕士班课程，1999年至2001年又开了博士方向课程。

在博士方向班开课后一年，即2000年12月末，为了充实学员的学习，拓阔他们的视野，香港中文大学教育研究所提供了奖学金，为博士方向班来自12个省市的25位学员在香港举办了一个为期十五天的学术研讨会，主题为"本土化心理咨询与治疗"。

为了促进学者与众学生的交流，超过40位在香港各大学任教或从业于心理咨询与治疗不同领域的资深同行亦参与了上述研讨会，并分别负责主题演讲。透过不同的参观、学术和专业研讨会，众学员都表示获益良多，对自己日后在心理咨询专业的研究和服务的实践上有助力。事实上，自1994年起，我开始到内地不同的省市作主题演讲或举办学术研讨会，每次用时一至五天。以下是曾主办学术研讨会的大学和单位：北京师范大学、中山大学、同济大学、华中师范大学、兰州大学、四川大学、杭州教育局、南京教育学院、南京大学、杭州市教科所、北京大学医学心理教研室、复旦大学、中国青年政治学院和人民大学等。

多年来，香港中文大学经常举办不同性质的学术会议和研讨会来回应内地大学不同的需求。例如：在1997年4月23日至5月8日，由香港中文大学教育研究所主办、华中师范大学协办，一个为期两周的高校心理咨询培训课程在武汉华中师大举行，目的是为内地81所高校的心理辅导员、医师、教授、研究人员和负责政治思想教育的教员进行培训。在奖学金支持下，参与的学员可安心地进行连续两周的学习，150位学员在肯定了学习效果的同时，亦承认该培训班为各高校及参与的学员带来震撼性挑战。

令我感动的是，两年后，即1999年，我应邀参与教育部高师培训部与北京师范大学主办的"心理辅导博士高级研修班"，进行统筹和任教。令我喜出望外和感动的是：在众多来自五湖四海投考的高校优秀老师当中，竟然有超过20位报名学员是来自1997年武汉培训班。

最后要与大家分享的是：

1. 很开心，我的两本著作简体字版本正式出版了。在此，我非常感谢毕淑敏、江光荣和伍新春三人能够主动帮忙审读并促成这两本书的出版。他们不仅在课堂上投入学习，也愿意把自己所受的人本主义心理学的滋养传递和分享给更多的人。此外，我还要感谢这本书的策划编辑李娟，2019年在北京初见，短暂相处却一见如故。她对这两本书的喜欢和投入令人感动。这两部作品的封面插图都是我亲自手绘，今日大家所看到的书衣亦传达了我的心意。

2. 对我从事的心理咨询与治疗，不少人都认为是十分辛苦的专业。可是，在此我要与各位读者分享的是：我从来不以为苦，因为难得世界上有一种工作，有机会进入他人的世界，去分享和分担。而在这陪伴他人同行的路上，人们往往能重新认识和找到自己、珍惜和肯定自己。看见人们能逐渐掌握人生的方向和意义，平安而喜乐地踏步前行，我，身为助人的心理咨询师和治疗师，在承认工作挺不轻省的同时，会乐在其中。

再版序[1]

自《团体辅导与心理治疗》（前称《小组辅导与心理治疗》）于1993年出版至今，匆匆已超过二十年。其间除了长期在香港中文大学教育学院任教之外，我很开心从1995年开始有机会利用停薪留职的方式，多次到内地进行长期的培训。到了1997年，在香港回归祖国的前夕，我有机会在武汉华中师范大学为内地的重点高校举办为期十六天的高校心理辅导与治疗培训班。而这重要的启航，令我认识了百余所高校在心理咨询和治疗方面从事相关工作的领导和骨干人物。由于能有直接沟通，大会完结后我被多所高校邀请前去主持培训。结果我首选了位于甘肃的兰州大学作为开始，尝试在内地不同省市有重点地开办课程。到了1998年，在相当顺利的情况下，我获北京师范大学邀请，在当年9月，开办了一个心理辅导与治疗的硕士课程。其后，基于需求迫切，教育部与北京师范大学决定将课

1　本书在香港出版时的书名为《团体辅导与心理治疗》。——编者注

程进一步提升至博士班水平，于1999年开办了内地第一个博士课程。唯基于师资上严重不足，我考虑到自己是唯一的全职教授，故此决定只为学员提供博士水平学科的教学，至于进行博士学位研究，期望获得颁授学位，则只能留待个别学生在完成此课程后，自觅院校和博士生导师了。

基于我长年累月辅导与治疗服务的经验，加上我多年的培训经验，在初版的序言中我曾谈到长久以来，许多人屡屡建议我将累积的团体辅导与治疗经验写成文字与大家分享。不过，香港的生活节奏实在太过急迫，加上我又持续地在内地和香港两边走，结果始终未能成事，实在抱歉。

如今，趁着本书再版，加上2017年是我的隔代师祖罗杰斯（Carl Rogers）去世三十周年，我在写此序言之外，决定将在北京主办的博士和硕士课程的重要经验，透过文字和大家分享。我将两班学员学习心理辅导与治疗的经验和亲身经历人本教育的看法与感受，作出分享。此外，我也尝试从学术与专业角度，剖析人本主义心理辅导与治疗在中国人中实践的效果和功能。同时，亦简单汇报人本心理辅导与人本教育最近在中国的发展情况。

除了上述的重点外，我也留意到不少从事辅导的同行，在带领团体和小组时，由于未能清楚掌握工作与服务的目标，结果限制了服务的成效。与此同时，回应文首所指出全人类的精神状态和生活素质都处于极大的危机，我期望我们珍惜的专业心理辅导，能够具体回应问题和需要。而心理学和有关治疗理论和基础的负面取向，似乎有增无减，已触动了有心人致力要扭转其方向。在一群有心人多年抗衡和努力下，正向心理学以革命性的姿态应运而生。故此，我在此建议，在心理辅导的个人与团体工作上，除以"自我实现"为终极目标外，还可以增加"正向心理学"，它可以跟罗氏的学说和主张互相配合，更全面和具体有效地回应当代人的问题与需求。

何谓正向心理学

然而，不少人仍然会问，正向心理学到底是什么？

1998年，马丁·塞利格曼（Martin Seligman）以美国心理学会会长的身份发言时，呼吁心理学界尝试面对和重新思考传统心理学过度偏重人的负面取向，过度聚焦负面心理、人性及行为的幽暗面，相关病患、偏差、变态与犯罪行为的原因和清除的问题。他提出心理学界应致力推动研究与工作焦点的转向——从以往着重研究和清除人类的负面行为，转而增加研究与促进人类的正向行为。

事实上，传统心理学的发展有失平衡，过度聚焦负面心理的情况，已经相当接近临界点。在研究主题和重点近99%倾斜于负面心理与人性黑暗和恶毒的同时，心理学界已经涌现一个说法：若要在心理学界闯出名堂，捷径就是发表一些揭发人性幽暗与凸显丑恶凶邪心态和行为的研究。如何遏止这种丑恶心态与行为走向极端，相信正向心理学的兴起，可促进心理学的平衡和健康发展。卡尔（Carr, 2013）曾经指出，传统上临床心理学多聚焦在心理缺陷和弱点，较少关注人的复原力、个人素质和能力的重建。他欣赏塞利格曼等人为正向心理学奠下基础，着重人类优势与快乐的科学研究，亦尝试研究促进美好人生和幸福的相关因素。

长久以来，弗洛伊德（Sigmund Freud）主导了整个心理学的发展，故此，正向心理学的出现，自然会引发来自心理学界与专业各方面的看法与质疑。同时，除了弗洛伊德的影响之外，还有来自科学立场的观点，质疑正向心理学研究课题的合法性与欠缺严谨。他们认为，正向心理学研究的课题不外乎大众心理学的遗绪，充其量只是人们茶余饭后的无稽之谈，完全缺乏严谨科学方法与实证研究支持。面对这种恶意的践踏与攻击，鲍姆加德纳与克罗瑟斯（Baumgardner & Crothers, 2014）很欣赏一位学生的回应："正向心理学就是有科学作基础的大众心理学。"两位学者认为这位学生的说法相当恰当，因为正向心理学的研究课题，确实与大众心理学长久以来主要关切的议题有颇多雷同之处。

正向心理学的目标

事实上，正向心理学者很重视罗杰斯和马斯洛（Abraham Maslow）等人本心理学家对人的看法的积极和正向。目前正向心理学已累积了相当的研究和理论。多年努力的成果也得到了心理学界的尊重，其已经是一个被确立基础的心理学领域。相信在往后的发展中，学者专家可以继续以人本主义心理学那超过半世纪的发展和成就，同心同德地努力为人的美善、幸福、快乐和美好人生，携手迈进。

人本主义心理学在罗杰斯与马斯洛等人的领航下，为心理学带来了革命性的改变。由于他们相信人性的正向，相信人与生俱来的取向是自我实现，换言之，虽然自我实现对某些人来说，哲学性很重，但当我们将两者详细查察，其根本与正向心理学的目标异曲同工，两者都尝试促进人类开创健康、快乐而幸福的美好人生。亦因此，基于当前香港小组和团体心理辅导的不足与困难，我认为可以尝试将正向心理学整合于小组和团体工作，以回应我们面对的限制和困难。以下是一些具体的建议。

在本书第二章，我曾挑战心理辅导的学者专家，无论是实践和学术论著，研究中似乎都忽略了为心理辅导鉴定的目标，这实在令人遗憾。在此再次感谢我的老师帕特森（C. H. Patterson），在面对学者专家长期争议而无法达成共识的混乱中，他具体提出将目标分为三个层次。帕氏是罗杰斯的忠实信徒，很自然就建议以"自我实现"为终极目标。其下的第二层名为"中间目标"；最下的第三层则称为"直接目标"。

无论在我的教学中，还是为专业心理辅导同行或社工所提供的督导中，首先，我发觉在团体的促进和发展方面，组长往往会因缺乏主题和重点而感到困惑和焦虑。事实上，由于不少组长无法超越此限制，结果令团体发展出现严重问题。其次，在青少年的团体中，组长通常更难解决主题与重点这个问题。在此，我具体建议同行们争取时间研读正向心理学，因为我认为人本心理学与正向心理学对人性都有正向的信念，两者相辅相成。

由于人本心理学的吸引力，我对罗杰斯的著作一直很感兴趣。不过，当我在友侪中谈到人本教育，并且大力推崇时，不少人的反应相当负面。他们的看法是，人本教育的确很特别，不是不好，但实在很理想化。例如，人本教育把师生间的关系视为影响学习效果的最重要因素。若教师对学生个人和其表现有较多的了解，并有较多的关怀，而且学生感到教师是真诚一致的，学生的学习效能就会较佳，行为亦较正向和具建设性。亦有研究证实，教师对学生的态度如果是尊重、真诚和同感，就会有效引发学生学习的动机，他们的参与性、思考水平和创造力等都较高。相反，当老师在上课时未能具备上述种种具促进功能的因素时，学生的学习效能明显较差。

除了上述的研究结果外，为了可以说服上文提及的"反对派"，我再一次仔细阅读了罗杰斯1983年增订版的《自由学习》（*Freedom to Learn*）。我很高兴知道美国人本教育全国协作组（National Consortium For Humanizing Education, NCHE）用了整整十七年进行以人为中心教育的研究和培训工作，当中有四十二个州和美国以外的七个国家参加，参与的教师有两千多人，研究的对象是两万多名从幼儿教育阶段到大学阶段的学生。研究结果证实，获得老师高水平关注，且老师态度真诚和具同感了解的一组学生，与老师在以上各种态度和行为中的水平都较低的其他学生相比，前者的学习效能和行为都较好（Rogers, 1983. p.199）。

面对来自四方八面的恶意批评，支持人本心理学的学者与研究人员纷纷作出回应，其中长期研究快乐科学的关键人物索尼娅·柳博米尔斯基（Sonja Lyubomirsky），曾挺身而出作出抗衡。首先，她承认近年来在美国社会，"快乐"已经成为流行文化，报纸、娱乐周刊、休闲杂志、电视等媒体上长期充斥着以快乐为主题的文章、动画片、电视剧和纪录片。可惜当中绝大部分夸张失实，根本缺乏严谨可信的研究数据作为支持与参考。不过，在努力与上述活动保持距离的同时，她设法以严谨认真的态度，协助人们明白快乐科学（The Science of Happiness）对人类的重要性。她指出，世界上跨国界与跨文化的人都承认快乐是他们人生中最珍惜的生活目标；而且，快乐为他们带来无限量的回报。那回报不局限于自己，也会惠及个人婚姻、家庭、工作场所、社区和社会，甚至是国家。柳氏的研究亦显示，快乐的人不但感觉良好，其能量与体力也会得以提升，他们创意旺盛，与他人的关系更胜从前；他们除工作效率上升和免疫力增强之外，他们还会较长寿。简言之，快乐就是人生目的。柳氏曾一再强调，快乐科学不应被视为一种时尚或潮流。一个人要努力活得快乐，这是一种严肃、认真而可贵的生活态度和选择。

通过柳氏语重心长的论点，可窥见她对这一崭新科学认真的态度。而她言之有物，亦可推断她是以快乐科学研究人员的立场来作出论述。不过，事实是什么呢？答案是，她是快乐科学的骨干，是快乐科学的学者和研究人员。她成长于俄罗斯和美国，十八年来长期进行快乐科学的研究。开始时，她是以斯坦福大学（Stanford University）博士生的身份从事研究，毕业后受聘于加州河畔大学（University of California, Riverside）。

柳氏全身心地投入研究，目的是要推动快乐科学的发展，她对正向心理学的崛起和发展十分关注。作为一个快乐科学专家，她认为，正向心理学就是令人活得快乐，懂得什么是有价值的生活。她同时亦促使人们发展积极正向的信念，努力发展充实而快乐的人生。

最后，本书尚有很多不足和限制，敬请各位学者和读者给我具体的意见，以便日后作进一步的修正和增删。

在此敬祝

身心灵整合健康！

林孟平

2017年春于香港沙田

初版序

在我多年专业辅导经验并有关研究的验证中，团体辅导和团体心理治疗（Group Counseling / Group Psychotherapy）的效能是肯定的。不过，团体辅导的价值，绝对不单单是如一般人所言的节省人力和时间。可惜，这种谬误令不少人轻率地以团体形式取代个人辅导，结果弄巧成拙。事实上，个人辅导和团体辅导各具独特功能，各为不同需要的人在不同情况和层面上提供帮助。不过，有些人错误地认为，任何有能力提供个人辅导的人，也自然可以胜任团体辅导工作。我们要知道，虽然个人辅导和团体辅导都有价值，但由于团体中人数较多，组员与组员、组员与组长之间的人际关系错综复杂，以至团体动力千变万化，组长必须有足够的能力，才能有效地带领团体。而亦因此，团体辅导在辅导培训中，往往被视为进深的课程，学员首先要有能力进行个人辅导，然后才能踏进团体辅导的培训阶段。

此外，团体辅导近年在香港相当流行，不但备受专业和非专业辅导工作者欢迎，甚至有些未曾受过任何辅导培训的人，可能因为自己曾经参加团体辅导，觉得很有意义，或甚至因为被团体动力所震撼与吸引，引发个人自发地策划与领导团体。这种百花齐放的现象，无疑为香港辅导界带来生气。然而，由于部分团体领导者素质与资历参差不齐，结果团体辅导不但未能带给组员治疗和成长，相反，组员在团体中受到伤害的情况屡见不鲜，这已引起辅导专业人士的关注。

以上三个问题，其实不单单在香港出现，实在值得加以正视。针对这些严重的问题，我在本书中除了透过不同的课题讨论处理方法之外，还着意开宗明义地以"团体辅导效果的关键——组长本身的修养"作为第一章，目的是要强调组长本身、其个人特质及其辅导资历的重要性。我希望本书对这个经常被忽略的课题所作出的阐释与讨论，不但对初学者有所启发，也能唤起一些不太认真的辅导同行再思考本身的专业操守。

我编写本书时尝试理论与实践并重。在第二章，我具体指出筹划工作的重要性。除了组长基本上要具备有效团体组长的特质与条件外，他在组前的种种准备功夫充足与否，对团体的成败往往产生关键作用。本章除了具体讨论团体的大小及团体的次数、频密度、时限、场所、开放或封闭式组合、组员甄选、同质性和异质性团体外，还设法协助组长认识如何引发组员进入和投身于团体。此外，还为初学者列举了不同辅导学员组前准备的例子，以供参考。对于组前筹划工作，一些专著往往只说明如何去进行，例如理想的团体人数是多少？什么场地较为适宜？却偏偏缺乏这些决定背后的原因。为了令读者更有效策划团体辅导，行而有据，我将简略地阐释以上列举重点背后的学理。

在有关辅导的著述中，有一个现象令我十分惊讶而且担忧，那就是无论个人辅导或团体辅导，其目标往往不受重视，或甚至干脆不被提及。根据我的观察，有些辅导员只是为辅导而辅导，却不清楚辅导过程的取向和目标，难怪其效果有限，甚至出现不良后果。我深信除了辅导员本身的修养外，在学理上他必须清楚掌握辅导的目标，才能期望辅导收到良好成效。或者干脆地说，辅导员修养的重点之一，就是清楚自己工作的取向和目标。

第三章就指出，团体辅导的终极目标是个人的自我实现。在自我实现这个高层次目标之下，我随之指出认识团体的过程目标和一般目标的重要性。另外，组长要明白，组员参加团体及接受辅导，通常有其个人的目标，组长有责任协助各组员协调与整合自己的目标与团体的过程目标及一般目标，以令大家在团体中获得最大助益。本书是一本团体辅导概论，加上篇幅所限，故没有对不同的团体辅导学派作出详细分析与讨论。不过，为了让读者更能掌握团体辅导目标的重要性，我亦选择了部分主流学派的团体辅导目标，作出简单的说明。不少辅导同行和辅导学员曾经一再向我询问——是否需要在每一次团体辅导聚会中厘定一个目标？在本章结束前，我对这个大家关注的问题亦作出了回应。

团体动力是团体辅导的灵魂。不过，令我遗憾的是，许多专著都未提及辅导成效的关键条件——真诚、尊重、同感与简洁具体。当然，我不认为这些是团体辅导的全部条件，但深信这些条件不只在个人辅导中有其重要性，在团体辅导过程中亦往往会决定成败。

故此，虽然我在另一本拙著《辅导与心理治疗》[1]中已作详细的阐释，但因其重要性，我在第四章仍会讨论以上几个重要的课题，强调它们乃是团体辅导的基础，团体组长要有能力以此奠下基础，才能一步步引发团体步向成熟。至于团体发展过程中，还有什么促成因素呢？对这个问题我列举了：灌注希望、一般性、现实验证、利他主义、情绪抒泄、基本家庭群体的重点改正、知识的传授、仿效行为和发展社交技巧九项，并分别作出讨论。团体辅导早年只运用于特别类型的人士，例如精神病人，但团体运动发展至今，适用的范围已超越上述的特别类型。事实上，团体服务和活动已广泛地适用于社会一般人士。无论西方国家或亚洲各地，包括中国香港；无论监狱、普通医院、家庭服务机构、青少年中心、男女童院舍、老人中心、中学和小学等，也纷纷采用团体辅导。其推行与设计的目的，有单纯治疗性的，但更常见的是治疗与成长性两者兼备。在我来说，在团体辅导过程中，团体的治疗功能和促进成长功能，往往不能清晰分别，并经常交互地出现。我深信团体辅导的功能并不仅仅是产生治疗作用，其所以值得重视与推广，主要是其促进成长的宝贵价值。今天，许多人在惋惜人类内在潜能有意无意地被浪费，针对这个问题，我将团体的动力阐释为具治疗并促进成长功能的因素，其中一个目的是想指出，团体辅导实在是引发人类充分发展潜能的有效途径。

认识团体辅导理论十分重要，但对初学者来说，将理论付诸实

1　中文简体字版于2021年由生活书店出版，书名为《心理咨询与治疗》。——编者注

践却不是简单的事。为了缩短两者的距离，本书设法将众多的实例贯穿整合于各课题中。在第五章"团体过程——不同的阶段"和第六章"难以处理的组员"中，我亦不例外地加入了不少实例，希望借此更有效地帮助读者明白团体发展的过程并及早界定那些令我们疲于奔命的组员，以便在领导团体时更有把握和更有效。

在第七章，我花了不少篇幅探讨团体的作业。首先，我指出人们对团体作业的一些观念错误；其次，说明团体作业所能发挥作用的大小，通常不单在于选择作业适当与否，更在于采用作业的组长本身的修养，或甚至可以说组长的功力才是关键点。换言之，同一个作业由不同的组长带领，效能的差异可以十分大。在此，我具体地再次强调本书第一章的重点，目的是再唤起大家的关注与重视。事实上，无论是负责培训工作的专业同行或是初学者，我都盼望他们能接收到我的信息。

对于专业辅导同行，在团体工作中往往或多或少地采用团体作业。至于初学者或经验较少的同行，团体作业的重要性就更大。此外，在多年的体验、培训和提供咨询过程中，我发觉香港生活忙碌，如何令团体既可以在较短时间内发展，并同时能够健康正常地运作，显然是团体辅导在香港社会发展与推广过程中面临的挑战。而回应这个挑战的其中一个方法，就是善用团体作业。以个人经验观察发现：适当的团体作业往往可以令团体组员较易和较快地投入团体，亦能令各组员的分享和探讨在较短时间内达致一个较深入和较个人化的层次。我在本章中列举了不少简单的、曾由我及不少专业或非专业同行在香港采用过的作业，供大家参考和选用。不过，由于篇幅所限，各作业的阐释和运用指示都尽量简化。其中我选取了我的"自画像"作较详细的引申和讨论，并且附有一些图画，以加强讨论效果。

虽然"团体咨询的专业道德问题"被放在本书最后的第八章，但并不表示这个项目不重要。反之，我将其放在最后，是要显示其重要性，也希望在本书结束之时，再回应第一章的主题。毫无疑问，辅导员本身的修养，包括他在辅导专业的道德操守，以使他在这个严肃的助人专业中，能经常负责任地有所承担，尽一己之力透过团体来陪伴组员克服人生路上种种难题和障碍，积极快乐地踏上成长之路，充分发挥潜能，迈向丰盛人生。

本书能够完成，要谢谢在我生活中不同层面的辅导专业同行、学生和朋友的鼓励与支持。四五年前，已多次有人建议我将自己多年的团体辅导经验写出来与大家分享。事实上，各人的关心和激励的确令我开始准备和构思，不过，香港的生活节奏实在太快，一直到两年前，我才真正开始写作本书。简单来说，在辅导（或心理治疗）这个广大深奥的领域中，我仍然是一个初学者，只是基于香港和华人社会的急切需要，我大胆地将自己十二年来的团体辅导经验，教学、培训、督导团体辅导组长、提供辅导的心得，以及与本地、海外学者专家的学术交流和分享，作系统地整理和讨论，希望借此对团体辅导的推广及本地化有所助益。

首先，辅导界的众多同行及我负责的辅导硕士课程的学生，不但给我鞭策与鼓励，同时也协助我正视、修正和澄清许多与团体辅导有关的课题。在此我要向他们致谢。其次，我也要感谢许多曾经参加我的辅导团体的组员，我要谢谢他们对我的信任和对团体的投身；谢谢他们让我有许多宝贵机会陪伴他们在崎岖人生路上挣扎；更要谢谢他们给我难得的机会分享他们经历人生转折点的兴奋、生命有所突破时的欢欣，和成长过程中的笑声和满足。凡此种种，令我对团体辅导有所内化，也有了更深入的体会，令本书不会流于死板僵硬，我反而可以在其中窥见生命与动力。

在华人社会中，无论个人辅导或团体辅导的专著都十分不足。故此，虽然本书仍然有很多不足之处，但我依然决定出版。在校阅上，我要谢谢黄咏絮女士为本书其中一部分篇章作出校正；而在编辑上，我也要谢谢香港商务印书馆的黎彩玉女士细心地付出了许多精力与时间。她们两人的协助，都令本书有所改善。在此我作出衷心的致谢。至于本书尚存的限制和不完善处，我盼望读者日后给我意见，以待有机会时，可以加以修正和增添。

林孟平

1992年秋于香港中文大学

目录

第一章

团体咨询的关键
——组长本身的修养

成功心理咨询师的特征

❶ 心理咨询师＝治疗的关键

帕特森（Patterson, 1985）曾经指出："治疗的关键不是治疗师做些什么，而是他是谁。故此，治疗师应该关注的不是要为当事人做些什么，而是自己是个怎么样的人。心理咨询的方法和技巧与其使用者及他的性格是无法分割的。同时，使用者亦不能与他个人的理论、信念、价值和态度分开，这些因素是彼此相联结的。"无论是我个人的心理咨询经验，或是培训心理咨询师的经验，都印证了帕氏的说法。在整个心理咨询过程中最重要的并不是一个人的学位、资历、理论，也不是他的技巧是否纯熟，而是心理咨询师本身的修养。事实上，学者一再指出，心理咨询师的技巧固然有助达到心理咨询的效果，却远远不及其个人的整体修养和个人的素质重要（Combs et al., 1969;

Pietrofesa et al., 1980）。在心理咨询过程中，技巧不过是一个细小的因素，对心理咨询过程影响最大的，实在是心理咨询师个人（Dreyfus, 1967）。阿佩尔（Appell, 1963）老早就肯定了此点，他曾说："在心理咨询过程中，心理咨询师能带进心理咨询关系中最有意义的资源，就是他自己。"的确，在心理咨询过程中，学者一致公认，心理咨询师本身的修养和成长，是其中一个重要因素（Perrone & Sanborn, 1966; Mahler, 1969; Lieberman, Yalom & Miles, 1973; Gazda, 1989; Berg & Landreth, 1980; Yalom, 1985; Corey & Corey, 1987）。

在杰克逊与汤普森（Jackson & Thompson, 1971）的研究中，他们亦发现成功的心理咨询师确有其独特之处。例如，最成功的心理咨询师对自己和当事人，以及对心理咨询工作都较其他人抱持较积极的态度。同时，他们亦指出心理咨询师的工作效果，与他如何看待普通人及如何看待当事人有关，其中包括：心理咨询师对他人"是否有正面的看法""是否认为每个人都具有个人价值""又是否视众人都各有本身的能力"等。他们深信这一切都会影响心理咨询的成效和结果。

在一项对从事心理咨询实习的学员所作的研究中，研究者发现其中成绩好的，通常较其他人仁慈，较具同情心，较少操纵当事人和对当事人较有爱心（Coutts, 1962）。至于另一个对富有经验的心理咨询师所作的研究，则发现无论男性或女性心理咨询师，都与一般的男性和女性的典型相当吻合。其中明显的差异只是成功的男性心理咨询师比一般男性有较高的敏感度；而成功的女性心理咨询师则比一般的女性更具自信和冒险精神（McClaim, 1968）。巴利（Bare, 1967）在研究中，则发现成功的辅导员有高度的创见和充沛的精力。他们不介意自己的成就，不重视阶级的分别。至于迪莫斯和苏维里（Demos & Zuwaylif, 1966）则在研究中发现，成功的心理咨询师，比其他人更有能力和当事人建立亲密的关系。而在这个良好的关系中，心理咨询师为当事人提供了有助成长的机会和经历。

❷ 成功心理咨询师的特征

基于对此课题的重视，科里夫妇与他们的同事卡拉南（Corey, Corey & Callanan, 1988）亦明确地指出心理咨询师的特征是成功心理咨询的决定性因素。他们列出十项成功心理咨询师的特征，作为心理咨询师个人成长的目标：

○ **良好的意愿**

成功的心理咨询师应该对别人的福利有诚挚的兴趣。在与他人的相处中，处处显出他们对别人的尊重、信任和关爱。

○ **有能力与人分忧共乐**

成功的心理咨询师与当事人相处时是有情感的，能够投入当事人的伤痛或喜乐之中。由于心理咨询师的开放态度，他们对自己的当事人可以产生一份悲悯之情与认同感。

○ **认识并接纳个人的能力**

成功的心理咨询师认识自己的能力，但这并不是说他们可以支配或利用他们的当事人。事实上，由于他们具有自信和活力，他们并不需要一个优越的地位来肯定自己的能力。反之，他们会致力于帮助当事人发现个人的能力和学习自立。

○ **一种个人性格的心理咨询风格**

一位成功的心理咨询师会致力于发展一套可以表现个人性格的心理咨询风格。他们会开放地向他人学习，可能从不同的治疗学派借用观念和技巧，但最终亦会发展出属于自己的风格。

○ **愿意开放和冒险**

从理想的层面来说，心理咨询师应该在其个人的生活中勇于表现他们乐意帮助当事人的态度。故此，他们会愿意冒险，甚至有时出现错误也在所不惜。同时，就算对结果不太肯定，他们亦相信个人的直觉。他们也会从个人的经历中尝试认同别人的感受与挣扎，而在适当的时候，亦会分享自己对当事人的感受和看法。

○ **自我尊重和自我欣赏**

当一个心理咨询师感到自己是"成功者"时，他通常会是一个成功的心理咨询师。换言之，他们应该对自己的价值十分肯定，以至他们不会以自己的毛病来与人相处，而是以个人的长处和别人建立关系。

○ **愿意做当事人的典范**

最有效的教导方法就是示范。一位成功的心理咨询师不会要求当事人去做那些自己不愿意去做的事。倘若他们真正具有重视冒险、开放、诚实和自我省察等特征，那么，在一定程度上他们也会在自己的日常生活中表现出来。

○ **愿意冒可能犯错之险，并承认曾经犯错**

一位成功的心理咨询师知道，倘若自己失败的经验很少，就只会导致很有限的成就。他们固然知道自己会犯错，但他们尝试新事物，甚至冒险，以期在其中有所学习，并不会因此自责。

○ 具成长的取向

那些最成功的心理咨询师会保持开放的态度，以拓展自己的视野。他们会反省自己的存在、价值观和动机。正如他们鼓励他们的当事人学习更独立自主，试图不被他人的期望影响，以自己的价值观和标准来生活。他们会不断寻索自我知觉，认识自己的恐惧、限制和力量所在。

○ 幽默感

一位成功的心理咨询师会认真地面对他的心理咨询工作。他们也应有能力与当事人一同开怀大笑，甚至自嘲。这种幽默感并不是用来愚弄当事人，事实上幽默感有利于与当事人建立良好的关系，同时也使心理咨询师在工作中保持清醒。

第二节

从个人心理咨询到带领咨询团体

❶ 个人心理咨询 ≠ 团体咨询

在心理咨询训练课程中，团体咨询通常被视作高级课程，往往被安排在课程的后期。换句话说，学员先要学习心理咨询理论，学习个人心理咨询，经过实习，然后才可以修读团体咨询。不过，一个初学者在个别咨询方面很成功，亦具备进行个体心理咨询得以成功的特征，那他是否就一定可以成为成功的团体组长呢？对于这个问题，汉森等（Hansen, Warner & Smith, 1980）指出，许多人以为一个经过良好训练，可以有效地从事一对一心理咨询的心理咨询师，自然就会是一个成功的团体组长，这实在是错误的观念。他们还指出，由于许多团体咨询的课程只提供教导式的课，没有实习，也没有经验性的学习，故此，那些擅长个别心理咨询的心理咨询师，往往没有机会操练团体咨询。

在个人的经验和培训中，我发觉当一位心理咨询师能拥有上文所列述的种种成功心理咨询师的特征时，他的确会成为一位成功的心理咨询师。而他这种种优良而珍贵的特质，加上他个别心理咨询的经验，无疑为他的团体咨询工作奠定了稳固的基础。无论是个别或团体咨询，团体的动力较个别心理咨询复杂而多元，虽然在形式方法上有分别，但得以改变和成长的基本条件大致相同，因此心理咨询师一定要在这方面加强实践。同时，在个人的特征方面，亦增加了其他的要求。从下列成功组长的特征中，可以看到除了部分相同外，一位团体咨询师与一位成功的个别心理咨询师相异的实在也不少。

❷ 组长个人修养与学理取向

精神健康、泰然自若、成熟、有判断能力、有认同感、具想象力、懂得避免先入为主的偏见、想帮助人和对沮丧有容忍能力等，是一位组长的基本个人特质（Slavson, 1962）。戴伊（Dye, 1972）则指出，由于在团体中，组长所要面对的抗拒、失控、公然的敌意、移情作用、依赖和威胁要将事件公开等，并不是来自一个人，而是同时来自许多组员，故此，组长要清楚上述各种态度和行为的复杂性，有能力关心每一个人，有能力明白组员之间的互动，对不同的意见都抱着开放的态度，适当地感应全体组员的感受，同时亦能清楚自己在团体的位置。至于领导能力方面，嘉里特兹等就具体建议组长将他们的工作建基于以下四个原则之上：1. 实际应用一个很完整的理论和团体动力；2. 鼓励团体发挥最大的自我定向；3. 对组员有高度的尊重，亦在情绪上忠实地和他们相交共处；4. 自己作为团体的行为典范。其中第3项和第4项，具体强调了团体组长个人修养和素质的重要性。

对于外行人，甚至许多初学心理咨询者来说，往往认为心理咨询成效关键在于学理取向，并将失败的心理咨询归咎于心理咨询师在学理上的造诣不足。固然，一位心理咨询师必须在心理咨询理论上奠好基础，要有一定程度的技巧和经验，但正如前文所言，他个人的修养和素质才是最重要的。论到成功的组长，许多研究都显示，成功的组长有许多相同的特征，但却与他们的理论学派没有关系（Lieberman, Yalom & Miles, 1973; Carkhuff, 1977）。而伯格和兰德士（Berg & Landreth, 1980）则认为，若与组长及组员之间的关系比较，组长的理论取向就较为次要了。

论到组长个人的特质如何增进团体咨询的成效，帕克（Parker, 1972）提出了广泛的个人经验、自觉、接纳、善于表达情感和个人的安全感等五项因素的重要性。而在对组长所作的研究中，则显示最成功的组长有能力提供高度的关心、回馈、中度的结构、中度情绪和侵略性的刺激（Lieberman, Yalom & Miles, 1973）。至于伯杰（Berger, 1974）亦曾经讨论到组长的性格如何影响团体的过程。他指出组长要有能力善用自己来促进团体治疗的进程。其中包括了强而有力地、不断改变地和完整地运用自己整个人，目的是希望达到建设性的治疗目的。他还具体说明，所谓运用自己个人，就是运用自己的行为、观感、情绪状态、对自己和他人的反应、智性的知觉，以及在感受、思想、认知上的种种直觉。简言之，每一个心理咨询师运用自己个人的时候，牵涉到他所做的一切和他是一个怎样的人。

❸ 从心理咨询师到组长

雅各布斯等（Jacobs, Masson & Harvill, 1988）将不同学者所提出的成功心理咨询师和成功组长的特征整理后，综合为以下一系列的因素，包括：关心、开放、弹性、温暖、客观、可信任、诚实、有力量、忍耐、敏感、自觉、喜欢人、无论与己或与人相处都自如而安全、身处权威亦安然、对自己的领导能力具信心、有能力洞察别人和心理健康等。同时，他们还提出下列六点，认为是一位组长必须具备的特征：1. 与他人个别相处和个别心理咨询的经验；2. 团体经验；3. 良好的计划和组织技巧；4. 论题的知识；5. 对基本的人类矛盾和困境有良好的了解；6. 对心理咨询理论有良好的理解。

至于美国的团体工作专业人员协会（Association for Specialists in Group Work, ASGW, 1989）训练团体咨询师的专业标准中，亦主张组长应该掌握以下的技巧：

- 有能力甄选和评估当事人是否适合参加一个团体；
- 对团体咨询有清晰的界定，亦有能力向组员解释团体的目的和程序；
- 可以断定组员的自我挫败行为，同时亦有能力对这种组员的行为作出积极干预；
- 向组员提供适当的示范；
- 对团体中的非语言行为作出正确而适当的阐释；
- 可以在适当的时候有效地运用心理咨询技巧；
- 有能力对团体过程中的紧张关头作出调停；
- 有能力使用主要的团体技巧、策略和程序；

- 在团体和个别组员当中推动达致改变的、具治疗功能的因素；

- 有能力运用团体附属的程序，如家课等；

- 可以和副组长衷诚合作；

- 懂得如何有效地结束一个团体咨询过程，并终结一个团体；

- 用跟进的程序来维持和支持团体的组员；

- 用测量的程序来评鉴团体的结果。

成功组长的十一项特征

我在香港从事专业心理咨询服务和心理咨询培训工作的四十多年中，切实体验到心理咨询师本身的重要性。不过令人遗憾的是，香港部分心理咨询训练课程只偏重知识和技巧方面，以致学员受训后，虽然拥有资历，却不能为他人提供有效的心理咨询。其实，在中国从事心理咨询工作，无论是采用个人还是团体方式，都与西方的同业同行面临的情况一样：心理咨询理论、知识和技巧固然是必须掌握的，但心理咨询师本身的修养，始终是先决条件，这是学者们公认的（Rogers, 1951, 1961, 1969, 1970, 1980; May, 1961; Bugental, 1965; Truax & Carkhuff, 1967; Jourard, 1968, 1971; Corlis & Rabe, 1969; Arbuckle, 1975; Kottler, 1983; Yalom, 1985; Corey & Corey, 1987）。以下我尝试总结学理和经验，描述成功组长的特征。

❶ 认识自己、接纳自己，拥有自爱和自信

当一位心理咨询师有自信自爱时，他才有能力信任和爱护他的组员；当心理咨询师认识和接纳自己时，他才不会落在要求自己十全十美与无所不知、无所不能的圈套里。相反地，不接纳自己的心理咨询师，往往在与组员相处时自卫性很强，显得拘谨而局促不安；他们欠缺自信，这令他们失去那份坚毅去面对团体中的复杂而多元的动力。心理咨询师需要持续促进组员的互动、发展和成长。

❷ 敏锐的自觉

不少人误认为认识自己是一个结果。既然人生是一个持续不断的历程，那么认识自己也应该是一项持续进行的活动。至于这项活动有效与否，关键在于一个人的自觉能力。一位成功的组长，必须有敏锐的自觉，以至他每时每刻都能觉察自己的情况，其中包括身体、心理、精神各方面的情况。由于他有清晰的自觉，因此有能力对外在环境作出较正确的观察、评估与回应。例如在一位男组长与一位女组员的沟通过程中，当这位男组长有能力觉察自己因对方冶艳的打扮与挑逗性的语态而产生绮念时，他才可以立时作出处理，继续组长的专业运作。

❸ 具自我的肯定

这项特征其实与第1项特征有紧密关系，因为自爱自信的人往往是肯定自我价值的人。换言之，他知道自己是谁，也清楚并欣赏自己的价值观、人生信念和生活方式。其实在团体中，组员们寻索的问

题看来零碎，但倘若我们细心归纳，会发觉他们其实是在问："我是谁？""我有没有价值？""人生的意义是什么？""我生活、努力和奋斗的目的又是什么？"凡此种种严肃的人生大问题，都要求组长自己有肯定的自我，才可以引导众人追寻到自己的答案。

❹ 投入并参与

成功的组长不会着急于个人的表现。相反地，他们关心的是组员的福祉。故此，他会努力地完全投入，并且会提醒自己，不要光说。期望组员做到的，自己也要身体力行，以身作则。一直以来，我努力提醒自己不要太着意自己在团体中该说什么和做什么。因为当我着意自己的言行时，我是在聚焦于自己，这显然是错误的。反之，我应该把注意力集中在组员身上，作完全的专注对焦。事实上，在我的督导工作中，我发觉组长很留意自己的表现，主要是因为他们自信心不足。那些自信心充足的组长，通常可以很自然地随着团体的发展和组员的需要作出回应，与他们忧喜与共，这样做也能促进团体的发展和成效。

同时，一位投入的组长，往往在团体中亦成为组员之一，他不会因自己的组长身份而隐藏自己，他乐意和大家充分地分享自己，述说自己的经历。不过，这并不等于组长一定要将个人的隐私在每一个团体中透露，只不过是在适当时间自然地流露分享。我曾经见过一些组长，他们可能由于本身有很多未处理的问题，以致内心有许多郁结，于是在团体中常常会不能自制地滔滔不绝，叙述个人伤痛与失败的经历，作为感情的宣泄。在我看来，这并不是投入参与团体，而是剥夺组员应有的权利和时间，而且当组长这样做时，很容易为团体带来负面的结果，这也不符合组长的专业道德。

5 个人的协调和表里一致

成功的心理咨询，关键在于心理咨询师个人的素质。故此，在可能的范围内，我会经常从忙碌的工作中抽身出来，找机会独处内省，看看自己可曾有忠于自己所教导和所写的一切。同时，我也会找机会操练我所相信的和教导学员的，例如：诚实勇敢地面对自己、对质自己、不自欺欺人、脚踏实地、勇于冒险、在生活中不断有突破与改进等，在带领团体时我也要求自己做到这些，因为我相信成功的心理咨询师应该表里一致。

6 愿意做典范

其实在团体中，无论组长愿意与否，他往往是组员的典范。故此，我经常会问自己："我到底在示范些什么？"例如，我想努力促进团体中的安全气氛，想鼓励组员彼此接纳、尊重，彼此信任和真诚。但我可曾如此做过？组员在我身上能感觉到我对每一位组员的信任和关爱吗？他们与我沟通时，会感受到我是愿意设身处地提供同感的吗？我要求组员接纳个人的限制，但他们在我身上可曾看到我对自己的宽容与饶恕？我要求他们放下防御，但当我在团体中出现错误时，我是愿意真诚面对，还是设法推卸责任而作种种掩饰呢？

组长的典范很重要，因为组员通常会仿效组长，尤其在团体的初期，组长的言行往往成为团体的楷模。

❼ 愿意接触和面对个人的需要

成功的心理咨询师往往愿意作内省，而当他发现自己的需要时，会愿意承认其存在及其影响；同时，亦因此会致力作出改进。否则心理咨询师就容易出现职业倦怠的现象，无法有效地帮助他人。我曾经多次看见专业的同行因为一再逃避面对个人的需要，结果累了别人，亦害苦了自己。

心理咨询师其实与其他人一样，亦有个人独特的需要。例如每个人都需要亲密温暖的人际关系，与亲密至爱的人分离或他们去世，就会带来伤痛与失落。倘若一位年轻的女心理咨询师不幸遭丈夫抛弃，她不承认内心的凄酸委屈，反而作出压抑，就会导致情绪不稳从而影响工作。例如，有些心理咨询师一心想要改变世界，借工作来证明自己，或借工作来解决自己的个人问题，倘若不自觉，其工作效能就会受到影响。又例如，一位自信心不足、安全感很低的心理咨询师，他很需要别人的认同，亦可能会不正确地带领和诱导团体。可惜的是，由于没有正视自己的需要，他们就会不知不觉地设法满足自己的需要。而组员的需要就变得次要，甚至有时会因为心理咨询师太过专注个人的需要，令组员的需要完全被忽略。

❽ 清楚了解个人的价值观

一位成功的心理咨询师需要很清楚自己的价值观，而且在团体的运作中不会故意将自己的价值观强加于组员。我建议心理咨询师不但要清楚自己的价值观，而且还要设法了解自己价值体系的建立过程与其基础，且不时内省，看看这些价值观如何影响个人的生活、如何影响自己与他人的相处与沟通。部分心理咨询师由于相信自己的价值观最好，或视之为唯一正确的，于是会自觉或不自觉地在团体中推销，甚至强迫组员接受，这实在是错误的做法。

至于当组员要采纳组长的价值观时，我们也不必阻止。要防避的倒是组员盲目地仿效和抄袭。组长应该协助他们明白为何要放弃原有的价值观，而作出新的抉择。在此过程中，组员往往需要组长协助其明白各种价值观所包含的意义与重要性。故此，组长对个人的价值取向，绝对不可含糊。

❾ 信任团体过程的功能

心理咨询师在带领团体的过程中，往往会遇到困境和挑战，有时甚至会在无限的沮丧中经历一而再、再而三的挫折，仿佛找不到出路。在这种时刻，我发觉自己对团体过程功能的深信不疑，以及对团体过程的认识和临床经验，皆成为我奋力坚持下去的支柱。最后，亦因着这些信念，我可以化险为夷，克服困难而令组员得到帮助。

相反，有些心理咨询师可能由于训练欠佳，或临床经验不足，以致对于团体过程的效能疑信参半，欠缺了一份坚信与热忱，最终令团体失败。其实在团体中，有些组员会无故挑战组长，甚至挑战团体存在的价值，在这种情况下，组长那一份坚持和信心，就是最有效的抗衡力量。

❿ 保重自己，不断更新成长

心理咨询的最终目标，是促进一个人的成长。因此，从事心理咨询工作的组长，也必须是一个不断成长的人。

过去几年，我有机会与国外几位心理咨询界的资深同行相处，在与他们的接触中，我发觉他们往往很努力地保持身心健康。例如科里（Corey）每天平均做两小时的运动。他还告诉我，他每年一定会抽一段时间到大自然去憩息休养，以维持身心的均衡和健康。

香港心理咨询界和社工界的同行，一直以来工作都十分繁重。为了保持工作的效能，亦为了预防职业倦怠，心理咨询师实在需要注意个人的起居饮食习惯，还要有定时的康乐活动和运动，并时常保持稳定健康的人际关系，在享受爱情、亲情、友情中使自己的情感得到滋润。此外，心理咨询师也要设法在工作中腾出个人进修阅读的时间，好让自己的知识不断地增长。总的来说，成功的心理咨询师会设法在情感、理性及身体上都不断更新成长，使他可以在团体中协助他人有整全成长。

⑪ 个人力量与勇敢

一位成功的心理咨询师是很有力量的。不过，他的力量并不是用来控制或者操纵别人的，而是使他有可能容让组员分享其力量，协助组员探索和发展其潜能，促进组员的成长。其实，这类心理咨询师往往拥有上一项的特征，而由于他们不断地更新成长，故此他们有源源不绝的生命力。活泼有劲、积极乐观、祥和快乐与豁达宁静都是他们蛮有生气的原因。再者，他们通常亦是一个勇敢的人，勇于面对自己、勇于改过、勇于创新和冒险，这样的态度和行动，亦强化了上述第10项特征，两者紧密相连。

第四节

初学者的忧虑

对初学心理咨询的人来说，实习是很大的挑战。纵使是一些写论文和考试成绩都相当好的学生，一旦要正式开始为别人做心理咨询，压力依然很大。不过，相对来说，初学者要负责个别心理咨询，又要负责领导心理咨询团体，后者所导致的焦虑就大得多。通过培训心理咨询师，我发觉在正常情况下，倘若学员在个别心理咨询的实习工作中表现良好，他会较有能力带领团体。相反地，当一位学员在个别心理咨询实习工作中已出现问题，他通常不可能有效地带领团体，因为事实上团体人数众多，团体动力亦较个别心理咨询复杂而多样，对心理咨询师的要求自然更高。同时亦因为如此，团体咨询在培训课程中属于高级课程，甚至不少美国硕士课程亦不会开设团体咨询一课，留待博士课程才设立。

1 辅导初学者的担心

科里等（Corey, Corey & Callanan, 1988）很重视对初学者的协助，曾经设计了一个帮助初学者探索自己在实习和见习时所关注的课题清单，其中包括以下各项：

（1）担心犯错；

（2）因个人的谬误和不足令当事人受痛苦；

（3）应付危机情况的能力；

（4）因个人的完美主义，而对自己有很多要求；

（5）不懂得处理心理咨询过程中的沉默时间；

（6）要求清楚了解当事人的进步情况；

（7）难以应付要求高的当事人；

（8）难以处理不自愿和欠缺改变动机的当事人；

（9）不清楚心理咨询过程中厘定方向的责任属于谁；

（10）要求每次心理咨询都成功；

（11）在心理咨询中坦然地表现自我和相信自己的直觉；

（12）对当事人表达愤怒的情绪；

（13）担心当事人因知道自己是初学者而怀疑自己的能力；

（14）着意要自己表现得专业；

（15）未知如何厘定在面对当事人时的诚实程度；

（16）无法肯定自己在心理咨询过程中个人的反应和私人生活的

显露程度和范围；

（17）不知如何进行适当的干预；

（18）担心自己太过认同当事人的问题；

（19）倾向急于提供建议；

（20）担心自己不适当的表述会令当事人产生巨大的困扰；

（21）如何为与自己价值观有很大差异的当事人做咨询；

（22）重视当事人是否喜欢和同意自己，以及会否继续接受自己的心理咨询；

（23）担心自己可能依书直说，表现得很机械化。

❷ 如何处理这些担心

初学者若要更清楚自己的情况，可以就以上二十三项课题作出个人的省察。首先，看看其中有哪些是自己关注的，有哪些是让自己感到有困难的，然后再问自己："为什么这是我的忧虑，原因是什么？"一旦找出原因，我们就应当设法处理。固然，其中不少是局限于心理咨询范畴内者；但亦有不少很可能主要并不牵涉心理咨询学科知识和经验的问题，而是个人自信和成熟度的问题。例如第1、2、3、4、10、11、12、13和22项，都直接或间接与一个心理咨询师的自我形象有关。故此在处理时，初学者务必留意那不是学习新方法、新技巧的问题，而要将重点放在个人素质与成长上，同时要面对自己的不足，逐步改进。事实上，在学习理论时，学员往往还不太明白自己在心理咨询过程中的重要性；唯在面对面的实际心理咨询中，他们才能具体警觉到专业知识和技能固然有用，但最关键的却是他们本身的修养和素质，这种资源是丰沃抑或贫瘠，往往会决定心理咨询的成效。

❸ 团体咨询初学者的担心

前文所引述科里等提出的项目，是泛指面对一般心理咨询情况时初学者可能产生的关注与焦虑。至于面对团体的团体咨询，初学者又有什么共通的问题呢？以下是我在香港做培训工作时，学员列举的问题的摘要：

- 我担心自己敏感能力不足；

- 我担心自己缺乏经验，无法应付团体的复杂情况；

- 我信心不足，感到害怕，很焦虑；

- 我觉得自己的理论与学识不够充实；

- 我担心自己没有能力处理组员互动时的感受，不懂得如何作出回应；

- 我担心自己不够成熟，因而不能明白组员的伤痛与挣扎；

- 我觉得自己缺乏勇气去进行必要之对质；

- 我对时间的控制感到有困难；

- 我担心自己的观察力不足，聆听能力亦不够；

- 对于突发事件，我会手足无措；

- 我发觉自己对人的爱心、信任、尊重、关怀很受限制，担心难以达致同感；

- 我对于组员有陌生感，由于不认识他们，我不知道他们对团体和对我的期望；

- 我不懂得如何去开始一个团体过程；

- 我担心自己无法应付抗拒性和不负责任的组员，同时亦害怕他们对团体带来的破坏力太大；

- 我不懂得如何评估团体的成效；

- 我害怕自己对某一类组员有偏见，因而否定他们；

- 我担心自己在诱发组员坦诚表达意见和情绪后，却无力作出妥善的处理来帮助他们；

- 因本身团体经验太少，我对团体的发展情况没有把握；

- 组员毫无反应时，我不知道该如何是好；

- 我担心在组员之间出现抗拒排斥时，我没有能力处理；

- 我担心组员认为我很年轻，故此质疑我的能力，甚至否定我；

- 我担心若组员很消极，或很依赖我时，我的压力会很大；

- 我担心组员互不尊重，反而伤害他人；

- 我担心自己没有能力在团体中诱发尊重、同感和真诚；

- 我是个很直接和喜欢控制别人的人，恐怕因此无法成为一位有效的组长；

- 我担心自己不够有创意，亦缺乏弹性和应变能力；

- 我说话往往流于冗长和欠组织，因而无法具体简洁地促进组员的个人探索；

- 我往往有许多假设和先入为主的观念，态度欠开放，故此我担心自己会容易批评组员；

- 我的分析性太强，而感性不足，因此我担心组员会认为我很冷漠，不够温暖；

- 我对一些道德观念和价值观念很执着，我担心会很容易对组员进行教诲；

- 我担心组员因一无所获而退出团体；

- 我恐怕自己无法全然投入团体，以及无法对各组员产生真诚的关注和爱顾；

- 我担心自己没有能力创造和维持一个安全而温暖的气氛，组员会很封闭而不投入；

- 我担心当团体中出现权力斗争时，我会无法应付；

- 我担心个别组员的情绪太强烈，太不稳定，甚至出现精神失衡的状态；

- 我害怕自己要作个人分享；

- 我恐怕没有能力应付自卫性强的组员；

- 我担心自己对人性的看法不够积极，以致对组员的能力欠缺信心。

❹ 结语

可能有人会问，这是否只是初学者的问题呢？绝对不是。无论一位心理咨询师的经验如何丰富，以上的问题往往去而复返，绝少是在面对和处理后，问题就完全消失。换句话说，心理咨询师不要因为自己工作年限很长，就要求自己完全没有以上的焦虑。以上的问题偶尔出现，是很自然而正常的，只要问题不太多，其所导致的焦虑不会影响自己在团体中的运作，就不必过虑。重要的是在每次团体聚会前和聚会后，心理咨询师要具体作自我探索和自我评估，以能适当地处理和改善现状。对于这些挂虑，负责督导的导师应当在团体聚会进行之前，对有关课题作出教导，并为个别学员作好准备，之后在正式督导中，再继续帮助他们，并给予鼓励与支持。至于在学校或机构工作的同行，最好可以有人为自己做督导，亦可以请同侪从旁协助，评估自己在团体中的表现并协助改进。

第二章

团体咨询前的筹划工作

第一节

团体的大小

🔳 五人团体的好处

在团体大小这个课题上，虽然学者都同意团体的大小会影响团体成员间的沟通与团体咨询的成效，但在理想人数这方面，大家却有相当不同的看法。纳皮尔（Napier, 1989）认为两个人的团体实在太小，压力会很大，容易令组员感到不舒畅和紧张；而且，两人团体中往往会出现一种支配与顺从的关系。至于三人团体，虽然压力不如前者大，却因为其中两个人会经常汇合势力，强迫第三者接纳，所以流弊亦很大。纳氏指出团体的大小往往取决于团体的主题，个别组员的个性、动机和他们过去的团体经验。他强调，在许多情况下，五人团体似乎较为可取，因为在五人团体中，出现僵局的可能性往往可以被消除。固然，团体通常会分成大多数和少数两组，但由于少数的一组亦有两个人，所以不会出现任何一个人被孤立的情况。同时，五人团体亦有足够空间让组员转换角色。

他同时还引述哈克曼和维德马（Hackman & Vidmar, 1970）所说的：五人团体足以产生多元的意见；但同时人又不会太多，而每个人说的话都会被留意，不会被忽略和漠视。此外，他还提出金特里（Gentry, 1980）的论点来支持自己的看法，金氏认为当团体超过五个人时，组员会埋怨人数太多，认为个人参与的机会受到限制。的确，在一个小型的团体当中，组员较易结识其他人，能发现相同的兴趣和感到自己在组里的重要性。反之，随着团体人数增加，不但兴趣的异化增强，组员之间彼此的感受亦相应变得非个人化而且疏离。最后，个别组员的参与、组员间的亲密程度和参与度都会递减（Tsouderos, 1955）。威克（Wicker, 1969）对教会的大小做过研究，指出对参与者来说，小的团体比大者较具吸引力。

❷ 理想人数：七至八人

对亚隆（Yalom, 1985）来说，七人团体应该算是理想。而他同时亦指出，五至十人都是可接纳的团体人数。不过马伦等（Mullan, et al., 1978）则清楚地表示，在一个分析性的团体中，人数应该是七至十人。他们相信当人数低于七人时，纵然团体仍然可以继续进行，但在活动数量和交互作用都减少的情况下，大家的满足感亦会因此减少。他们同时亦指出，那些以解决问题为目的的团体，以五个人最为理想。有些学者曾将五人团体和十二人团体作比较，他们发现人数增多时，不满的情绪会增强，而意见一致的情况亦相应减少（Goldstein,

Heller, Sechrest, 1966; Hare, 1952）。亦有人指出，当一个团体太大时，其往往会产生分裂，出现派系（Mamali & Paun, 1982）。而且，通常只有那些强而有力者和攻击性强的组员才有机会表达自己，以致对其他组员来说，有欠公平（Carter, 1958）。

在从事团体工作时，我发觉理想人数是七至八人。因为这个人数不会太多，我有能力作个别的关注；而同时这个人数亦不会太少，不会对组员构成压力。在七或八人团体中，不但大家相处时彼此有相当充分的回馈和支持，而且团体的内容和经验会很丰富，故此很多组员都视七至八人为理想人数。

🔳 人多的弊端

可惜，由于香港对心理咨询的需求很大，工作人员却很少，往往出现求过于供的现象。故此，很多时候基于种种限制，心理咨询师往往要带领一个远超十人的团体。结果不但自己感到吃力，同时还会发觉因人数过多，沟通不易，团体凝聚力颇难建立。此外，人数多，也分薄了各人可以运用的时间，结果团体在探讨问题和种种学习上，通常流于表面化，不够深入。至于对组员个人问题的探索和处理，亦因此变得草率和片面，这大大削弱了团体的效果。

固然，在人手不足的情况下，我们不易保持五至八人的理想人数。香港以前出现过一些收费高昂，人数却多达四五十个的团体，结果参加者的经历和获益很有限；其中恶劣者，团体过程更为部分组员带来创伤性的伤害，于是在团体结束后，一些参加者马上就要设法寻求个人心理咨询来处理危机。对这种有四五十人，却缺乏足够多副组长的团体，我个人实在不敢苟同。在团体中，透过一些特殊的设计，组长要诱发组员发掘潜藏于深处的感受，并不是很困难的事。问题在于组员披露心声之后，我们要有能力并提供足够时间协助他们彻底处理，否则就会如卡可夫所言，当组长不能在咨询过程中提供帮助时，反而会伤害了当事人（Carkhuff, 1967）。有一次，一位社会工作者就是在这种大型的团体中受伤，要我为他提供个人心理咨询。我清楚记得他哭诉所受的伤害："我有如在几十个人面前被组长剖腹，我的五脏被翻出来审查。然后，他马上掉头不顾而去，剩下我独个儿血淋淋地躺在地上痛苦呻吟。"

❹ 建议

在计划团体过程中，团体人数是重要的考虑之一。对于团体人数的多寡，需要考虑的因素实在很多，包括组员年龄、团体类型、组长经验、是否有副组长、副组长人数、探讨问题类型（Corey, 1985）、组员成熟度及他们能够投资在其他人身上的能力等（Ohlsen, 1966）。我时常提醒初学者和经验尚浅的心理咨询师，要谨慎考虑自己的能力，并建议他们以五六人的团体开始，以策安全。故此，当我看到有些专业同行，因为种种因素未能将服务对象的福利放在第一位，更由于不负责任与轻率从事的态度，令组员受到伤害时，我实在感到遗憾和痛心。

最后，我还有另外一项建议：除非组长很有把握相信组员不会中途退出，否则不妨较预定人数多招募一至两个人。尤其是一些预定人数很少的团体。有了这个措施，纵使不幸有人退出，团体人数仍然不会太少，仍可以有效地运作，发挥功能。

聚会次数、时限和频密度

无论组长的素质如何优越，经验如何丰富，倘若时间不足或人数太多，都会限制他在团体所能发挥的助力。至于对组员来说，纵然他们参与的动机正确，亦乐意参与，但上述两个因素亦会影响他们通过团体经验所能获致的帮助。事实上，大多数团体都需要一段时间热身，才能建立凝聚力及组员之间的默契。换言之，一个团体需要时间来发展，才能发挥治疗的功用。团体要经过开始阶段和过渡阶段，才能进入工作阶段，那是需要时间和耐性的。组员需要时间来建立彼此间的信任和关照，从而产生彼此帮助的互动效果。故此，匆忙和时间不足，经常会限制团体的功能，甚至令整个团体变得徒劳无功。

❶ 预定时限的好处

在计划团体时，组长一定要留意团体的时限和次数。许多团体都会规定一定的时限，例如养儿育女团体、初为人母团体、自表训练团体、某种形式的成长和治疗团体及很多教育性团体，都会预先订定一定的次数。雅各布斯（Jacobs, 1988）与他的同事认为，为了方便组员清楚有多少时间完成个人所关注的事项，建议组长要定好时限。不过，他们亦指出，一般的治疗团体、成长团体、任务团体和支持团体有时可以不用一开始就规定聚会次数，反而可以在团体开始聚会一段时间后，再交给团体成员自行决定。

不过，无论雅氏等的建议成效如何，在香港的团体活动中，专业人士极少采用这种弹性处理方法，而多数是在招募过程中已经清楚让参加者知道次数和时限。在我负责的团体中，不单是我个人，甚至组员亦喜欢预先知道聚会次数和时间长短，因为一方面我可以有预算，而另一方面，组员亦会较珍惜他们所能拥有的有限时间。在我的观察中，时限在一定程度上为组员提供了一种具建设性功能的紧张，可以积极推动他们开放自己和投入团体。不过，虽然时间有限，但组长千万不能墨守成规，倘若预定时间已届，组长发觉一些未完成的事项、未妥善了结的过程或未完全处理的情绪等，可以在征得大家同意后，将时间延长一两个小时，或者，加上一两次补充的聚会，目的是要保证团体经验不会因草草结束而造成不良影响，尽量保持团体效果的质量。但无论如何，组长务必让组员知道，团体不是永恒延续的，一定有终结的一天。这个措施其实包含了一个重要的讯息，那就是组员不能长期依赖团体，反之要努力学习独立、自主、成熟地面对人生。

香港生活节奏快，这是令组长不易弹性处理团体时限的主要原因之一。除此之外，我发觉大部分机构和组织在整体运作上都有某种形式的分段。例如，在学校，无论老师、心理咨询师或社会工作者，都要参照学校的学期分段与假期分布等来计划聚会次数。在心理咨询需求日益增大，人手严重短缺的情况下，工作人员不宜将所有资源投放在一小批人身上，而作出时间的规定可以有效地运用人力。至于那些为专业同行安排的团体经验，倘若时限定得清楚，亦方便他们预早安排工作，例如工作调配或申请假期等。

❷ 决定时限的因素

在决定团体聚会时限时，组长要留意团体的性质和组员的年龄因素。由于儿童和少年的耐性不如成年人，我主张为他们预备的团体次数不宜多，聚会时间亦要缩短。例如为小学四至六年级同学而设的团体，最好在五至七次，聚会时间可缩短至四十分钟至一小时，否则他们会因忍耐力不足而难以集中精神（Berg & Landreth, 1980）。

至于成年人，由于忍耐力较强，而且往往较儿童慢热，所以聚会次数不能太少。基于学理因素、个人及客观环境的限制，故此，我会选择八至十二的次数。我相信这个次数适用于成长团体、自表训练团体、人际关系团体和会心团体等。至于那些牵涉较多信息提供的团体，我会安排更少的聚会次数。

❸ 聚会的频密度

至于聚会的频密度，一般学者的看法和处理存在很大差异。从选择一星期一次到一星期五次都有。一星期一次聚会，不但在美国较常见，在中国也成了常规。我相信这是因应社会现实而产生的现象。香港人忙碌，不用说一星期三次、四次或五次聚会，甚至一星期两次聚会，对组长和组员而言往往都不可能。故此，一星期一次聚会较实际可行。在个人带领团体多年的经验中，这种聚会的频密度，在中国不同的省区市和亚洲不同的国家如新加坡、马来西亚等，实用性大之外，亦普遍受欢迎。

亚隆（Yalom, 1985）表示他会选择一星期两次聚会。原因是如每星期只聚会一次，团体会因中间隔开的时间太长而受到影响。同时，在一星期中发生的事情很多，在团体中不易兼顾。况且，组员亦因此会避开触及危机处理的困惑。若团体可以在一星期内聚会两次，团体中人们的关系会增强，组员亦有较多时间面对和处理个人问题，结果团体过程的持续性便得以维持。不过，香港的专业同行的确很少选择一星期聚会两次的安排，但我相信这不等于否定亚隆的看法。至于原因，主要是香港人的确太忙。

在团体运动蓬勃的六七十年代，学者在时间安排上亦作出了许多不同的试验。有人以每星期一次，每次四至八个小时的方式；有人因着安排的时长较长，相应地聚会就较疏落。例如，两星期聚会一次，每次六个小时，然后再加上一个周末的治疗；亦有治疗师在经常性聚会之外，结束时为组员开设一个马拉松聚会。这是我偶尔会采用的方法，我发觉兼备经常性的连贯聚会和马拉松团体的长处，效果相当好。

❹ 马拉松式团体的利弊

有些学者及参加者喜欢参加一次即完结的周末团体和马拉松团体，他们认为团体会很快进展到深入互动和彼此坦露。的确，当一组人被规限在某个环境，长时间在没有无谓干扰的情况下对焦于各人时，一方面团体的凝聚力和发展都会较快，另一方面，团体还可以产生很强的即时功能，其价值是肯定的。不过，那种会延续三四个月，每星期定期聚会一次的形式，亦有前者不具备的独特功能。因为在两次聚会之间的空间与时间中，组员要在团体以外的环境中继续生活，要独自面对生活中的冲击，对组员来说实在是艰难的考验。但倘若他们努力面对，坚持到底，再配合每星期一次的团体所带给他们的支持与帮助，由于根基似乎亦较巩固，较前述团体中的组员他们更能将团体经验和所学融汇于生活中。在马拉松式团体中，所有学习是一次就完结，换言之，参加者没有机会经历现实的考验，故此组长要设法在这方面作出安排，以期团体所产生的帮助得以持久，组员所学得以落实和生根。

对于一些组员，马拉松式团体经验通常会较持续性团体来得吸引人。因为有些人会以马拉松式团体的多彩多姿和震撼力的大小来衡量团体；有人甚至抱着寻求刺激和探人隐私的心情参加团体。更令人担忧的是，有些专业同行在设计和带领上，似乎很重视为组员带来一些特别甚至异乎寻常的经历。例如，有一位心理咨询师在参加一个马拉松式团体后，忆述他看到别人在创伤经历重现过程中哀伤哭号，甚至有人激动得将头部不断撞向墙壁，亦有组员连续强力掌掴自己的脸约三十次。可惜在他叙述的同时，我发觉他似乎只是旁观者，站在当事人的痛苦经历之外看戏自娱，对于这类参加者的态度和反应，我感到遗憾与伤感。固然，在任何形式的团体中，都有可能出现一些十分激荡人心的场面，但这不是我们应该追求的目标。况且，在马拉松式团体中，我们诱发组员赤裸裸地剖白自己后，倘若欠缺足够时间协助他们作出相应处理，或者根本忽略这个最重要的步骤，甚至自己没有能力完成这个必需的步骤时，当事人会受到极大的伤害。故此，任何组长对此课题都不能掉以轻心。若将持续性团体与马拉松式团体作比较，前者往往较少色彩，而在细水长流的一般团体过程中，团体的独特功能经常是逐渐出现的。我们身为团体的主持，不但需要耐心、机灵，同时还要有忍耐力和爱心。

5 聚会时间的考虑

在安排聚会时间方面，不少初学者忽略了要从参加者的角度来考虑，结果想作出理想的安排，却无法实行。我想说明的是无论在社会服务机构、学校、医院或是教会，团体聚会时间尽量不要扰乱常规运作；无论对成人、青少年或儿童，聚会时间亦要设法避免与他们其他活动的时间相冲突。此外，也要考虑组员的年龄和生活习惯。例如在学校，团体聚会不能与学生上课时间有冲突，若安排在课后，亦要考虑学生其他课外活动的时间。在社区中为儿童和老人安排的团体，最好能在日间进行，因为晚上聚会或许会造成不便，甚至危险。反之，为夫妇而设的团体，则多数需安排在晚间，方便双方可以在工余腾出时间参加。在我的经验中，香港的同行们都认为安排时间是件最伤脑筋的事，不过经验亦告诉我们，事前小心安排，对团体生命来说相当关键，纵然困难，我们仍然应该努力。总结自己和同行的经验，我发觉除上述各项要点之外，创意在时间安排上也十分重要。例如，我有一个学生，在她为三对夫妇开办的成长团体中，由于对象是的士司机和他们的妻子，经详细磋商后，大家决定聚会时间定在每星期二的早上十时半至十二时，因为司机们表示，那是他们一天中较空闲，亦较易安排的时间。

⑥ 小结

总结来说，学者对每次团体聚会的时间长短，有较多共通的看法；而频密度方面，大家较常采用的是每星期一次，但在特殊情况下，亦有人作出每月一次的安排。不过，我对此有很大保留。我建议的原则是，除了马拉松式团体和周末团体外，在设计持续性团体时，大家要留意次数不要太频密，也不要太疏落，好让团体的功能有机会发挥。至于如何厘定次数，组长实在要考虑各有关因素后，才可以作出决定。若团体人数较多，组长应该计划较多的次数和较长的总时数。换言之，聚会时间应该随着团体人数而递增，以便每个组员都有足够时间享用团体资源。

第三节

聚会场所

① 理想场所的条件

在团体聚会进行过程中，若组员能够集中精神，在没有干扰的情况下互动，效果会较好。故此，理想的团体聚会场所必须具备的条件包括：自由、舒适、安全、没有不必要的骚扰、保护隐私和有足够的活动空间。故此，一间宽敞、舒适、空气流通、气温适当的房间是基本要求。同时，为了减少不必要的噪音，还要留心房间的隔音，确保不会被人窃听（Corey, 1985）。

② 围圈要圆正

此外，地板宜铺有地毡（Ohlsen, 1966），无论是否有座椅，大家应围圆圈而坐（Corey, 1985; Ohlsen, 1966）。对于应否有桌子，亚隆认为可以视各组员的喜好而定,重点是不会妨碍组员彼此的视线(Yalom, 1985)。对于他的看法我不太同意,因为就算桌子很矮,始终是存在于各组员之间的一件物体,往往是一种有形无形的障碍或心理障碍,亦可能被一些组员借助作自卫,来避免暴露自己。除非无计可施,否则我建议在圆圈当中不要摆放桌子或任何其他物件。由于要围圈而坐,我亦建议在选择房间时,避免长形的房间,若无可选择,大家坐下时,围圈亦要圆正,以使每个人都可以清楚看到其他所有人。许多时候由于座位被布置成扁圆形、长方形或正方形,以致出现不少"死角",造成了沟通障碍,因此减弱了团体的发展和效能。

❸ 理想的座椅

在座椅安排上,最理想的是可为每人预备一张有扶手的沙发。若无法安排,最低限度要有靠背的椅子,因为长时间进行团体聚会,必须让组员坐得舒服,否则身体的不适,例如腰酸背痛等,在一定程度上会影响组员的投入和表述。当然,若有沙发再配合地毡与褥垫,会更为理想,因为在椅子上坐累了,有些组员会喜欢躺卧在地上。而且,不少团体会采用的作业和游戏,有时会要求组员卧地进行。

❹ 在家聚会的考虑

香港地狭人稠,组长要找到适当的场所实在不容易。有时在无可选择下,组长或会决定在自己或某一组员家中进行团体聚会。倘若该住所符合上述一切要求,可能不是问题。可惜有些组长在众多条件中忽略了隐私的重要性,以致有些组员事后感到很不满。事实上,倘若在团体进行时有其他人旁观或出入来往，这一定会阻碍团体的进程，的确很不妥当。故此万一要在家居场所进行团体聚会，也要事先对各有关重点作适当的处理。

第四节

开放式和封闭式团体

🔳 开放式团体：长处与短处

顾名思义，开放式团体是经常开放的，容许新人加入。这类团体的长处是可以随时弥补退出组员的空缺，组长不必担心人数太少，而且新组员还会为团体带来新挑战和领悟，有助团体发展。不过，开放式团体的流弊亦不少。最重要的是，团体不但需要不断适应新加入的组员，以致团体可能长期处于热身的初阶和过渡阶段，难以出现凝聚力，而且团体的过程亦因此欠缺深度，甚至出现种种障碍，组员的得益相应递减，问题颇为严重。

🔳 封闭式团体的优点

所谓封闭式团体，是从一开始就固定人数，亦不希望组员随便退出。纵使有人退出，也不会再加入新成员。而且，团体经常一早就定下聚会的期限、次数和举办日期。故此，在这个稳定的情况下，组员之间的信任、团体的凝聚力便会较容易逐渐出现，团体亦因此得以顺利发展，发挥功能（Dinkmeyer & Muro, 1979）。对于封闭式团体，亚氏肯定其价值，不过却指出在医院中，为应付门诊病人之迫切需要，封闭式团体的可行性大大降低。他认为当这类团体面对病人退出、搬家，或面对治疗师本身时间安排不协调时，开放式团体是唯一选择。他相信带领开放式团体虽然困难不少，不过，若处理得宜，也可以产生凝聚力和一定的功效。

3 结语

科里（Corey, 1985）认同亚氏对开放式团体的看法，他透过一些实例来证明开放式团体的可行性，强调在大部分开放式团体中，也会出现一定程度的信任和凝聚力。不过，我认为开放式团体若要产生效能，流动率绝对不能过高；而且，很需要有一小群核心分子产生稳定团体的力量，纵使其他人频频转换，他们的团体基础依然能够不动摇，令团体有一定的稳定性。他们之间那份信任和凝聚力，对其他组员亦会产生一种积极作用。科里的同事要求所有加入开放式团体的新组员，在加入前同意最少参加六次聚会，以及若连续缺席两次聚会，又欠缺合理解释者要离开团体两种措施，对此我也觉得相当恰当，值得建立开放式团体的组长参考。

团体的组合与组员的甄选

❶ 团体服务的对象

组长在筹划一个团体时，其中一个要项就是：团体服务的对象是什么人？当然，这个问题很自然就牵涉到组员的来源。在学校、医院与机构工作的心理咨询师，工作对象大致上已有一个特定范围，但是其中还有许多细节必须留意。例如，一所中学计划为学生设立人际关系训练团体，心理咨询师在进行宣传和招募之前，一定要先决定该团体是为一般学生而设，抑或为有特殊需要的学生而设。倘若是为那些退缩和孤立自己的学生而设，那么对象是由初一至高三，抑或只限定高年级、年龄较大的一群？又例如，一个社会服务机构为单亲家庭的父母设立的支持团体，对象是包括为人父母者，抑或只是母亲？此外，招募时组员是自由参加，抑或经由其他同行转介？因为当组员来源不同时，处理方法亦有很大差别。例如，一个人自由选择入组时，组长主要看他是否适合该特定团体；但倘若他是由其他同行转介，则可能在考虑众多因素之外，还要细心判断他是否自愿。对于非自愿者，所花的工夫和组前的准备工作会相应复杂和艰巨得多。

❷ 甄选组员的因素

一般来说，以下是组长甄选组员时要留意的重要因素：

○ 性别

在某些特定的团体，同性别的组员会更有助团体的发展和产生效果。但在另外一些情况下，男女混合组则可能更有利，而团体的内涵也更丰富。

○ 年龄

在年龄方面，组长要关心的主要是组员的成熟度。总的来说，团体成员的年龄差异不宜过大。因为在不同的年龄阶段，人们的经历和所关注的事物往往有异。而且，年龄差异太大，组员较难产生共鸣。

○ 教育程度

教育程度往往与年龄因素有密切关系，尤其是在儿童和青少年的发展期，组长应该密切留意各人就读的班级。因为在成年人当中，三十多岁的组员往往可以与团体中其他二十多岁的组员有良好的沟通，但倘若在一所中学里，组长将初一和高三两个年级的同学安排在同一个人际关系团体，就会产生很大的问题。

○ 智能

关于这项因素，组长要留心的是，在一般团体中，参加的组员起码要有能力明白其他组员的表达，并能够彼此沟通。

○ 以前的团体经验

对不少组长来说，小组中若有人曾经参加过团体，会有意无意帮助团体的发展。原因是他们在以前的团体过程中已学会了一些团体互动的原则。这情况就好像心理咨询师、社工和心理学家等专业人士的团体一般，基于大家的专业训练和团体经验，团体可以进行得很流畅。不过，情况顺利与否也视乎各人所拥有的团体经验属正面还是负面。当一个人或一位专业人士对团体的信念和态度不正确，甚至是反感时，他就会成为团体发展的障碍。最糟糕的就是专业人士在团体中利用专业知识和能力来进行操纵和抗拒，这样情况会变得很恶劣。

○ 精神、健康状况

在设计时，组长不宜把普通人与精神有问题，甚至处于康复期的精神病患者安排在同一个团体。原因主要是后者往往不易承担常态社会中的重重压力。若组长能为精神健康状态相似者设计特别团体，他们会较易得到帮助。要切记，身为团体负责人，一切要小心，避免组员受到不必要的压力和伤害是我们的责任。

○ 家庭情况

学者相信，若能将家庭情况相似者，例如将有离婚、酗酒、父母凶暴等的家庭成员安排在同一个团体中，他们会彼此帮助（Merritt & Walley, 1977）。不过，亦有组长喜欢将不同家庭背景的人安排在同一个团体，目的是希望大家可以有多元的生活方式和经验。

○ 犯罪记录

固然，在康复性的心理咨询团体中，组长往往将有相似案底的人安排在同一个团体，例如为强奸犯、暴力罪案犯等安排的特别团体，这样会有一定程度的效果。

○ 种族

在香港设立心理咨询团体，种族因素已逐渐成为一个必须留意和重视的重点。以英语作沟通语言的团体中，中外人士共处，团体效果良好的，已是屡见不鲜。当中的文化和种族差异不一定会成为组员沟通的障碍，只是在人数比例上，不同种族的人要尽量设法保持均衡，例如在一个七人团体中，若只有一个中国人，则可能会出现问题。至于在香港近年人数日增的少数族裔，除了种族差异的问题外，很可能不能以流畅英语进行沟通，组长在招收组员时务必小心。

○ 组员之间的现实关系

这是一个经常被忽略的问题，尤其是在一个组织或机构内设立的团体。组长要小心留意，看看各成员之间有无特殊关系或情绪因素以影响他们在团体中的言行和参与度。例如，上司与下属的关系，可能会令大家不能畅所欲言；当两人在日常生活中已有成见时，在团体中往往会出现有偏差的回馈和种种难以估计的问题。除非是特别为夫妇而设的团体，否则夫妇二人最好参加不同团体，让双方可以有较大空间和自由度处理和面对个人或婚姻问题。在甄选时，我会尽量让成员预先知道其他参加者是谁，好让他们决定是否加入该团体。

3 甄选重要吗？

基于工作量繁重，许多心理咨询师可能会问：甄选是否必需呢？雅各布斯等（Jacobs, Harvill, Masson, 1988）认为，由于团体与组员要互相配合得宜，才能产生积极的效果，故此有甄选的需要。而甄选过程可以协助组长选择他心目中认为合适的组员。不过他们指出，并非每个团体都要进行甄选，例如教育性、讨论性和执行任务的团体，不一定要作组前甄选。他们还指出，虽然在团体开始前为与申请人作个别的会谈相当耗费时间，但个别会谈有三个很宝贵的价值：让组长有效地作出评核，看看该申请人是否适合参加该团体；组长借此机会可以和组员有个别接触；组长有机会将团体的规则、内容、组员资格和人数等告诉申请者。

科里等（Corey & Corey, 1987）亦很重视甄选，他们强调甄选应着重为人们选择一个适合的时间，一个适合的团体；而且，这也是一个协助组员定向和讨论团体投身的过程。事实上，甄选组员和定向程序是团体准备工作的要项（Pine & Boy, 1966; Lifton, 1966; Kemp, 1970; Ohlsen, 1966; Berg & Landreth, 1980; Corey & Corey, 1987; Yalom, 1985; Jacobs, Harvill & Masson, 1988）。美国团体工作专业人员协会（ASGW）的团体组长专业指引（Ethical Guidelines for Group Leaders），亦强调甄选和定向的重要性，要求组长必须进行组前面谈。

❹ 其他甄选要点

在甄选这个课题中，有几个重要问题要留意。首先，组长要清楚团体的性质、形式和目的，以使他可以决定应接纳什么人参加团体。在选择时，心理咨询师和治疗师都应考虑申请人的期望和需要，是否和团体的设计相一致？他们是否愿意向他人倾诉个人问题？他们是否有起码的能力与其他组员相处？此外，他们的身体与精神状况是否适合参加团体？事实上，透过组前面谈，排除那些不适合参加某一特定团体的人，也是对组长的一个专业要求（American Psychological Association, 1973）。

亚隆（Yalom, 1985）曾经指出，从研究角度来看，在甄选组员上要建立落选者的标准较容易，相反地，要建立被选中者的标准，由于要达到全面性，的确十分困难。他还指出，学者已有足够临床经验，确认某些病人不适宜参加门诊病人异质性类密集团体治疗，其中包括脑伤者（Nash, et al., 1957; Gliedman, Imber & Stone, 1957; Johnson, 1963; Fried, 1971）、妄想狂者（Graham, 1959; Horwitz, 1970）、具自杀倾向者（Slavson, 1955）、极端自恋者（Slavson, 1955; Adrian, 1980）、吸毒及酗酒者（Nash, et al., 1957; Johnson, 1963; Fried, 1971）、急性精神病患者（Slavson, 1955; Corsini & Lundin, 1955; Rosenbaum & Hantley, 1962; Friedman, 1976; Frances, Clarkin & Marachi, 1980; Woods & Melnick, 1979）和有病态性格者（Abrahams & McCorkle, 1947）。

科里等（Corey & Corey, 1987）同意亚氏的看法，认为的确很难在甄选过程中预测谁会从团体经验中获得助益。但同时他们也指出甄选有价值，因为透过甄选可以排除一些无法在团体得益，而只会阻碍和破坏团体进程的人。谈到甄选，他们也提出一个创新的建议，就是让当事人自己承担部分甄选责任，进行自我甄选，自己作出抉择。他们建议组长要对申请人说明，甄选会谈的设计是双向性的，换言之，组长和申请者都可以选择对方。此外，他们还建议在团体的起初几次聚会中，可以包含团体往后可能尝试探索的事物和性质，让申请者参与一两次聚会之后，才作出去留的决定。

若期望组员能透过团体咨询得到最大的帮助，心理咨询师应预先向当事人详细解释团体的设计、功能、目的、运作情况和对组员的期望等。至于参加与否，心理咨询师不应该勉强申请人，应该由他们自行决定。不过，由于心理咨询师和治疗师多少带着权威形象，故此在他们向申请人作出任何建议之前，应该小心观察。否则有些人由于不敢坦诚表达自己的意向，虽口头答允但内心却仍有抗拒，结果纵使参加了团体，却始终表现得格格不入，无法积极参与和投入。这种现象在感化机构、学校和医院中较多出现。令人遗憾的是，当团体中出现不自愿的组员时，不但他们个人无法得益，他们甚至还会影响其他人，或破坏整个团体的效果。故此，组长切记要留意组员是否出于自愿参加团体。

不过，在实际工作中，组长可能无法在甄选上全权处理，结果团体中可能会出现一些不自愿参加的组员。组长碰到这种情况应如何处理呢？其实，这与个别心理咨询过程中的处理方法一样，我建议在团体中宜首先处理有关组员不自愿却被迫要参加团体这一问题。因为我相信若这个问题仍然存在，不但该组员无法在团体中得到帮助，甚至还会影响整个团体的运作与发展。

5 团体前准备不足的遗害

在过去十几年，透过与有关同行的交谈，以及在相关的专业工作中，我留意到香港的团体咨询工作曾发生严重的问题和危机。而其中之一，就是在某些团体内，参加的组员在团体过程中出现精神崩溃或因承受不了团体压力而遭受严重打击，以致中途退出，造成个人极大的创伤。对于这些不幸事件，总的来说，很可能是由于组长资历、经验与能力有问题，而处理不当。若再作详细分析，其中一个主因可能是组长疏忽了团体进行前的准备工作，包括谨慎甄选和事前为组员所作的准备，导致出现无可收拾的局面。

针对这一点，我要再一次强调，团体工作对组长有极高的要求，任何人都不应随便担任组长，以免误己误人。同时，甄选工作务必小心严谨，不要吝啬时间与人力，要保证工作的质量。由于参加团体者的背景、素质和动机往往不易控制，处理过程因而相当复杂。其中不乏有强烈侵略行为者、极端内向和害羞退缩者、行为严重失调者等。即使是资深的专业同行，在处理过程中亦感到困难。至于部分精神病患者，或仍在康复阶段的当事人，往往很热衷参加团体，但对于某些特别人士来说，他们不太适宜参与一些为一般人士而设的团体。或更具体地说，他们在普通团体中很难得到帮助，反而容易受到伤害。若他们参加那些特别为他们而设的团体，情况会较好。换言之，有些人要在适当的组合中才能达致好的疗效。例如，精神病患者不适合参加普通的成长团体，却可以在特别为精神病人而设的治疗团体中得益，慢慢克服病患，进一步得以成长；又例如一位未婚正在待产的高二女生，不适合在学校参加一个普通的支持团体，却可以在一个学校以外特别为与她有相同境遇的少女而设的团体中得到帮助。

6 甄选的形式

组前的甄选，一般都会通过个别会面来进行，但亦有些组长会采用书面形式。他们要求组员提供一些书面资料，作为组长甄选的根据。除了一些基本个人资料外，组长还可以设计一些问题，要求组员作答，例如：

- 你为什么想参加团体？

- 你对团体有什么期望？

- 你有什么忧虑希望在团体中得到帮助？

- 你认为自己如何对团体有所贡献？

- 请书写一篇简单的自传，说明你一生中重要的事件和人物（Jacobs, Harvill, Masson, 1988）。

第六节

同质性与异质性团体

❶ 社会缩影理论 vs 团体凝聚力理论

在团体组合的课题中，同质性和异质性团体的取舍经常是富争议的问题。主张异质性者所持的是"社会缩影理论"和"不调和理论"。有学者指出，既然团体是组员生活社群的缩影，则差异越大，问题越复杂时，当事人才越有充分机会经历生活的多元与复杂性，才越有机会学习与改变。而且，在异质性加强时，由于团体动力的复杂与变化多端，组员在当中往往会经历许多不安与焦虑，因而触发他采取行动，进而改变，以减轻不协调的程度。同时，他们还强调，异质性团体可以为组员提供较真实的社会和人生的缩影，是一个较充实和丰富的团体经验，不像同质性团体那般简单和有限。

同质性团体的拥护者则强调"团体凝聚力理论"。他们认为无论组员是否继续参加团体，能否得到帮助，都与团体的吸引力有关。故此组长在筹划团体时，应该着眼于团体的凝聚性和组员之间的协调和谐（Yalom, 1985）。

❷ 同质性团体

一般来说，同质性团体较多被采用，尤其是在某些特定体系中更为常见。例如，香港的社会服务机构，基本上已经在人口上作了分类，以至在机构内设立的团体，其对象自然有了限制。例如在学校，对象自然就局限在大学生、中学生或小学生。不过，我们要考虑的是，在老人当中，各人的需要和问题仍然有很大的差异，而在大学生当中，各人的情况亦可以很参差。我举这些例子，是想大家留意在计划同质性团体时，如何界定同质性，这实在是一个需要周详考虑的问题。

我在观察中发现，香港的同行们无论在什么场所，除了那些已经被普遍认同的同质性团体外，其他同质性团体的设计，亦多倾向选择共通点较多的组员。例如，一个心理咨询中心的婚前心理咨询团体，规定参加者必须是计划在未来半年内结婚的未婚夫妇；一个老人中心为老人设立的退休生活适应团体，规定参加者必须是单身老人；一个在教会举办的中学生成长营，招募的都是被导师发觉自我形象出现困难的学生。这种处理我觉得很合理，因为倘若时间许可，团体寿命够长的话，可能不必有过于细微的分目；甚至异质性团体亦可以因时间充足而发挥独特功能。但在香港，无论组员或组长，时间安排都因整个社会的急迫节奏而受到限制，因此我发觉团体聚会通常不会超过十次。不过，时间不是团体成功与否的重要因素。就以老人退休生活适应团体为例，年老、退休、孤单感、无能感、无意识感、健康和体力衰退、被社会遗弃的伤感和死亡的威胁等共通的问题和感受，会很容易令组员在彼此之间建立强而有力的凝聚力，这对团体发展和发挥效能很有帮助。

3 异质性团体

很多时候组长未必可以自由、理想地挑选服务对象。例如在医院，一个为癌症病人而设的团体中，可能会出现少年、青年和老人一同聚会的情况。不过，事实上如上文所述，异质性团体很具特色。例如，在一个夫妇成长团体中，年轻人和年老者共聚一堂，效果可能会较单纯是年轻夫妇的组合更加全面和丰富，因为各人的身份、年龄与经历不同，这会为组员提供不同角度的看法和不同立场的体验。又例如，某社区中心为单身人士设立的团体，并不限定参加者是未婚或离婚者，结果在分享中出现了多元而持平的讨论和交流，实在很有意思。

4 小结

就团体组合的几个主要因素，例如年龄、性别、社会成熟度等，不同学者有不同的看法。例如在年龄和社会成熟度方面，有学者指出同质性较可取（Shertzer & Stone, 1980）。不过，在我看来，各因素的同质性和异质性很难一概而论，重点是针对团体的设计、性质、对象和目标，全面作出配合。同时，我建议组长在考虑时应避免一成不变，因为事实上团体工作有如其他与人有关的工作和服务，工作人员的机灵变通性十分关键。故此，组长不妨就个别团体的独特性作出弹性处理，以期在适当而正确的组合中，使团体达致最高成效。

第七节

如何协助组员投入团体

❶ 清楚、积极的目标

参加者能否从团体经验中获益，往往视乎他是否明白与认同团体的目的，是否乐意参与和投入。故此，组长在团体咨询举行之前，要留意不少工作和步骤。

在香港，一般来说，心理咨询师会透过海报、小册子、宣传单、个人接触和其他同行的口头宣传介绍，来让人知道有某类团体的安排。在形式不同的宣传中，心理咨询师要留心团体名称的厘定，而且团体目标亦必须清楚具体，务求切合参加者的需要。文字方面，应选择正面积极的字眼，避免消极。例如，一个为夫妇而设的团体，应用"透过活动中的体验，让夫妇爱意更加深厚"，而不用"以期减少夫妇间的摩擦"等敏感表达。同样，团体名称亦应设法采用一些浅白而不带威胁性的字词，例如支持团体、温馨团体（夫妇关系团体）、关顾团体（人际关系团体）等（Clinebell, 1972）。

时至今日，虽然香港人对心理咨询的认识和接纳程度已大大增强，但仍然有不少保留。故此，在宣传材料上列出招募对象时，除非是一些为特别人士而设的团体，否则也应该留心用词，以免招募对象产生顾虑。例如在一所中学，我的学生发觉部分同学由于自信不足倾向害羞退缩，于是设计了一个社交技巧训练团体。在招募对象一项中，他完全避开那些负面取向的形容词，采用了"对人际关系有兴趣，愿意探索有效社交方法和技巧者"，这样积极的取向，不但能配合团体工作的积极意义，同时还可以免除有意参加者的心理障碍。

事实上，有些人，特别是自卑和自信不足的人，很害怕参加团体咨询所产生的标签效应，往往由于对团体咨询有种种顾虑而却步。例如，他们会害怕团体是为有问题的人预备的，他们担心若参加了，会否被视为有问题；在团体中，是否要完全袒露自己；是否会被迫向全组人承认自己的过错；表露个人秘密后，别人会否鄙视自己。至于保密问题，也是大家最关心的，故此我除了会在甄选会见中加以强调之外，还会在团体开始之前，以及头一两次聚会前向组员再次郑重声明。而且，我还会简略地向组员报告我多年带领团体的经验和参加者事后的回馈，我发觉这种处理方法很有效。当听见其他参加者的具体经验，并体会到保密原则可行可信的时候，大家明显表现得平静和放心。在团体中，若有人曾经有团体经验，又愿意向组员亲自见证，则效果会加强。而对于从没有团体经验者，组长要特别关注各种有关的顾虑，并作出适当的处理。

❷ 组前严谨的甄选

组前的个别甄选是个重要的步骤，因为这样做除了可以协助申请人明白团体概况、澄清并处理其个人关注的问题外，还可以帮助他们有更好的准备以投入团体咨询过程。由于不少人对团体期望过高，结果因此否定了一个很有价值的团体咨询经验。针对这个问题，亚隆（Yalom, 1985）建议组长必须先让组员了解在团体中可能会产生的困惑和失败，使其在心理上有所准备。此外，对申请者来说，甄选过程的会谈也是他们和组长建立关系的开始，对于怯懦的人尤其重要。

除了上述各项，组长还可以透过直接甄选会见，协助申请者评估自己参加团体的动机，订定目标和期望学习的课题，以及新行为等。有些组长由于太过关心团体人数，于是在会见中会着意推销团体并降低甄选标准，这实在是一个危机。组长滥收组员，肯定会付出很大的代价，问题是这个代价不但要由他个人来付，而且全组人都要分担，这样很不公平。故此，为了确保团体的素质，组长要力求严谨，而亚氏也曾指出，招募条件越是严谨，参加者越会被团体吸引，也越渴望加入，团体的成效亦会越大。

❸ 善用书面资料

在协助他人选择和投入团体的过程中，组长要善用书面文件。例如，一些专业团体就说明组员可以获取与团体有关的书面资料，包括：

- 有关团体目标的声明；

- 组长所运用的技巧和程序，尤其是一些期望组员参与的特别活

动和实验性活动;

- 组长的教育背景、所受过的专业训练和资历;

- 收费和其他有关的费用;

- 关于跟进服务是否包括在内的声明;

- 关于团体实际包括和不包括在内的项目的说明;

- 团体中可能牵涉到的个人危机;

- 聚会过程是否会进行记录;

- 在团体中组长与组员的分工和责任问题(The APA Guidelines, 1973; ASGW Guidelines, 1980)。

事实上,利用书面资料使组员作好准备,是一个相当简单而有效的方法。例如,在高伦和罗林斯(Gauron & Rawlings, 1978)所设计、要求组员入组前阅读的文件中,就包括对焦于此时此地、承担个人责任、避免推卸责任、避免提供建议、避免养成依赖、学习聆听、学习在感受和思想上的自觉,以及尝试进行新行为的实验等。同时,文件中还提供详细的指导,说明如何接受和付出回馈,如何分享分担正面和负面的感受,如何告诉他人你对他们的感受,其他重点,如:不要理会"为什么"这一课题,集中注意你所见和所感受,认真地接受回馈,不要找借口,对事情力求清晰,并加以思考,留意自己所作的自卫行为与主动要求他们作出回馈等。

❹ 经验性认知的准备

除书面的文件外,亦有组长要求参加者事前聆听或观看与团体聚会有关的录音或电影（Annis & Perry, 1978）；有组长会为组员提供训练，操练他们养成理想的团体行为。例如，如何善用此时此地，如何表达感受，如何有更多的自我分享，以及知觉个人对他人的影响力等（Budman, et al., 1981; Piper, et al., 1982）。不过，在比较各种组前训练方法时，研究显示经验性的准备工作较观看和聆听团体过程的方法有效（Werth, 1978）。

研究亦证实，在团体咨询前用认知的方法为组员作准备是有效的（Yalom, et al., 1967; Heitler, 1974）。有一个对前十二次聚会的研究，结果显示曾作准备的团体对团体有较大的信心，团体因此有较佳成效；曾作准备的组员，会比未作准备的组员进行较多的团体及人际互动（Goldstein, 1962）。至于其他研究，则显示曾作准备的组员会表达较多情绪（Werth, 1978），在团体中承担较多个人责任（Silver, 1978），有较佳的出席率，较少中途退出（Piper, et, al., 1982），较多个人分享（Piper, et al., 1982），表现较多语言上、工作取向上的参与，较受其他组员欢迎（Pilkonis, et al., 1980），在组中比较少焦虑（Zarle & Willis, 1975），有较多想改变的动机，较多在团体中达到他们基本的目标（Curran, 1978）和对团体程序有较少错误的观念（Cartwright, 1976）等。

5 小结

在我为组员所作的准备工作中，我发觉对不同的人，可以按其特性作出不同的安排。例如为心理咨询、社工和医务人员而设的团体，由于他们多具有专业或非专业的心理咨询知识并接受过训练，对心理咨询团体亦多有根基，故此我所作的准备工作就较为简单，主要是团体前的会谈，对焦他们对该特别团体的期望，并作出简单的个人评估，帮他们厘定参加团体最基本的个人目标。至于其他人，由于他们可能一般对心理咨询团体全无认识，或是一知半解，故我会安排较多认知和团体有效行为的操练，再加上个人目标订定。不过，总的来说，组前准备的确相当花时间，但由于经验证实其意义重大，我亦勉力而为。可惜不少组长以时间不足、没有决策权和不懂如何甄选等理由作借口，经常不进行甄选，这已引起学者的关注（Corey & Corey, 1987）。至于组前的准备，相比之下，似乎组长所下的功夫更少，故此我建议心理咨询教育工作者要在培训中强调准备的重要性，而已工作的专业人士也要设法改进自己设立团体的种种步骤，以确保团体的素质和成效。

初学者组前的准备工作

❶ 周详的思考

一个团体成功与否，组长个人的素质很重要。除此之外，组长是否能在团体开始前有周详的思考和计划，也十分关键。在组前的准备工作中，团体大小、聚会次数、时限和场所，以及组前甄选等，都要有妥善的安排和处理。此外，对于一些团体过程中重要的课题，组长若能就每一个团体作出一定程度的思考，会很有帮助。基于这一信念，在多年的培训工作中，我往往要求组长在设计第一个团体前，因应各人所设计团体的独特性，就着（1）团体目的；（2）组员的特征；（3）组长的责任；（4）组员的责任；（5）团体活动与过程；（6）预期成果六项，预先作出书面计划，并交给我查核，在我与他们共同讨论及作出必要的修改之后，再付诸实行。

② 六个实例

对我这个要求，有些人当初会觉得麻烦且不重要，但真正要带领团体时，他们往往会发觉上述功课的意义与帮助相当大，花点时间作准备实在很值得。以下提供六个例子，同学们对组员各有选择，设计上亦彼此有差异，可供大家参考。在此亦建议担任心理咨询师与社工培训的同行，不妨严格要求学生在团体前作缜密周详的准备，无论如何，这必定有助他们带领团体，以在实习期充分把握学习机会。

○ 组长A

（1）团体目的：我视我所领导的团体为一个机会，让组员在互相坦诚和信任的气氛下，探索个人所遇到的问题。这种信任和坦诚首先要透过组员把内心的痛苦、伤害和喜悦等互相表白而建立起来。我认为这样的团体经验会有助个人成长，使个体在日常生活里更能坦诚地与人交往。

（2）组员的特征：我认为这一团体的成员应该是那些觉得要对自己加深认识的人。除此以外，我预期这些人会尽量参与我们协议好的团体聚会。理想中，组员应包括男性和女性。我不希望情绪极端困扰的人加入这个团体。因为作为团体领袖的我，现在未必有足够能力处理这些人的问题；而且，这些人往往会影响组内其他成员，令他们不能专注自己的问题。

（3）组长的责任：我认为我应作为团体成员的一个模范及领导者。我刚才提过要营造一个坦诚信任的气氛，我相信自己有责任以一个坦诚开放的态度做一个模范。而且我亦有责任聆听和跟进团体内每一位组员正在进行的任何事情。我绝不希望团体会变成一个领袖中心的活动。

（4）组员的责任：团体能否成功，组员起了一个很大的作用。我希望他们的个人问题，加上他们的投入感，会使他们有足够动机，令聚会的成绩理想。

（5）团体活动与过程：对于这一点，坦白来说，其实我还未能肯定。在刚过去的一个暑假里，我曾参加一个效果极理想的团体，这个团体的领袖，采用完形治疗法的技巧。令我印象最深的，是这种技巧在组员身上的作用。我很希望我也能够在我的团体中使用这种技巧，可是我却欠缺信心去运用。整体来说，在我计划的团体中，将会没有什么具体的结构，它是自由地发展的。

（6）预期成果：组内各成员所获得的效果并不相同。在我来说，我预期自己领袖的角色较上学期实习时更加突出，以及更适应和有信心做好这个角色。

○ 组长B

（1）团体目的：在我与癌症病人的接触中，我发现他们的问题非常相似。我亦发觉他们极需要感觉到有人仍然需要他们。故此，我想帮助他们寻索一个生存的目的。很多癌症患者都向我提及希望有机会帮助其他癌症患者面对疾病。我觉得一个癌症团体可以让患者互相扶持，分担问题。我希望让他们知道自己并不孤单，无论他们有什么感受，其他组员都会接受；而且令他们知道，他虽然有病，但在其他方面，仍是有用的人。

我亦有想过组织一个全女性团体，因为我曾与一些在生活上有很多困难的女性接触，她们都希望有一个专为女性而设的团体。我希望这样的团体可以给予她们一个解决问题、探索自我和成长的机会。

（2）组员的特征：关于癌症团体的成员，我仍未有足够的信心去帮助他们。因为有些病人曾提及面对死亡的患者态度很消极且不健康，所以我不知道把暂时康复和完全康复的病人放在一起，会否对团体的效果造成不良影响。虽然如此，我想我会预先约见每个对团体有兴趣的癌症患者，无论他们病况深浅，无论是我本人认识的、所负责咨询的，或是由其他医生转介的。在面谈时，我会着重观察病人的需要和他们对团体的兴趣。我想我会欢迎任何希望经历这种经验的人来参加这个团体。

至于那个为女性而设的团体，我希望可以招募来自各种不同背景的组员。我在面谈中会注意她们加入团体的理由、她们是否愿意付出时间，以及是否有探索自己的意愿。

（3）组长的责任：我认为我所饰演的领袖角色，目的在于促进组员互相沟通，与组员分享我个人的感受及见解。我希望用关怀和适当的对质去促进团体的效果。

（4）组员的责任：我希望组员探索自我，接受组内成员给予的回馈。同时，我亦希望他们会互相沟通和互相回馈。我会清楚告诉组员，团体能否好好发展，不单是我的责任，也是每个人的责任。而各人的主动和投入至关重要。

（5）团体活动与过程：除了让组员介绍自己，解释为什么会参加团体之外，我并没有一个完整的计划。不过我打算在每次团体聚会的开始和结尾，都轮流让每一个组员谈谈对该次聚会的一些建议并分享个人感受。

（6）预期成果：我估计我会比从前更有自信去当一个心理咨询者。

我亦希望我可以做一个有能力的副组长，与其他人合作。我很希望癌症团体可以达到一个我认为非常重要的目标——使患者面对他们因癌症而碰到的种种问题，其中包括身体上的问题和社会上给予他们的标签和限制，从而再过正常生活。如果这个团体能成功地使组员投入、互相关怀及互相帮助，我会长期为我接触到的病人开设团体。我预期透过这个团体，自己会开始留意其他癌症患者及其家人的需要，亦加深我对他们的认识。

一般来说，我希望我的组员离开团体的时候，能更加了解自己、接受自己，了解有人会关心及明白他们，以令他们可以较积极地面对人生。

○ 组长C

（1）团体目的：我计划组织团体的理由如下：

　　a. 希望在处理团体咨询方面获得更多实际经验；

　　b. 因为我校的学生面对很多问题，所以我希望能通过团体参与，帮助他们处理这些问题；

　　c. 与多所大专的学生相处的经验，有助我对香港大专学生整全发展的研究。

（2）组员的特征：团体将会有七至八位来自本地大学的学生。据我所知，他们都没有特别的个人困难，只是在大学的环境里，免不了遇到一连串困难。在确定入组前，每个组员都会接受一个初步面谈。

（3）组长的责任：虽然我是团体策划人，但我并非一个权威。我希望我会是团体促进者，努力制造一个适当的气氛和环境，以令组员感到安全、自在和温暖。我会设法安排一个方便组员（时间和地点上）

的聚会。我不希望他们觉得我是领袖。我会尽力使团体维持非审判及非检讨的性质。

（4）组员的责任：我会让组员自行计划团体的活动；团体本身没有特定的目标，组员如有任何期望或建议，我欢迎他们在团体聚会时提出。在成为组员后，他们应对自己及所有组员负责，非必要时不可缺席；另外，他们在组内应坦诚、真挚，而且应确保对组内一切谈话皆绝对保密。

（5）团体活动与过程：在这个阶段，我不打算给组内活动定下一个模式或结构；但如果团体在进行中有此需要，我也会考虑。由于"团体"对这些学生来说是一个比较新的观念，所以我将会按组员的需要弹性处理。

（6）预期成果：我想他们会珍惜在团体中所得的经验，我期望看见他们有所转变和成长，享受在别人面前坦白及真诚的新感受。我更期望看见他们更了解自己，清楚自己的特质，同时，学习欣赏自己和爱自己。

○ 组长D

（1）团体目的：团体经验曾经给予我机会令我重新感悟自己的身心、感情，并透过分享生命中的一些重要事情，维系自己和别人的关系。生活于现今社会的一大问题，是要面对疏离感，友谊在这个易变的社会也变得短暂。可是，这些东西却是每个人都需要的。的确，每个人都需要亲密的关系，需要人关心和给予别人关心。从这个角度看，团体能给组员提供一个不受干扰的环境，在每星期的数小时团体聚会里，我会协助他们再次感受到别人的关心，经历人与人之间的亲密和爱顾。

（2）组员的特征：要成为这类团体的成员，首要条件是这个人必须有接近他人的意愿，我只会选取友善、亲切、坦诚和有诚意的人，因为自我中心和自我封闭的组员会影响团体的效果，我暂时没有能力处理。

（3）组长的责任：我视自己为一个守护者，有责任和组员一起找出并制止一切破坏性的因素。我亦应做一个模范，以自己的行动鼓励和维持组员间坦诚的分享。

（4）组员的责任：组员的责任是坦诚、投入。我希望他们能互相扶持、回应，接纳我，和我一起接纳他人。

（5）团体活动与过程：其实我对团体这类工作很有承担、很投入。我理想中的团体会是一个气氛安全自由的团体，组员在一个舒适的房间里，聆听他人或讲出对其他组员无论好坏的意见。很多事是不能预料的，是要发生了才会明白。我觉得团体的精彩之处就在此！

（6）预期成果：第一件事，我希望我和组员都会变得更加接受自己，更加适应这个团体。因为人际关系能决定一个人的快乐与否，所以我希望组员可以更有自信地跟他人建立关系。我希望这个团体经验，可以帮助他们在组外与组内都能与人建立良好的关系。

○ 组长E

（1）团体目的：我打算组织两个青年人的团体，借以研究个体的特质及其社会技能在社会中的作用。骤听之下，“社会技能”好像很专门，其实我希望研究的是：究竟社会中的成员，希望从社会的互动中得到些什么？他们又愿意付出什么？同时，他们用何种方法制止自己的欲望？我希望在对“个体在社会中的特质”的探索中，使组员更清楚看见如何维持自我，但同时亦能从和别人的交往中得到一己的所需。认清这两点后，组员便可对存在于师长、父母、朋友间之问题，作更深入的探讨。

（2）组员的特征：在团体讨论之前，我将会与个别成员作一次简短的会面，希望了解他们对这个团体的期望。因为参加者年龄相仿，已有足够的同质性，所以我不需要因异质性问题而拒绝一些参加者。我选择组员的准则是：这个人是否真正愿意投入团体，是否认真地希望处理一些和个人成长有关的问题。如果不是的话，我会有技巧地告诉他，加入团体对他没有价值。因为当组员欠缺主动性时，他是不会收到效果的。

（3）组长的责任：在开始的第一节和第二节，我的作用比较显著。我希望营造一种稳定的气氛，让组员能投入一个安全而又能坦诚表白他们内心感受的环境。我的开场白也打算从这个方向引导组员，而且我会设法根据组前会面中所得的资料小心设计。基本上，我的责任是设法诱导每一位组员表达自己。一旦他们投入团体后，团体的形式或活动，将会由组员自行决定。我则在旁观看，如有需要——如出现破坏性的活动，像推卸责任、团体分裂等——我才会插手。

（4）组员的责任：我希望在简短的自我介绍、热身后，组员会因应自己的需要，主动发言和提出问题。我相信如果他们有迫切的问题，而他们又能畅所欲言的话，他们会自然而然地讨论下去。前者是我选择组员的条件，而后者则是我希望组员在第一次组聚时能做到的。希望一切过程和进展皆由他们自己决定。

（5）团体活动与过程：除了倾谈之外，如组员有其他提议，我也会尽量尝试采纳。如果讨论出现僵局，我将会用我所了解的方法来解决。

（6）预期成果：在十个星期内，我不认为能够完全改变组员的自我形象或他在社会上的行为。但我期望每个组员都取得一些深刻体验，而这些体验能减轻他在面对社会现实时的紧张感，甚或使社群生活对他而言变为一种享受，或使他对个人的问题有更深的体会。总而言之，我希望带给大家一个正面的成长经历。

○ **组长F**

（1）团体目的：我的基本目的在于借着团体工作，改进我对事物作出反应的能力和主动性，同时亦可在这方面帮助组员。

（2）组员的特征：组员自由参与，但在讨论过程中，我会在旁观察他们的态度，看看是否有需要作出适当的诱导。不过，我主要希望组员能够自主，能自动和民主地决定团体的活动和方向。

（3）组长的责任：我的主要责任是必须对组员坦白，坦白能使组员感到我的真诚，继而他们会感到我是亲切的和关心他们的；再者，我是愿意接纳他们、帮助他们的。我在组内的言行，将会成为组员之间真诚、关怀和互相扶持的模范。我期望组员亦会这样做。

（4）组员的责任：组员的主要责任与我一样——就是要以真诚和关怀去对待他人。如我所说，他们应会跟随我的模范。除此以外，我会选择他们某些正面的自我表现或对别人的关心，加以增强。

（5）团体活动与过程：团体的主要活动为应用和分析。应用包括对以上种种概念和它们的实践过程加深认识；有架构的团体活动将会以刺激人际沟通为原则，而对这些沟通过程的讨论，会引至交互分析的应用。分析则包括了解个体怎样处理个人及团体的经验，他们对这些经验的感受，以及判断他们是否有改变行为的意愿。

（6）预期成果：我预期我和组员会对自己及他人在人际交往中的感受与反应变得敏锐，而且在尝试满足自己的欲望及完成目标时，能有较适当和正确的处理。

第三章

团体咨询的目标

团体咨询的终极目标

❶ 重视终极目标

对组长来说，团体咨询的目标有如一张地图，他会以此为根据引导组员，故此组长务必要清楚团体的目标，同时要锲而不舍地忠于目标工作（Jacobs, Harvill, Masson, 1988）。在心理咨询专业中，学者专家纵然会探讨不同理论取向的团体或不同类型、不同本质的团体目标，然而比例上仍嫌不足（Patterson, 1985）。而且在有关讨论中，不少是局限于直接的目标，忽略了终极目标的重要性的。但在我看来，无论在中国或美国的团体咨询活动中，许多问题和心理咨询师的失误，往往是由于在工作中缺乏终极目标的取向。其实，团体咨询是心理咨询专业工作的一种方式，既然个人心理咨询应该重视终极目标，团体咨询亦不例外。

在心理咨询过程中，我们可以将目标分为不同层次。帕特森就曾将目标分为直接目标、间接目标和终极目标三个不同层次（Patterson, 1985）。而他与派恩两人都将自我实现、自我认识和促进自我成长等归类为心理咨询的终极目标（Byrne, 1963; Patterson, 1985）。除此以外，约哈特曾提出"积极的心理健康"（Johoda, 1958），怀特提出"有效能的人"（White, 1959），邦纳、马斯洛提出"能干的人"（Bonner, 1965; Maslow, 1962a）的概念。马氏具体说明心理咨询的终极目标是协助当事人发展成一个健康、成熟而能自我实现的人（Maslow, 1962b）。

❷ 自我实现者的特质

在马斯洛（Maslow, 1956）一个关于自我实现的专门研究中，他整理出自我实现者所具有的十四项特质，现列举如下：

○ 对现实有良好的洞悉力，并与现实有良好的关系

能实现真我的人，能清楚辨别虚伪和欺诈的人，并能准确地洞悉现存的实况，而不会因为个人的困境产生错觉。一个自我实现的人对周围环境中的人和事物都有较高的警觉。他能面对生活中的许多不肯定，遇事不会惊慌失措，并且能容忍新奇和不熟悉事物所带来的疑虑。

○ 接纳自我、别人和自然界

能实现真我的人，能够接纳自己人性中的种种缺点、不完美、软弱和短处，不会感到羞愧和罪过，或因此而否定自己。由于他们不但接纳自己，同时也接纳和尊重别人，故此也不会批评别人的这些缺点。自我实现的人诚实、开放、真诚、不装腔作势、不遮掩文饰，也

不自满。他们对自己、他人及社会的现况极为留心，同时更关心如何改善现实与理想之间的差距。这些特征，在凯利（Kelly）、罗杰斯（Rogers）、库姆斯（Combs）与斯尼格（Snygg）的描述中都有提及。

○ 自发性

能实现真我的人，不会受传统惯例束缚，却也不会加以揶揄嘲弄。他们不是顺命者，不是盲从附和的人，但他们也不会只为叛逆而做叛逆者。他们的行事动机并非由于外界刺激而产生，却是基于内在个人成长发展的动力和真我潜能的实现。

○ 以问题为中心

能实现真我的人，不会以自我为中心，他们的目光集中在自己以外的问题上。他们富有使命感，常常基于尽责任、尽义务和尽本能的意识行事，并不依照个人的偏好。库氏和斯氏强调当我们具有安全感，当我们不试图事事保卫自己的时候，就会产生怜悯和仁慈心（compassionateness），他们的论说与这一点很有关系。

○ 有超然脱俗的本质，静居独处的需要

能实现真我的人，懂得享受人生中孤独和退隐的时刻，这种特征可能和一个人的安全感与自足感有关。因为当他们面对一些令一般人不快的事情时，可以保持冷静，处变不惊，甚至可以表现得与众不同和超脱社群。

○ 有自治力、不受文化背景和周围环境影响

能实现真我的人，虽然也要依赖他人来满足一些基本需要，如爱护、安全感、尊重和归属感，但是他们主要的满足却并不依赖这个现实的世界，他们不必依赖他人、文化等构成达到目的的手段。换言

之，他们重视的不是一般外在满足，而是自己的潜能和个人的资源不断得以发展和成长。

○ **不断有新鲜的鉴赏力**

能实现真我的人，在日常生活世界中，可以重复地有敬畏、快乐、满足和惊讶的经验出现。

○ **有神秘玄妙的经验，浩瀚澎湃的感受**

能实现真我的人，在不同的程度和频率上，都会有心醉神迷和敬畏惊讶的经验，令他们感到人生世界的无尽和不停的开展。

○ **关心别人的好处和感受**（gemeinschaftsgeful）

能实现真我的人，对人类有深切的共鸣、同感、同情怜悯或慈悲仁爱。由于这种关心是基于人性的接纳和对人的热爱，所以是"无条件"的。

○ **人际关系**

能实现真我的人，能与他人建立深厚的人际关系。可是，他们是有选择性地交朋友。虽然他们的朋友圈子可能很窄，但圈子内通常都是一些能自我实现的人。他们的朋友圈子中都是一些有容人之量的人。实现自我的人很有吸引力，能叫人欣赏及追随。

○ **民主的性格**

能实现真我的人，对人有极大的尊重，并不会因阶级、教育、种族或肤色歧视别人。因为他清楚自己所认识的很有限，因而有谦虚的态度，同时也随时作好准备向他人学习。他尊重每个人，认为他们都可以随时帮助自己增进知识，做自己的老师。

○ 手段与目的

能实现真我的人，都有高度的德行。他们把手段与目的分得很清楚，让目的支配手段。

○ 有哲理的、无敌意的幽默感

马氏研究中那些能实现真我的人，都具有幽默感，但他们的幽默感并非普通的幽默感，他们的幽默感是自发的、富思想性的，能透彻地显示个人生活体验。同时，他们的幽默绝不含敌意，不会抬高自己，也不讥讽嘲弄。

○ 创造力

所有被马氏研究的人，都具有各种不同类型的创造力。这里所说的创造力，并不是指那些出自特殊才干的创造力，而是一种蕴藏于每个人当中的潜在创造力，是一种新鲜的、天真而直接的看待事物的方法。但一般来说，人们所具备的这种创造力，都会在文化熏陶的过程中被摧毁和淹没。这实在很可惜。

❸ 人生观与终极目标

在实际情况下，不但学者有意无意地避免讨论团体咨询的终极目标，而且许多心理咨询从业者亦犯了这个毛病。为什么会有这种现象呢？首先，在我个人及有关同业之观察中，我们相信这是基于人们欠缺稳固的理论基础，忽略了咨询专业对接受心理咨询者所产生的短期和长远影响。可惜的是，当心理咨询缺乏终极目标作导引时，心理咨询师的影响力会减弱，心理咨询很可能会流于肤浅，仅仅出现治标的功能。其次，由于终极目标是一个相当严肃的课题，人们不敢轻易明确表示立场，又或者自己根本还没有任何立场。

的确，论到团体咨询的目标，无可避免会牵涉到心理咨询学者和从业人员的价值观与人生观。更具体地说，对这一课题的论述可以具体反映他们的人生取向和生活方式。可见这实在是一个敏感的题目。不过，事实上有些问题我们不能不正视，因为那是公众人士会向我们质询的问题。例如，身为心理咨询专业人员，我们所厘定的目标与公众的目标是否协调一致？或者亦可以问：我们所厘定的团体咨询目标，是否需要切合公众期望？若是需要切合，我们又如何能协调各类型的人和各种因文化、宗教、国籍等的不同而有价值趋向差异的社群呢？而且，我们谈到团体咨询的目标时，自然就会涉及个人与社群所期望的结果，当个人期望与社群期望不同时，又该如何处理？对于上述种种问题，无论是寻求心理咨询的人、推介设立心理咨询的人、其他参与帮助人的行业专家、心理咨询师服务的机构，或是一般大众，都会感兴趣，而且亦有权提出询问。素沙（Shertzer）和斯通（Stone）就曾列举了以下几个大家都关注的问题：

- 你在心理咨询中，到底想做什么？

- 心理咨询的宗旨（purpose）是什么？

- 心理咨询的目标（aim）是什么？

- 心理咨询的目的（objective）又是什么？

- 进行心理咨询时，期望的结果是什么？（Shertzer & Stone, 1980）

若要更彻底，问题会变得更加尖锐，而成为："心理咨询的目标应该是什么？"或者"在心理咨询过程中所要获得的是什么产品？"以及"透过心理咨询过程，我们理想中的'产品'是什么呢？"上述固然都是一些十分敏感的问题，但又的确是心理咨询专业中最基本，也最重要的问题，我们必须正视。

❹ 帕特森的看法

在心理咨询专业中有相当多的理论学派，不同的学派对于人性的假设往往不同，对于心理咨询的看法与期望亦有异，亦因此各自为自己的学说厘定了目标。不过，虽然相异之处很多，差异也很大，但在长期讨论之后，学者大致上同意采纳大家最常用的自我实现作为心理咨询的终极目标，帕特森是其中的支持者。帕氏曾经对终极目标和自我实现两者做了详细的解释和说明。首先，他指出终极目标必须本身能作为一个标准；其次，他强调以自我实现作为心理咨询的终极目标最为正确，原因有以下六点：

- 许多人对部分心理咨询学者或心理治疗学者所主张的适应模式有所保留。但以自我实现作为终极目标，就可以消除那些人对"诱发一致性"（inducedconformity）的忧虑和批评。

- 由于自我实现在本质上统摄了人与自己（即所谓内在的）和人与别人（即所谓外在的）两个关系的范畴，故此可以消除人的内在性目标和人际间目标两者之间的矛盾和冲突。

- 若我们对自我实现做适当的界定，就会解决个人与社会两者之间孰轻孰重，其间难以取舍的问题。

- 自我实现并不是一个抽离了人的生活、孤立地存在的目标，它不是只为心理咨询和心理治疗而设立的目标，而是超越了受困扰与变态的一群，具有普遍性意义。因为它本身是一个积极而正面的目标，故此适用于那些感到不满足、不快乐、不充实，因而寻求心理咨询与心理治疗的所谓"正常人"。帕氏更进一步说明，因为自我实现是人生的目标，不但适用于所有人，同时亦是整个社会和所有社会体系趋向的目标。

- 因为自我实现不是一个静止的目标，而是一个过程，故可以充分配合那个不断在运作、在前进的人生过程。

- 自我实现不单是人生的目标，同时也是人类最基本的动机。而这一动机充分反映人类最基本的需要，那就是充分发挥潜能，增强自我，充实和实现自我（Patterson, 1974）。

❺ 终极目标：自我实现

大家若将帕氏所列举的六个原因，比较前述的自我实现者的特质来作出审核，相信在某程度上可以消减一些与心理咨询终极目标有关的疑虑。的确，自我实现在本质上积极而正面，兼顾个人与群体，以崇高的理想定向，同时也很踏实，切合具体的生活。加上由于其所统摄的范畴广阔深远，可容许不同的人按自己的特性自由发挥，包容性很广，故此作为心理咨询专业的终极目标十分恰当。

要强调的是，心理咨询专业一定要清晰界定专业本身的终极目标，并以此作为专业内所有活动的依据。对于任何未能以自我实现作为取向的活动，纵使推行者强以"心理咨询"为名，亦将不为心理咨询专业所接纳与承认。换言之，那些活动根本不属于心理咨询。

总的来说，为要求心理咨询专业工作有正确的取向并产生长远和持久的影响，为了保护此专业的纯正与其独特的社会功能，我们必须设定终极目标。否则，不但会出现更多"瞎子领瞎子"的悲剧，同时还会阻碍心理咨询专业的发展。故此，厘定心理咨询的终极目标，对从事心理咨询专业的同行来说是一种保障。在这个大前提下，无论是订定团体目标，还是协助组员订定个人目标，在方向和内容上都会较易掌握。

第二节

不同种类的团体咨询目标

根据汉森（Hansen, 1980）的看法，团体咨询目标大致可以分为三大类，那就是过程目标、一般目标和个人目标。

❶ 团体咨询的过程目标

依根（Egan, 1976）形容过程目标为：

- 个人探索；

- 实验；

- 逗留在此时此地；

- 让别人认识自己；

- 挑战自己，亦挑战他人；

- 勇于冒险；

- 给予和接受回馈；

- 聆听别人说话；

- 正确而诚实地回应别人；

- 处理冲突和矛盾。

❷ 团体的一般目标

固然，最理想是组员能够为他们所参加的团体订定一些独特的目标。或者，在组长带领下，根据各人的需要和独特情况，大家共同定出适当的团体目标。不过一般来说，团体通常会包含以下的一般目标：

- 帮助每个组员认识和了解自己。这个目标基本上可以透过自我探索的过程来达致。

- 帮助组员增强自觉，认清楚自己，增加自我接纳、自我尊重和自信，以至他们能够对自我拥有更新和适当的看法。

- 学习社交技巧和发展人际关系的能力，包括如何信任自己和别人，从而使一个组员在个人和社交范围内，能有效应付发展性的任务。

- 帮助组员增强自我方向感，独立自主，培养自己解决问题和抉择的能力。同时，亦协助他们将这些能力扩展应用在日常工作与社交生活的范畴。

- 帮助组员培养责任感，关心而敏锐地察觉别人的感受和需要，并且促使他们对别人产生更深的同感。

- 帮助组员成为一个感同身受的聆听者。不仅了解表面的倾诉，而且还学习体察对方言而未尽的感受。

- 帮助组员培养一份归属感与被接纳的感觉，从而使他们更有安全感，更有信心面对生活中的挑战。

- 帮助组员发挥其能力和勇气去冒社交上的风险，更有效地与人交往，而且懂得重视与人分享的价值和重要性。

- 帮助组员探索和发现一些可行而有效的途径，以处理生活中一般发展性问题，解决冲突矛盾。

- 帮助组员订下改进某些行为的计划，并且协助他们投身这些计划，付诸具体行动。

- 帮助组员学习如何在关怀、体谅、真诚、彼此尊重的基础上作直接有效的沟通、对质与挑战。

- 帮助组员勇于自表，不再依据别人的期望来生活。

- 帮助组员澄清个人的价值观，并协助他们作出评估，考虑是否要作出修正与改进（Egan, 1975; Corey, 1985）。

❸ 团体目标的功能

既然为团体厘定目标如此重要，究竟它的好处何在呢？对于这个问题，不少学者曾作出讨论，以下总结多项厘定目标的功能：

- 为全组，包括组长和组员提供一个方向（Corey, 1985）；

- 对组长来说，可以发挥有如地图的功能，作为引导组员的根据（Jacobs, Masson, Harvill, 1988）；

- 可以帮助组员将注意力对焦；

- 可以发动组员奋进和努力；

- 可以令组员有更多的坚持，尽力而为；

- 可以引发组员找寻策略，并完成各种策略（Egan, 1976）；

- 为组长提供一把量尺，用以评估团体经验的价值（Dinkmeyer, 1979）。

第三节

组员的个人目标

❶ 科氏列举的个人目标

为了保证和增强团体经验的效能，在团体正式设立之前，组长应安排时间与每位组员进行团体前的会谈。这一步骤不但有助他们在心理上做好准备，在认知上亦十分重要。例如，组员往往在组长帮助下，探索个人参加团体的目标，并将其具体化。很多时候，心理咨询师以为不同的团体已开宗明义列明团体目标，人们应对该目标有所认同，才会报名参加，故此不必再花时间与个别组员厘定任何目标。在我看来，这一看法忽略了目标有层次之分。成长和自我实现，是宏大的终极目标；组长在设计团体时，还要明确过程目标和一般目标。对于个别组员，事实上需要再界定个人的特别目标，而这些个人目标，往往较前述各类型目标细致，其中科里夫妇（Corey & Corey, 1987）所列举的个人特训目标如下：

- 增进自尊；

- 接纳个人面对受限制的现实；

- 减少生活和成长的阻碍；

- 学习如何信任自己和别人；

- 从外在的许多"应该"和"一定要"中释放自己，从而变得更加自由；

- 增强自觉，以至可以增加抉择和采取行动的可能性；

- 学习分辨拥有感受和依循感受行事的差异；

- 将自己从一些不适当的、令自己发展受限的早期决定中释放出来；

- 明白别人同样有挣扎；

- 澄清个人的价值观，并重新评估，看看是否需要修正和决定修正的方法；

- 让自己更能容忍人生中模糊不清的事物，以至可以在事情没有任何保证的环境中作出抉择；

- 发现解决个人问题的方法；

- 增加关心别人的能力；

- 对一些经自己挑选做朋友的人，变得更加开放和诚实；

- 在团体此时此地的情境中，与他人有直接的交往；

- 为别人提供支持与挑战；

- 在关心与爱顾的基础上对质他人；

- 学习将自己所想望的向别人提出请求；

- 对于别人的需要和感受变得敏锐；

- 为他人提供有用的回馈。

☑ 更精细的个人目标

在带领团体的经验中，我发觉以上所列的特别目标虽然已相当具体，却仍然不够精细。同时，我还察觉到组员厘定的个人目标越精细，其进步似乎越大和越快。就以科氏所列的其中几项为例，其中"接纳个人面对受限制的现实"这项，组长可以协助一位学生就自己的问题而定出"接纳我父母收入有限，而且家中还有三个弟妹，故此短期内不能计划到外国读大学"的目标。其中"对一些经自己挑选做朋友的人，变得更加开放和诚实"这项，组长可以协助一位女组员，就自己与男朋友之间的问题，定出"对我的男朋友，我可以更加坦诚地与他分享我日常的感受；同时，亦可以很坦诚地告诉他我对他的看法"的目标。其中"增强自觉，以至可以增加抉择和采取行动的可能性"一项，组长可以协助一位欠缺自信，觉得自己不受欢迎的组员，就自己经常要讨人欢喜的陋习，定出"增强自觉，明白因为自己很自卑，很怕别人不喜欢自己和抗拒自己，所以经常要设法取悦他人，但因此自己很不开心，亦讨厌自己毫无个性，希望自己能够下定决心，并努力在行动上作出改进"的目标。其中"为别人提供支持与挑战"这项，组长可以协助一位不满意丈夫生活萎靡不振，以致对婚姻渐失信心的妻子，定出"我要努力设身处地体验丈夫因事业失败而受到的严重打击，并决定在他身边给予足够的支持和挑战"的目标。其中

"对于别人的需要和感受变得敏锐"一项，组长最好能协助一位男性组员定出"对于独自带着两个女儿在加拿大等待移民签证的妻子的感受和需要，变得敏锐，亦设法具体向她传达"的目标。其中"为他人提供有用的回馈"一项，组长可以协助一位组员定出"朋友常常埋怨无法了解我的看法，故此在日常社交中，我要学习适当地表达，为一些我重视的朋友提供有价值的回馈"的目标。我相信由于以上这些目标都很具体，会有助组员在团体中针对个人的困难和问题作出彻底的探索和处理，这的确很有意义。

不过，大家亦很容易看到，以上的具体目标，有些固然可以在团体心理咨询过程开始之前完全厘定，但其中有一些需经历过一段时间的团体过程，当组员在个人问题上有较清晰的掌握和新领悟后，才能够作出如此细密具体的整理。经此一步骤，组员可以再一次与自己、与团体立约，努力面对和改进自己。为了更加强化效果，根据个人带领团体的经验，除口头立约外，我常常会要求组员用文字立约，促使他们更完全投入团体。

基于团体咨询的目的对团体咨询运作和团体咨询成效的重要影响，组长一方面固然要让组员清楚他们参与团体咨询的特定目标；另一方面，无论透过口头或文字，我亦建议组长要设法清楚各个组员在团体咨询前或团体咨询过程中所持有的个人目标，以期产生积极的成效。

特别性质团体的目标

以上各种目标，都是就一般性的团体来作讨论。至于那些特别性质的团体，目标往往会就该团体不同的性质、重点和组员的经历、背景来制定。亚隆（Yalom, 1985）指出，他为门诊病人所订定的目标野心很大，除了减轻症状之外，还希望能帮助病人改变性格结构，但是对于那些特殊的、有时间限制的团体，他强调治疗师一定要订定一套适合该诊治情况和时限的目标。而且，这些目标要就组员的能力和潜质来度身定做，必须有规限，必须实际。他表示，由于组员往往带着许多失败感，而且士气消沉地参加团体，故此组长应该设法为他们提供成功经验。以下列出一些为特别团体而设的特殊目标。

❶ 戒酒团体

诱导组员界定自己酗酒的问题，清楚自己酗酒的恶习和后果，并且远离酒精和损友，下决心并在行动上改变生活方式；为他们尝试戒除酒瘾和保持清醒所作的努力打气，设法作出支持，使他们从孤立自己、与别人在情感上分离的情况，变得自觉，亦知觉他人的存在，进一步建立适切的人际关系（Natali & Cvitkovic, 1977; Althauser, 1998），发展积极人生。

❷ 罪犯

协助他们尝试下决心终止那些触犯法纪的行为，同时培养他们在团体中学习互动，相互支持，发展积极有效的行为。此外，亦诱导组员为协助团体中其他成员共同达到上述目标而作出努力（Wolfson, 1977）。

❸ 伤残人士

为组员提供有关资料（Rhodes & Dudley, 1971; Manley, 1973; Miller, et al., 1975）；提供情绪上的支持和增进解决问题的能力（Linder, 1970; Redinger, et al., 1971; Rhodes & Dudley, 1971; Wilson, 1971; Hollon, 1972; Irwin & Williams, 1973; Manley, 1973; Orodei & Waite, 1974; Miller, et al., 1975）；协助组员表达因自己伤残而产生的愤怒、悲伤和仇恨；协助组员学习面对因伤残而被削减的隐私权；帮助他们适应因伤残而导致的限制，建立一个支持系统（Corey & Corey, 1987）。同时，亦增进组员对其他组员的了解和敏感度（Wilson, 1971; Hollon, 1972; Orodei & Waite, 1974）。

4 乱伦受害者

协助组员讲述乱伦事件的经过；协助组员发现大家共通的感受，包括愤怒、伤痛、羞耻、自责和罪疚感；处理与犯罪者有关的未完成事项。接纳被性侵犯的事实，组长协助组员表达被性侵犯的感觉和事实；接纳被性侵犯所带来的影响和后果，消减被性侵犯后的孤苦无助，组长努力在团体中提供一个安全、具支持、尊重、同感和体谅的关系，各组员可以坦率倾情地表达情绪。进一步可以发展新的行为，组员之间的亲密关系，如信任、分享和自责等。

5 药物滥用者

协助组员抗衡各种困难的课题，以及学习更有效地应付生活中的压力；为组员提供一个支持的网络；帮助他们学习适当的社交技巧。在远离损友的同时，积极寻求医疗和生活上有关的支持。进一步接受深层的治疗，脱离依赖毒品的人生。

6 行动表达型的孩子（Acting out Children）

所谓"行动表达"，是指儿童以行动来发泄压抑在心中的情绪。在带领这一种团体时，最重要的是，组长要帮助组员接纳自己的感受，并同时帮助他们学习通过建设性的途径来表达和处理问题；协助组员发展交友的技巧，并将种种冲动引导到具建设性的行为上（Corey & Corey, 1987）。

■7 中风病人

透过支持的气氛来减轻病人的焦虑；增进病人的自我接纳；重新建立自尊；减轻社会性的孤立感；此外，亦针对及协助病人处理因中风而出现的抑郁、恐惧、自我中心，以及身体及情绪上对别人的依赖（Singler, 1977）。中风病人需要具体得到家人和社区的支援。这是治疗团体需要协助组员深入探讨，并寻索获取恰当帮助的途径。

第五节

不同学派团体咨询的目标

❶ 心理分析治疗团体（The Psychoanalytic Approach）

应用心理分析进行团体工作的创始者是沃尔夫（Wolf）。不过，在他的团体工作中，他并非以团体作为整体来对焦，而是对焦个别组员与其他个体的互动（Wolf, 1963, 1975, 1983）。心理分析治疗团体发展到现代，治疗过程集中于帮助组员重新创造、分析、讨论和解释过往经历，此外，亦尝试处理组员在无意识层面所产生的自卫和抗拒，以期组员最终化解自己自童年经验所导致的适应失效的生活模式。最终，他们可以根据新产生的领悟作出各种新抉择。简言之，心理分析治疗团体的目标，是协助组员重建他的品格和性格系统，故此这类治疗团体更重视有深度的治疗。

❷ 理性情绪治疗团体（Rational-emotive Group Therapy）

正如个别心理咨询的过程，理性情绪治疗团体的心理咨询师很主动和直接。心理咨询的重点被放在组员对世界的自我理性看法上。其目的是要教导组员学习如何有较理性的行为；同时，学习接纳现实。例如，他会协助组员组织和节制自己的思想，对己对人较宽容和忍耐，并减少对自己和对他人的各种不合理要求，最终期望重建一套较为实际的人生哲学，以至能够有效地控制和适应人生中种种遭遇所带来的困扰。而在此种种改变中，组员亦会逐渐成长。

不过要留意的是，虽然理性情绪个人心理咨询与团体咨询的目标相同，但二者在采用的方法和技巧上却有明显差异。艾利斯（Ellis）在1958年开创了第一个理性情绪治疗团体，从此不断透过团体来进行心理咨询（Ellis, 1971）。早年，艾利斯只采用有限的技巧。但自1974年以来，他在团体咨询中加入一些过去不曾采用的技巧。现在，在理性情绪治疗团体中，心理咨询师会采用非语言的练习、周末马拉松式团体和个人的互动内省等技巧（Ellis, 1974）。

❸ 当事人中心治疗团体（Person-centered Therapy）

当事人中心治疗团体由罗杰斯始创。罗氏对人存有极大的信心，他强调每个人的价值和个人的尊严。在他的理论中，他提出的人性观是绝对积极和乐观的。他相信人是理性的，能够自立、对自己负责，并具有正面的人生取向和迈向整全人生与自我实现的成长动力。同时，他相信人是建设性和社会性的，值得信任，也可以合作。故此，他相信在团体中，组员只要得到心理咨询师起码的帮助和催化，就可以找出自己的方向，明确应采取的行动。至于对团体的要求，由于组长的主要任务是为团体开创一个滋养性和具治疗功能的环境，故此要重视的并不是组长的领导技能，而是他个人的修养与素质。

罗杰斯的当事人中心治疗法并没有明确的目标，在团体工作中这也是其特点。基于自己对团体成员本身已具有的"团体实现意向"，罗氏甚至认为明确目标会为团体带来不良影响（Hansen, 1980）。不过，虽然根据罗氏所言，团体并无明确目标的确可行，但他仍强调团体组长要为团体开创与维持一个充满真诚、尊重和同感的环境，以便组员内在的丰硕潜能得到易化和发挥，使个人的自我形象、基本态度和自主的行为有所改变，迈向成长（Rogers, 1961, 1980）。其实，这就是团体目标。而事实上，在一个成功的当事人中心治疗团体中，当组员获得别人的接纳，个人的价值被其他组员肯定时，团体经验会成为其人生转折点，所以极为宝贵。

❹ 行为治疗团体（Behavior Therapy Group）

由于行为治疗通常被视为一种教育性的活动，故此心理咨询师在团体中亦执行教育的功能。他会教导组员发展一套自管性的方法，好让他们控制自己的人生，有效地处理当前和未来的问题。同时，个人还可以在不借助治疗的情况下，自主和有效地面对生活，在人生中发挥良好的作用（Krumboltz, 1966; Krumboltz & Thoresen, 1969; Mahoney & Thoresen, 1974; Thoresen & Mahoney, 1974; Watson & Tharp, 1981; Williams & Long, 1983）。

上述的目标，是透过一系列认知性和行为性的行动取向技巧来达致。而在这个过程中，心理咨询师会对焦组员当前的情况与经验。由于学习是一种个人性的过程，故此在团体中，组长一定要注意组员的个别特质，对焦亦需在个人，不应一视同仁地以全组人作一个整体来处理。此外，行为治疗学者一向强调，治疗目标不应流于概括与抽象，反之需要足够精细和具体，以便对组员的进度作出评核（Huber & Millman, 1972）。值得一提的是，行为治疗团体可以产生很多特别功能，尤其对那些问题出于个人与其他人的社会性互动关系的组员来说，成效更大。故此心理咨询师往往不采用个别心理咨询方法，而采用团体咨询形式来进行心理咨询。

5 现实治疗团体（Reality Groups Therapy）

现实治疗团体心理咨询师一方面设法减少组员的不负责任和自我毁灭行为，另一方面则协助组员发展积极而正面的"成功身份"（Glasser, 1976a），以让他相信自己有能力付出和接受爱，感到自己有价值，并肯定个人在其他人当中的重要性；同时，亦有能力和他人建立爱顾关系。

格拉瑟（Glasser, 1981）累积了多年经验，发觉人往往根据自己的需要创造个人独特的内在世界，以致真实世界仿佛已不存在，而人们就活在自己营造的假象中。故此，格氏强调现实治疗团体需要帮助人对自己的行为负责任，学习更有效地面对现实世界。心理咨询师首先协助组员澄清和界定生活目标，然后进一步看清楚当中的阻碍，探索达致目标的不同途径，制订计划、投身，并坚持完成计划。基本上，心理咨询师是对焦组员当前的行为（Glasser, 1980），帮助他们正视自己的行为和未曾善用的潜能。由于心理咨询师会发挥如教师和模范的功能，再加上他不断的对质，组员会因此被诱导去面对现实，探讨满足自己需要的方法及创造"成功身份"的途径。在这个过程中，组员有机会经历成功的满足和愉悦，并逐渐肯定自我的存在价值（Glasser, 1976b）。

6 交互分析治疗团体（Transactional Analysis in Groups）

交互分析治疗法的创始人是伯恩（Berne），他在1950年后期到1970年不断为此努力，为交互分析治疗团体奠定了基础。而自他1970年突然逝世之后，透过其后学继续研究和推动，交互分析治疗团体的发展相当迅速。由于交互分析无论在理论和技巧上均特别适用于团体（Hansen, 1980; Corey, 1985），故此无论在美国本土或国际上，这种方法备受关注团体工作的学者重视。

交互分析治疗团体的目的，是要协助组员成为一个统合整全的成人。他们的特征有如弗洛伊德所言充满发展的人，或如马斯洛所指的自我实现的人（林，1992）。交互分析治疗团体为组员提供一种互动和契约式的方法，前者着重组员之间的交互分析动力，而后者则期望组员发出清楚的声明，说明他们所要改变的事项以及达致改变的方法。而这些契约很自然地建立了团体的目标和方法。同时，也成为团体过程的起步点与方向（Dusay & Dusay, 1979; Dusay, 1983）。

对组员来说，交互分析治疗团体是一个让他们更清楚认识自己的地方。他们看清楚自己与他人的互动关系，明白自己所参与的人生把戏（James & Jongeward, 1971）；同时，他们也学习认识自己的三种自我，包括儿童式自我、父母式自我和成人式自我，以及他在三种自我形态中的功能和作用。此外，他们也学习界定个人的人生剧本。最终认识到自己可以作出新的抉择，提出新的人生方向，以一种新的生活方式来取代以往有待完善的方式。

❼ 完形治疗团体（Gestalt Approach to Groups）

完形治疗法的最基本概念就是"完形"（gestalt），那是指任何一个人、一件物件或一件事，都要从整体看；若我们只研究其中一部分，就绝对不可能明白事物的全部和真相。而完形治疗派学者发现，人类最大的问题往往是将自己分割得支离破碎，在这个残破的境况下生活，结果就出现了许多矛盾、冲突和痛苦。故此，完形治疗团体有一个重要的目标，就是要帮助组员重新成为一个整全的个体（Perls, 1971），以至他可以继续发展个人（Latner, 1973）。

在团体中，心理咨询师协助组员从"环境的支持"转变为"自我支持"，目标是不再依赖他人，进一步帮助组员发现和肯定自己的潜质，明白人可以作自我调节，在人生中可以采取主动，以至他能够做更多事，享受更丰盛及全面的生活。就如珀尔斯（Perls）所言，在完形治疗团体中，明确目标就是协助组员成长，迈向成熟。

此外，完形治疗团体也帮助组员有效地面对焦虑，学习接纳焦虑是人生的一部分（Levitsky & Simkin, 1972）。完形治疗派创始人珀尔斯认为，当一个人真正体验人生时，他才是真正活着。而生活与个人的自觉是二而为一的事，故此，珀氏很重视协助促进组员的自觉能力。而且，他相信自觉本身就已经具有治疗的功能。

❽ 阿德勒治疗团体（Adlerian Approach to Groups）

阿德勒学派亦称个别心理学，建基于对人持有的一种整全观念。其创始人阿德勒视人为独一个体，不能分割，而且是社会制度的主干。阿氏亦假设人类社会性本质的重要性，故此他极有兴趣透过团体帮助人。时至今日，阿德勒治疗团体已发展得很壮大，遍及欧美十余国（Manaster & Corsini, 1982）。

阿氏相信，人类是一个自决的个体，他的行为具目标取向。而人所厘定的长远和直接目标，在本质上都是社会性的。无论在意识或无意识中，人们都在透过那些目标以及朝向目标的行动，寻觅人生的定位。同时，阿氏认为人是演员、创造者和艺术家，在面向自己认为有意义的目标努力的同时，会发展出他独特的生活方式（Ansbacher, 1974）。而一个人与自己及与他人的关系良好，就显示他在生活中有良好的适应。更具体地说，一个人的成功和快乐人生跟他的社会性的关系息息相关。

阿氏认为，人的不良适应行为基于自卑感，而这种自卑感会减弱人的自信和自尊，限制他的社会性的兴趣（Dreikurs, 1957）。当人缺乏自信又未能肯定个人的价值和能力时，他就不能改进自己，不能成长。故此，在团体中，阿德勒治疗学派主要是协助组员处理个人的自卑感，重建自尊。同时，阿氏相信社会性的兴趣是人类精神健康最重要的一环。他视情绪失常为"人生的失败"，并指出无论是神经官能性患者、精神病者、罪犯、酗酒者、问题儿童、自杀者、堕落者和娼妓，都是因为欠缺社会性的兴趣而成为失败者（Adler, 1956）。故此，心理咨询师在团体中亦致力协助组员发展社会性的兴趣，同时帮助他们获得归属感，使他们逐渐迈向美好的人生。

第六节

是否每次聚会都需要一个目标?

❶ 按情况而定

对于这个问题,答案可以是是,亦可以是否。

倘若从整个团体的过程来看,既然前述的每个团体都要订定目标,那么每次聚会就算没有一个为该次聚会订定的目标,也仍需朝向团体的总目标进行。至于每次是否要订立独特目标,就要视团体的性质和组长的领导风格和习惯而定。例如,一位民主的组长往往不喜欢在总目标之下再定每次聚会的目标。一方面他不愿意由自己随意判定,另一方面,纵然可以交给组员共同厘定,但往往会花上不少时间,很不值得。对喜欢有结构的组长来说,他很可能会设法为每次聚会定出具体目标。但对于一些不重结构、任由团体自由发展和定向的组长,他们根本不相信订立具体目标的效用,亦认为没有这个必要。

我担任组长时，虽然不会在这类团体中为每次聚会定出目标，但是会根据上一次聚会，或以前的聚会过程所作的评估，决定是否有特别制定目标之必要。例如在一个团体中，在第四次聚会完结后，就我个人的评核，我发觉在该聚会结束前半小时，组员不约而同表达了对团体能否保密的顾虑，彼此的不信任似乎较前几次更为强烈。于是在第五次聚会开始时，我就从个人对此现象的关注说起，邀请大家分别表达个人的感受和看法。结果好几位组员主动表达个人认为团体中似乎不太重视保密，因此要求我让大家作出讨论、改进和保证。身为团体带领人，我当然没有反对。结果是令人振奋的。在大家彼此尊重和坦诚的互动中，在几乎没有负面言辞的情况下，二十分钟后，大家对团体保密已再获得共识，承诺会谨守保密这一重要的规则，对我来说，实在高兴看见团体中大家的信任和尊重。我不认为需要为每次聚会定下目标，但在有需要时，却要就团体的情况和组员的需要作出灵活安排。而这一次有机会让大家彼此之间坦承互动和讨论，令团体重拾信心，实在令人安慰。

❷ 个别例子

以下是一些团体在某次聚会的特定目标。

例一：

在新界东区某个为来自单亲家庭学生而设的支持团体中，由于心理咨询师知道其中过半组员不大愿意参加，他们只不过碍于班主任的坚持，才勉为其难出席，故此心理咨询师决定花上第一次聚会的全部时间，让学生表达自己参加团体的感受。他设计了一张简单的问卷，用五道选择题来协助诱导学生表达意见。结果同学们在相当自由的气氛中自由发挥与互动后，团体在不知不觉间已经启动。

例二：

一位婚姻心理咨询师在婚前心理咨询团体中，发觉组员不约而同地对与性有关的问题有所避忌，往往点到即止。由于他相信组员的行为会减低团体的效能，故此在第四和第五次聚会中，具体要求每对未婚夫妇都要就性这个课题表达自己的看法与感受，然后大家进行自由讨论。

例三：

在一个互动进行内省团体的第三次聚会结束后，其中一位组员玛利特别约见心理咨询师。玛利很内向和怯懦，她在团体的三次聚会中，除了简单介绍自己之外，就从未发言。她向心理咨询师表达自己曾一再努力，但事与愿违。她一方面表示自己全然投入团体，但另一方面，由于担心别人因她的沉默已经产生不满，故此感到很大压力，内心惶恐，倾向自动退出团体。心理咨询师观察发现，玛利虽然罕有发言，但参与率却相当高，故此他坦诚向玛利说出自己的看法，在一番讨论后，还鼓励玛利继续参与团体。而他亦在征得玛利的同意后，于第四次聚会中，将玛利的忧虑转告众组员，并邀请他们逐一向玛利回馈，随即作出必要的处理，目的是协助玛利安心留在团体中，按着她个人的步伐改变与成长。最后的结果是正向的，玛利终于克服了个人的限制，顺利完成团体整个过程。

例四：

一位社工发现不少成绩差的同学往往在自我形象上出现问题，于是为八个同学开设了一个团体，促进他们的自我认识。可是，经过两次聚会后，他发觉同学们都偏向叙述自己的缺点和不足之处，然后大家表现得同病相怜，团体的气氛很消极。于是，他在第二次聚会结束之前，将这重点提出来讨论，结果其中一位同学居然提出建议：要求同学们各自准备一张清单，列出个人的长处和所有记忆中的成功经验，以便下一次与组员分享。

例五：

在一个由中途宿舍为康复者开设、为期十次的团体中，心理咨询师发觉康复者不但担心社区抗拒他们，其中大部分人甚至担心家人不愿意接纳他们。于是在第九次聚会中，心理咨询师设法诱导组员自觉这项他们一直逃避的课题，并共同决定以此作为最后两次聚会的讨论目标，目的是协助各人正视这个沉重的问题，同时亦具体讨论，看看有关方面能否提供必需的援助。

例六：

成长团体已进入第七个小时，心理咨询师发觉组员的互动仍然很表面化。团体看起来很融洽，纵然有对质亦极之温和，但实际上缺乏信任和真诚的关系，以致极少出现直接坦诚的沟通。于是在休息过后，团体再继续进行之前，心理咨询师表达自己的观察和感受，亦尝试引导组员清楚自己客气和礼貌地说话背后的心态，目的是要诱导组员作有意义的互动，强化团体的凝聚力，促进团体的发展。

例七：

社工李先生与学校商议后，特别为七位在书包被搜出色情书刊的中二、中三的男同学开设了一个团体咨询。在第一至第五次聚会中，李先生恰当地诱导各位同学探讨与分享与性有关的课题，团体发展得相当顺利。于是李先生决定在第六次聚会中，集中讨论如何面对社区中此类书刊泛滥的情况，同时亦要求同学进行分组讨论并提出有效的方案。

例八：

基于负责的成长团体只有十四个小时，为了协助组员对自己有较深入的探讨，心理咨询师设计了一个简单作业，在第一次聚会中协助各人尝试界定自己生命中的重要人物，并作初步分享。

从以上例子中，可以看见心理咨询师为每次聚会订定目标是基于不同的因素。在决定目标的过程中，有些是自己预先厘定，有些则是与组员共同议决。至于方法，有直接提出，有透过感受的表达间接说明；此外，亦有透过作业和辅助活动来达致较理想的成效。

第七节
个人成长——一个具体的团体目标

1 正向的改变＝成长

自我实现是一个普遍被接纳的心理咨询终极目标。但有些人却指出，自我实现这个名称似乎过于书卷气，故此建议采用一些较常见的字眼。而其中较受认同的，就是"成长"这个词。可是，又有人对这个词表示保留态度，认为"成长"这个词语太过抽象，不容易掌握。不过，我却有不同的看法。事实上，"成长"这个观念并不难掌握。最简单容易理解的阐释是，成长是在方向正确的情况下，一个人产生的改变，如图：

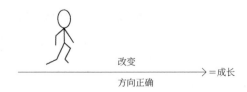

❷ 在团体中成长

许多人在参加团体时，都表示对自己有许多不满。例如，讨厌自己不敢自我表达；不满意自己生活单调；责怪自己不努力发展事业，生活浑浑噩噩，没有方向；时常渴望快乐自在，却长年累月抑郁不安；期望自己懂得创造生活，却惊觉自己事事墨守成规，死板且了无生趣；虽立意要爱妻子，却动不动就大发雷霆，令对方伤心难过；决心做好妈妈，却经常讨厌儿女带来的负累；很羡慕同学自由自在，自己却每天诚惶诚恐地在努力保持完美的成绩……这些人在团体前的会谈中，都表示渴望改变。而事实上，透过团体咨询可以协助组员作出不同程度的改变。当组长本身受过严谨的训练，亦拥有良好的个人修养，在正常情况下，经过组长带领与辅助，组员改变的方向应该是正确的。换言之，他们在团体中能经历到成长。

在团体中，组员各人经历的成长固然有相同之处，例如达致个人的开放坦诚、在生活中对人产生信任、对人和蔼亲切、与他人建立亲密的关系，并懂得设身处地为人设想、容易产生同感等，这些往往是团体成员可以经历和学习到的（Cohen & Smith, 1976）。此外，有些人参与整段团体过程之后，学会了宽恕自己，因而亦会宽恕他人，个人心情变得轻松，亦开始投入生活（Hulme, 1978）。其实，当一个生活沉闷的人，开始懂得享受生活的乐趣；当一个讨厌自己的人，开始接纳和爱自己；一个萎靡不振的人，努力重新创造新生活；一个怯于表达感受的人，开始慢慢懂得表达郁结于心底的愤怒和恨意；一个自虐的人，决定不再惩罚自己，在生活中也变得谨慎而且珍惜自己……以上种种都是组员成长的表现。

❸ 具体的例子

正如上文所说，成长并不是一个抽象的观念，不但组长可以察觉，就算是组员本身，通常也可以具体感受和发现。以下是一些具体的例子，可以作为印证。

例一，当事人是一位大学女学生，以下是她参加自我认识团体的经验分享：

当组员一再表达他们觉得我在团体不投入，与我有一段距离的时候，我内心实在很痛苦，因为在现实生活中，人们也有同样的感觉。其实我自己一直都想改善，想和别人有深交，因为我的确很孤单、很寂寞。每逢看到别人有知己，相处如鱼得水时，我很痛苦，同时也讨厌自己。

我要谢谢组长对我的容忍，以及对我所作的诱导。由于我知道她并无责怪的意思，故此我鼓起勇气开始学习表达自己。说实在话，我当时很害怕。但奇怪的是，当团体中每个人都专注在我身上时，我居然不害羞了：当有人问我怕什么时，我竟然可以很坦白地告诉他们我是害怕讲错话。一直以来，我完全没有察觉原来童年时父亲严厉的管教至今仍然影响着我。我只知道自己虽然对事物会有反应，但总是有太多顾虑，除了害怕自己太快回应而冒犯了别人，也害怕自己误解对方的意思。于是，我往往努力收集别人的看法，希望其中可以印证自己的观点。但由于这种种行动，结果通常再没有机会作出回应和表达。虽然我会因此感到很不畅快，但又自我安慰，美其名为慎言和谨慎小心。不过在团体中，我发觉这是我自圆其说的处理方法，其实我是怕犯错，是严重缺乏安全感。

在家中，祖母虽然七十多岁了，但在我印象中，她是无上权威者。我的父亲是出了名的凶，但在祖母跟前，他就会变得很温驯，唯唯诺诺的，想来有点儿滑稽。经过团体各人的帮忙，我如今很清楚为什么我家中的气氛经常都是冷冰冰的，就算全家人一起在客厅中，都只是各自看电视和看报纸，从来极少交谈。至于吃饭时，更加静得出奇，因为"吃饭时不准说话"是我家的传统。讲到传统，我相信父亲自小灌输的"长幼有序"是源自祖母的教导，他们对祖母很尊敬，凡事听命，自然就会对我和两个哥哥有同样的要求。然而，这种教养子女的方式，对我来说，不但压抑了我童年期的"儿童自我状态"，甚至在我成长的过程中，我的沉默、退缩、内向和怕事，令我没有朋友，不受人欢迎，我觉得都与父亲的管教有关。

父亲的确很凶，尤其当事情不如意时，他会暴跳如雷，虽然他不会打孩子，但责备的话则相当严重。我印象最深刻的一次发生在六年级那年，由于同学都希望班中每个人都参加毕业旅行，故此纵使他们平时的活动通常不理会我，但当时居然有三位同学邀请我，实在令我感到受宠若惊。加上离别在即，我实在很想去。可是当我向父亲提出时，他如往常一般拒绝了我，还说旅行是无聊的玩意儿，且又白白浪费金钱。按平时的习惯，我会马上回头离开，但那次可能是我太渴望与同学一起话别，故此简单地将班主任告诉我们毕业旅行的意义重复一次，然后还说我有一些储蓄，不必再拿钱。没料到父亲一听之下，立刻猛力一拍桌子，大喝一声："住嘴！"然后大骂我目无尊长；居然敢回嘴。我缩作一团地被他教训和责骂了一顿，最后幸得母亲来解围。她亦再提醒我要尊敬父亲，要听话，凡事小心谨慎……这次很开心在团体中可以逐步将各种事情联在一起分析，让我不但看到父亲对我的影响，也可以清楚母亲在这方面所扮演的角色。故此，虽然我很感谢母亲对我和哥哥们爱护有加，但她软弱怕事，令她常常很着意保护自己，亦令她对我们有很多不健康的教导。当我在团体中，讲到母亲这一部分时，不禁痛苦落泪，感到很伤心，因为我想到自己原来一直以她作生活蓝本，仿效之下，自己也变得毫无个性。写到这一点，我觉察到自己不但对父亲昔日的管教感到很愤怒，同时，对母亲也有很强烈的恼怒，很讨厌她。不过，我同时又觉得她很可怜，又怪自己很不孝顺、很差劲、很没教养，居然这样批评她，真是很矛盾。我希望下次团体中自己有勇气提出来请大家帮我处理。

值得一提的是，经过十多次团体接触，以及对自己的问题作了认真分析处理之后，我近日发觉自己已有不少进步。例如，虽然我仍然很慎言，但在我努力之下，我已多次在与同事或家人相处时主动发言。我不但发表意见，而且还可以表达一下感受。当我发觉自己已经减少许多顾忌，可以较为直接，很自然地将所想到的说出来的时候，我实在感到很舒服。我希望自己可以继续努力改进。

例二，一位中年男士在参加会心团体后所写的团体经验：

我很庆幸自己有机会参加这个团体，这次团体经验非常珍贵，团体经历为我在人生路上写下重要的一页。认真来说，它成为我人生的转折点。

团体开始不久，我已经察觉到自己很不习惯其他人所作的分享。当组员在作深层个人探讨时，我曾经有两三次无缘无故地问一些毫不相关的问题，结果就将话题扯开了。虽然我不知道自己为什么会问那些问题，但是很清楚当组员的自我探讨中止，他们回归平静时，我立刻感到如释重负，不再有压力了。此外，团体第二次聚会开始不久，当美娟又迫使天皓讲内心的感受，导致他忽然间泪如泉涌时，我实在很反感。我觉得美娟很残忍，觉得她并不是在帮助天皓，而是一心想知道人家的秘密。不过，一方面我讨厌她，但另一方面又察觉到自己很怕她。

人生有时实在很滑稽，我讨厌美娟，但又发觉她很注意我，弄得我很紧张。不过，在团体的过程中，我又发觉她的注意是善意的，是在关心我；总之我被她弄得很混乱，很矛盾。但心中却一直希望她千万不要强迫我。同时还作好了准备，倘若她挑战我，我就会跟她翻脸。

我害怕的事情终于发生了。记得在第四次聚会中，在我扯开阿祖的话题后，美娟马上向我询问：“为什么你总是要救人？”一听之下，我很生气，相信我的脖子一定红透了，脸色一定亦很难看。正要开腔时，没想到组长会说：“其实应该问的是，到底你是在救人，抑或在救自己？”我一时还不明白组长所指，但在其后她协助我所作的探讨中，我开始逐渐明白她问得绝对合理，亦帮助我明白问题所在。

在我的生命里，我的确一直以“拯救者”的姿态出现。在团体中我固然救过天皓，也救过少贞和阿祖。而在日常生活中，当面对自己的父母和弟弟妹妹、妻子和儿女，甚至我的工作对象时，我都是以“拯救者"的角色和他们相处。很多人都会将我界定为他们的爸爸或哥哥，在团体中我觉察到自己有一种付出、帮助和拯救人的需要。而我在这个过程中，亦可以感到自己很重要。长久以来，甚至同辈朋友亦称呼我为"袁大哥"，虽然有时我会觉得担子很重，做众人的大哥责任很大，但每次想到这一点，总会说服自己不要逃避，要对那些软弱和需要帮忙的人施予援手。感谢组员帮我看到自己由于一直缺乏父母的爱和照顾，成长中受了许多苦，故此现在就无意识地去做很多人的父亲或哥哥。令我遗憾的是，原来我很情绪化地去扮演父亲或哥哥，往往形成对他人的一种纵容，令他们不但逃避问题，同时还养成对别人的依赖，自己永远不能独立，永远长不大。

我很同意组员们所说，若一个人有问题，逃避并不会令问题得到解决，反之时间长了，问题更会恶化，要处理就更加困难。他们的话令我产生很多感触。因为我其实很害怕接触内心真正的我，自从八年前我最爱的女朋友离开我之后，我就从来不敢面对内心那份难以言喻的失落与伤痛。组长问得很尖锐，我看来是在救阿祖，但其实我是在救自己。我很害怕美娟那一类组员会强迫我面对内心的痛楚，我很怕自己受不了，故此唯有逃避。美娟的确很精明，她指出就是因为我要逃避，故此从事发至今都未曾因此而伤心哭泣过。虽然我在团体中仍然如一贯的做法，尝试去否定她的说法，不过，我要承认自己实在高兴当时大家没有放过我。至今我有时仍难以相信自己可以如山洪暴发似的大哭，因为我实在好久好久没有哭过，似乎已忘记原来痛哭是如此畅快的事。

说起来有点好笑，我的逃避原来很彻底，八年来我从来没有提过从前那位女朋友的名字。谢谢组长提醒我要具体一点作出清理，要求我很仔细地将她描述出来，将她加诸我的伤害一一道出。还记得当我在众人面前第一次说出丹妮的名字时，我情绪激动得很厉害，马上又泣不成声。不过，组员们的支持令我可以继续下去，因为我同意他们的提醒，我与丹妮之间那逝去的爱情已令我损耗了许多宝贵的时间与精力，令我不相信别人，同时也对自己失去了信心，除非我欣赏自己多年来那种没有灵魂式的消沉生活，否则我就要作点努力。有一点我不明白的是，我长久以来将伤痛埋藏在心底，因为我怕痛。但在我大哭一场之后的叙述过程中，那种难受并不如想象中恶劣。虽然我仍然清楚记得她骂我不是男人，她骂我一无是处，唯一令她与我交往的是我的大学学位……但我并不太激动，浮现我眼前的反而是她那种粗鄙浅薄的形象。我实在不明白为什么我以前只记得她那美丽的脸孔和动人的身材及彼此相处时的欢愉笑语。在骤然之间，那些令我恋慕的东西似乎都荡然无存，代之涌现的是她在我们分手阶段的恶毒和绝情。

由于前事的关系，我与太太一直很少沟通，如今清醒过来，对此感到很深的歉疚。其实早年倘若我有能力处理自己的性欲，我绝对不会结婚。而太太亦在争吵时说过，我的心中完全没有她。她说得很对，当丹妮仍然在我心底时，我似乎已没有多余的爱来爱她。不过，我答应组员们会努力作出补救。我很爱我的儿女，故此我相信我们的关系可以从这一点开始，盼望逐渐能有改进。

团体亦帮助我了解到自己为什么要扮演拯救者，原来这一点与我要隐藏自己的创伤亦有关系。我是众人的袁大哥，一向只会帮助人、教导人，是一个长者的角色。故此我与人相处，只有我去关心人，别人不会想到要关心我，亦因此减少了我要接触自己内心的机会。的确，我与人的关系表面很亲密，但其实存在很远的距离，因为我不能让他们接触真正的我，故此他们很难了解我。希望在我的"秘密"清除之后，我可以较为安心和他人有真正的接触，可以有机会享受真挚的友情，或更具体地说，享受那一种我经常渴望的，相互关爱的情谊。

此外，我明白我花了太多精力活在过往的回忆里，因此失去享受现在生活的能力。我决定要将精力和时间放在"此时此刻"，我要像自己对团体的承诺般活在今天。值得自豪的是，我已将计划付诸实行，过去两星期以来，我和太太已经开始有较好的沟通，虽然我看得出她对我的转变很不习惯，但她的笑容却告诉我，她喜欢我这种转变。

例三，一位女社工在参加一个专业人员团体后的自我评估：

今天晚上，我在团体中第一次将自己的不满表达出来。我原先以为别人一定会因此对我反感，或者最少也会破坏我一直以来与他们之间的融洽关系。真想不到大家不但没有怪我，反而给我许多的肯定与支持。我在团体倾诉的不满和委屈，主要是针对志强前两次对我的一些看法。虽然我在面对各人时，并没有指名道姓，但他很敏锐，立刻听出我真实的对象是他。故此，他在我说话完结后，马上就向我致歉。不过，他亦同时建议我日后不妨说得更直接一点，并尝试在第一时间表达，不要郁结心中，这应该会更有效。其他人听完我们的对话后，也纷纷给我支持：有人说很欣赏我可以坦诚地将心中的负面感受表达出来；有人说他看到我在表达时很惶恐，但他实在欣赏我的勇气及那很真实的倾诉；亦有人告诉我，当我将内心的感受表达出来后，她骤然觉得我与大家的距离缩短了，有种很亲近的感觉。我很感谢大家给我打气，那种经验实在宝贵。

近几年来，由于担任社工的工作中要接触许多人，在好几次经历中，我发觉自己很害怕被别人对质，而同时也发觉自己极少去对质别人，以致常常影响自己的工作成效，亦同时影响自己的工作情绪。当别人对质我的时候，我立刻有种被威胁的感觉，而且还会觉得对方是在挑剔和为难我，结果我的反应充满了自卫性。纵然有时我在理性上接受别人的意见，但感受上仍然十分不安，这一点看来与我的自卑感太强有关。故此，每次面对别人的对质，结果都会因我的自卫和抗拒而弄得很僵，甚至不欢而散。故此我不但在工作上出现难处，甚至一般人际关系亦不很好。谢谢组员小菁告诉我一个被忽略的要点，那就是我实在太过敏，有时别人根本不是对质，只是表达个人不同的意见，而我居然亦会视作对质，马上筑起防卫。对自己这种情况实在感到很尴尬，亦很难过，真的对自己很失望。

的确，我的自信心很低，很怕被人伤害。虽然我在发表意见时看起来很自信，但是很怕任何形式的讨论。因为当别人不同意我的观点时，我马上会很紧张和很不安，因为我感到被对方排斥，觉得对方在否定我。团体各人的回馈对我很有帮助。如今我明白当别人向我表达不同的意见时，一般来说不但不是为了否定我，甚至亦无意否定我的看法，他们只是带出不同角度、不同观点立场的看法，是针对事，并非针对人，更并非要针对我和令我下不了台。在团体中，我深深领悟到坦诚沟通的重要性。前述的理由本来很简单，问题是我长久以来只是自己作各种忖量，又不肯表达和询问，于是弄得自己很焦虑，亦很难和他人相处。想起过去多次有类似的事件发生，因我没静听和接纳别人的解释，反而责怪对方自卫性太强，不可理喻，现在回想起来觉得自己很差劲，实在感到惭愧。不过，令我告慰的是，我几次参加团体，不知何故，同样都不大敢表达自己，但在今天晚上的团体中，我觉得大家都很亲切，很接纳我，故此我可以较为自然地讲出自己内心的感受。我最高兴可以向小菁解释，在上一次团体时，其实是由于自己自卫心太强，极力想保护自己，故一口咬定是她在自卫，回想起来实在觉得惭愧，希望她原谅我。唉！想不到妈妈所说的死不认错的我，居然可以当众向人道歉，真正是生命中的一次突破。

例四，在某支持团体近尾声时，一位女文员的自我分享：

经过六个月的支持团体后，我很欣赏自己的改变。我已经不再随便交男朋友，加上情绪较为稳定，上班时的工作表现亦有改进，朋友和家人都很为我高兴。

当我发觉自己是因为缺乏自信心而经常渴望被男性爱恋时，实在很震惊，因为我一直只以为自己是经不起单身的孤寂才需要有人做伴，想不到自己竟然是要透过这种关系来证实自己可爱。说真的，正如我在团体中所言，回想起来，虽然每一次感情的失落都令我痛苦万分，但每次我可以向朋友介绍身边的男伴时，的确内心有份自豪，想想自己实在可怜又可笑。要不是去年失恋加上堕胎的打击和悲痛太大，可能我也不会接受心理咨询师的建议加入支持团体。

团体的确很有用，我虽然讨厌自己常常哭，但正如其他组员所言，哭泣过后人觉得舒服些，也似乎较有气力面对生活。说来也奇怪，每次我哭的时候，虽然想到许多人，其中有些是我很讨厌憎恨的，但在团体过程中，我发觉自己最讨厌的原来是自己！不过，透过许多许多次的自我探讨，我逐渐开始认识自己也有好的一面，也慢慢可以喜欢自己了。

心理咨询师说，我们在团体中的进步应该可以延展到团体以外。她说得很对，因为我发觉自己由于学习了喜欢自己和尊重自己，我已经不愿意轻易跟异性来往了。最具体的就如我和波士的一段似是而非的感情，过去我很享受他偶然的约会，但不知怎的，近两个月来我一再拒绝他，因为当我想到我和他之间只可以在他与他妻子以外拥有次等的所谓爱情时，我不想作践自己。当然，我有时仍然怀疑自己是否可以等到一份好的、完全的爱，对此我很没信心。但正如团体朋友所说，不要想得太远，如今我可以节制自己的感情，这说明我的自信正在增加。组长说当我很自信地说话时，人也变得可爱些，虽然我仍然不明白个中道理，但我却相信她不会骗我。

我很庆幸自己参加了这个支持团体，也珍惜当中每个人给予我的支持和友谊。

例五，一位三十多岁的工程师对团体咨询经验的分享：

我庆幸自己最终能够全情投入这个团体。老实说，当初我报名参加，只是觉得好奇，反正那三天也空闲，姑且就去看看到底会心团体是怎么一回事。况且基本上我相信有机会接触不同的人，谈天说地，总可以扩阔自己的视野。

三天的团体咨询对我来说，时间长得不可思议。开始时我唯一的顾虑是如何挨过那长长的二十多小时，但想不到三天的时间居然一下子就过去了。而且，在结束时大家都意犹未尽，感到依依不舍。至于我自己，那三天实在是一个全新的经历，我相信对我日后处理生活将有很大的影响。

记得曾经看过一本书，谈到全面而统合的人生，作者曾经提到有不少人只拥有理性的一面，而感性的一部分却至死仍如未开发的处女地，故此不但人生的深广程度受到限制，甚至还变得残缺不全。当时我觉得作者说话很夸张和很不合理。我亦曾作自省，虽然记忆中曾经有人告诉我最好不要太理性，但我想到自己既然可以拍拖结婚，按道理不会是个没有感情的人。不过，在团体中我终于明白自己在这方面原来真的有点问题，当团体中的朋友一而再、再而三地指出我很冷冰冰和很没人情味时，我马上记起妻子的埋怨，以至我要问自己："我真的对感受反应如此迟钝吗？"当我将这个疑问提出而各人都说这是事实时，我有点不相信自己的耳朵。不过，由于我很有决心改变，透过在团体中的自我反省和学习，我开始有了进步。

现在，虽然我仍然不能够很自然和很快地将我的忧虑、喜乐、痛苦、赞叹、钦佩和恐惧等情感无拘无束地表达出来，但我发觉对于别人的分享谈话，我不再是只有纯理性的分析，所以我的批评和论断减少了。相反地，我可以逐渐感到别人的处境，他们往往不是不明白道理，只不过由于他们被感情方面的因素所牵制，故此是知而不能行，甚至会出现明知故犯的行为。虽然遇到这种过去我称为荒谬和没头脑的事时，我仍会对当事人产生一种不满，不过我已经可以逐渐学习处理自己的情绪。我很多谢组长能看出我的努力和矛盾，并注意到我开始懂得关心别的组员。同时，她说我在表达时已开始有感性的一面，令她觉得与我有较全面的接触。组长的反应促使我将前述那本书的主题带出来和她讨论，结果令我有机会对整全统合的人生作出一个初步的探讨。

团体咨询已经结束，令我遗憾的是我未有足够时间来面对自己、开放自己、了解自己而达致更大的成长。不过，我实在很同意组长所说，成长不单是"有病"和"有问题"的人要努力的功课，也是一般人要面对的问题。我一向认为自己很健康，事业和家庭都稳定，但原来我这个"健康"的人也需要成长，也需要找出生活中的盲点，从而有突破性的成长。

例六，一位十六岁的中四学生参加团体咨询后的总结：

其实我最不喜欢自己哭，甚至可以说我很讨厌自己在解决不了困难时就马上流泪。可惜，在团体中我居然哭了两次。唉！读到中四，十六岁的男子汉还经常哭，难怪组员们说奇怪了。不过，谢谢Mr.Wong很耐心地帮我分析和认识自己，明白那是孩子的行为，我既然要学习长大，真的应该努力改变自己。

我为什么遇到困难就哭呢？如今我知道原因了。我在家中排行第五，有三个哥哥和一个姐姐。爸妈都要工作，只有在一起吃晚饭时，我们才偶然有机会和妈妈谈一两句话，因为洗完碗后，妈妈通常会去邻舍家中打麻将。而爸爸因为工作忙，又要兼职，通常在我们睡觉后才回家，故此往往一星期只见他一次。我最小，回想起来常常觉得自己很少得到爸妈的爱护。哥哥们也只会因我年纪小而欺负我，只有二姐有时还会对我好些。可能我发觉当我大哭大叫时，不但二姐会更加照顾我甚至迁就我，就算三个哥哥似乎也会怕我三分。故此在童年时代，我的花名就叫"喊包"！上中学后，我还是动不动就哭，直到发觉同学们开始取笑我，我才开始觉得那是个问题。不过，可能已养成习惯，而且当我不哭时，我发觉自己要正面应付许多东西，但我实在没有能力，当感到很害怕时，就又哭了。

尤其是和我同班三年多的勇敬和巧然，他们两人甚至说很讨厌我几年来在班中动不动就掉眼泪，行为常常好像一个孩子。这令我想起过去一年来二姐多次叹息，说我怎么好像永远都长不大似的。其实，在二姐和我详谈过一次之后，我已经发觉自己的意念和想法很多时候仍然停留在孩子的阶段，但我不明白为什么会有这种情况。在此要再感谢 Mr.Wong 和各位团体中的同学，他们给我许多时间来分析自己，在他们的协助下，我开始明白原来自己是害怕长大，故此虽然理性上自己不想随便哭，尤其在学校，在同学之间更加想自己做大人，但由于心中有许多忧虑，在遇到困难时又习惯性地哭了。Mr.Wong 告诉我这很可能是我无意识的行为，因为我哭的时候，别人自然就不会再要求我做大人，亦不会逼迫我负担责任了。

同学亦告诉我，其实我的学习能力相当强，单看几年来我都有中上的成绩就可见我并不如自己想象中差劲。谢谢他们提醒我。我鼓励自己要大胆一些，不要用哭泣来逃避困难，而要像巧然所说的，要用行动来证明自己。

昨天，我将自己的决定告诉了二姐，她听到之后很开心，同时还告诉我她在过去一个多月发觉我改变了很多，不但没有哭，也似乎不像从前那样野蛮和不讲道理。我听了之后实在很惭愧，其实我很爱二姐，从前我不是不知道自己的问题，只是由于我知道她疼爱我，所以就用那些像孩子一样不讲道理的行为来达到我的要求。不过，我现在已经决定改变，正如我对团体的承诺，我要让二姐知道，她的小弟弟已经长大成人，不用她再操心烦恼了。

例七，一位商人在团体被人挑战之后的感受和所作的决定：

在平时，倘若我告诉别人自己忙碌紧凑的生活，别人都会钦佩我。想不到，在成长团体中我居然受到第一次挑战。不过，我很开心大家帮助我看到自己的盲点，亦开始明白母亲的教导。看来自己对信仰错误的阐释是重要的原因。自己无限制地帮助人和做许许多多的事，目的不外是在过程中证明自己的重要性和价值。很感激组长引领我认清楚那是我在成长中痛苦挣扎的一个方法，今天的我其实在各方面已有成就，应该尝试作出自我肯定，而不需要再依靠那些外在的事物来证明自己。

记得在结婚一周年纪念时，我问妻子对我的看法。她当时已告诉我她不明白为什么我总是不懂得拒绝别人的要求，结果整天忙得要死，甚至还忽略了家庭生活。听了她坦诚的倾诉，我曾努力改善，但无法坚持。虽不断地立定志愿，却一再失败，自己亦感到很沮丧。故此，实在要感谢组长，她的引导加上其他组员的帮助，令我重新肯定自己。想到人有时的确很傻，包括我自己，原来常常是自己在追赶自己，苦不堪言却又不肯停下来，同时亦忘了自己到底在追逐些什么。我很开心，如今知道可以不用再如往昔般不分昼夜地追赶，因为我过去的努力已有了成果，如今需要的是善用已有的，在已有的基础上好好继续发展，提升自己生命的素质。

当组员拥抱我，祝贺我可以向从前的生活方式说再见时，我想不到自己会激动得泪流满面，过去那些贫苦颠沛的日子、亲戚的白眼、新移民生活适应过程中种种痛苦的经历都浮现眼前。不过，我清楚知道，今天的我与早年已截然不同。在详细思考后，我有以下几项决定，我希望借此更具体地帮助自己改进，同时促进家庭幸福：

1. 学习适当地拒绝别人的要求，要先考虑自己的能力、时间和需要。

2. 考虑辞掉一些自己没有兴趣的义工职务，集中精力做其中三两样自己最感兴趣的工作。

3. 设法另购一间居所，因为一家四口同住九十平方米的地方实在太过挤迫，女儿已十三岁，希望可以给她一个房间。

4. 增加家用，提高生活质量。同时，安排出和妻子儿女游乐运动的时间。

5. 每月最少一次和妻子单独出外约会，平时亦加强沟通。

6. 重拾画笔，希望再发展成为工余的爱好。

以上六点我已与妻子商量过，在下周的团体中，我还会征求大家的意见，因为我希望自己不但有妻子的协助，还可以得到团体各人的监察与提醒，这些都有助我执行以上各项决定。

例八，一位男教师与大家分享的团体咨询经验：

当组长对大家说成长团体已接近尾声，总共只剩下三小时的时候，我内心立刻出现许多复杂的情绪。一方面我似乎很高兴团体的时间已无多，倘若别人继续发言，很可能我就不必作个人分享；但另一方面，我又恼怒自己一心为了面对和处理自己的信心不足而请假参加团体，结果却一再逃避面对自己，白白放弃难得的机会……正在自己情绪混乱的当儿，冷不防团体中的志明对我提了一个问题："康山，三天的团体就快完了，虽然你一直很投入，但是你很少发言，我发觉我对其他组员很熟悉，对你嘛，就觉得有较大的距离，甚至感到很陌生。其实我很想更多认识你，你愿意讲一讲你在团体中的感受吗？"

面对志明的问题，我感到很尴尬。而另外两位组员还即时附和志明，其中一个很直接地问我为何很少发言，组长可能看到我的为难，立刻很温和地问我是否愿意和大家作点分享，由于整个团体的气氛一直相当好，在大家的期望与邀请下，我鼓起勇气作了平生第一次很个人化、很坦诚的分享。

如今写这篇团体经验，我想花点时间在以上的课题上，再作一些深入的探讨，希望借此机会再集中反省这方面的我。

首先我要承认三天以来我不敢主动发言，是我欠缺自信，不敢自表的具体表现。其实，两年以来我的女朋友常常因为我太过介意别人对我的看法而感到不安。她说我不能让自己做错事，样样事情都万分谨慎，看似很稳重，其实是怕表现了自己的弱点。她说跟我在一起经常会觉得紧张，因为我对自己要求高，自然亦对她有很高的要求。而且，由于我很少表达自己的感受和看法，她很难知道我对事物的反应。此外，她亦批评我不敢自表，所以常常吃亏，甚至说我很易退缩，亦因此多次想与我中断关系，因为她担心我是否可以做个好丈夫。

其实，我很讨厌自己的怯懦和欠缺自信。由于我经常很留心别人对我的评价，故此要花很多精力来伪装和掩饰自己。当自己事事容让，不敢自表，最终权利被剥削和被不公平对待时，就只会更生自己的气，更加不喜欢自己。

我欠缺自信、不敢自表的毛病，经过痛苦的反省，亦经过团体组员和组长协助我整理后，发觉原来由很多不同的因素造成。其中之一，就是基于我童年时寄人篱下的经历。由于母亲带我与姐姐从广州南来后要替人打住家工，所以她就将我和姐姐分别寄养在两位远房亲戚家中。虽然亲戚没有打骂虐待我，但他们家境亦不太好，况且整屋子都是大人，我除了上学之外，就只懂得躲在房间内做功课。当他们有需要帮忙时，我就得放下功课帮忙做家务，并分担亲戚士多送汽水啤酒的工作。每星期三放学后我才有机会见见妈妈，而她除了带我们吃东西外，就总是千叮万嘱叫我和姐姐在别人家中一切要顺从，不要自作主张，不要随便说话和顶撞大人。想不到当年母亲说的话，至今仍然影响着我。有一段时期，我还为自己处世做人很谨慎而感到自豪，如今我才了解到我并非谨慎，而是不敢表达和表现自己，怕得罪人，怕别人不喜欢我。

其次，我不敢自表是害怕与别人产生冲突，可能我一向怕产生事端，怕事情出错之后会引起很多麻烦，亦要花很多时间和精力去补救。在这点上，我相信我当日寄居其所的姨母是影响我最多的人。她目不识丁，很烦人，虽然人不算很坏，却是十足的长舌妇，整天喋喋不休。虽然我已学会将就人，但在寄居的头一年，有一次可能因为年纪轻，实在受不了她的啰唆时，我曾经尝试表达一点自己的意见，岂知因此就冒犯了她，吵完一顿后，姨丈下班回家又拿出此事来指责我目无尊长。结果一个小小的冲突，令我受责备并在困扰中痛苦了足足一个月。想来是那次的经历吓怕了我，自此之后我就更加沉默，更加没有个人的意见。长大后我的容让令我被人称赞为"好好先生"。多年来我还引以为荣，以为自己的人际关系很好。但经过团体组长的对质后，我发觉自己实在为此付出了太大的代价。当日有一位组员，说我几乎付上了整个"自我"，却还懵然不觉，这实在是当头棒喝。相信在团体中的觉醒会激励我日后努力学习找回真正的自己，加上女朋友从旁鼓励和支持，我肯定自己会继续进步。而且，我不想失去我深爱的女朋友，这一点亦大大推动我要改进自己。说实话，童年与姨母的冲突令我大大缺乏安全感，这是可以理解的，但如今我已是成年人，若仍然被当日的阴影牵制，实在很不值得哩！

讲到冲突，我又回想起每当团体中有对质场面时，我内心实在感到很惊慌。虽然理性上我清楚知道那对质不是指向我，但我依然消除不了心头的恐惧。不过，在团体多次的对质和我所说的"冲突"中，我看到经过组员们坦诚的对话后事情可以得到澄清，生命亦有种种突破。各人说的话虽然很直接，但因为言之成理，加上各人实在表达了彼此间的信任和关怀，结果事情每每得到解决。大家的关系不但没有被破坏，反而变得更加亲密。那几次激烈的"冲突"场面和导致的结果，令我对"冲突"有了新的领悟，有助我日后学习表达自己。相信我不会有意无意地将自己"冲突的感受"抽离，而代之以"理性的分析"，以图逃避那些具火药味的经历。

在思索自表能力和个人成长的关系时，我越来越觉得自信和自表的重要性。我发觉虽然别人往往说我很诚实，但当我不敢自表时，我就不能表里一致，其实就已有欠诚实了。况且，当我不能表里一致时，我内心很不畅快，亦难怪女朋友说我经常很不快乐了。组长提醒我，若我不敢表达自己，不敢争取自己的权益，是对自己不公平，丧失了很多权益，放弃了属于自己的机会。他说的实在很真实，我会谨记着对团体的承诺，尝试对自己公平及争取自己可以享受的机会和权益。

例九，组员在参加不同的团体，经历团体咨询过程之后，有以下简短的分享：

组员A：

在团体中，我发觉我常常不开心的原因是我对团体的期望太高，很不实际，故此差不多每一件事都会为自己带来许多失望，结果就责怪自己。在团体中，同学们帮我看清楚这点：一旦我所定的目标和本身的条件，或者与当时的情况不吻合时，我就会产生沮丧、自卑、不满现实和失望的情绪。故此，我决定以后要努力学习脚踏实地，学习订定一些切合实际的目标。不过，我知道要做到这一点，首先就要像王老师所说的，要对自己有清楚的认识，当清楚自己的能力，亦肯接纳自己能力有局限时，我们就不会对自己有过分的要求了……

组员 B：

开始时我很害怕，甚至责怪丁老师，怪她为什么要我参加这个团体。但现在我却要谢谢丁老师，因为她实在了解我，明白我的许多问题和烦恼都是因为自卑，故此才坚持要我参加心理咨询组举办的"自我的追寻"团体。我很开心，因为在团体中我对自己的认识加深了，也初步了解到改进自我形象的方法。

心理咨询组的方老师很好，在她带领下，我们七个同学相处得很好，大家都很坦白，都很愿意帮助别人，如今我们都已经成为好朋友。虽然团体已结束，但我们每隔两个星期都约好在中午一起吃饭，大家谈谈心，方老师说我们仍需要多些互相支持。

方老师和团体中的同学协助我明白自己自卑的原因，是我太过重视自己的外表。我很开心自己可以像其他组员一样讲出心事，我真的很不满意自己的体形，我觉得自己实在太瘦、太矮了，而且今年我已经十四岁半，却完全没有身材，这令我感到很羞耻。不过，当我可以坦白地说出我的困扰后，我好像舒服了些，而且我发觉原来人人都有自己的问题，比较之下，我觉得如果我仍然为自己的问题而困扰，实在有点幼稚。每当我想到小美和阿 Paul 的父母婚变，小美的妈妈还带着她再结婚的悲惨事件时，我真的觉得她很坚强。我希望自己也可以坚强一些，也记着方老师的话，要接纳自己。况且正如方老师所说，我只有十四岁半，还有许多时间长高哩。

组员C：

在四天半的成长营当中，令我印象最深刻的是那一节"从个人感受中追寻自我"。心理咨询师的带领很流畅，开始的时候她给我一张小卡片，上面写着："不要轻看、压抑你的感受。内在的感受是一种讯号，它告诉你'此刻的你'到底在哪里。固然，对自己感受敏锐的人会比那些感情麻木的人看来有较多痛苦，但他因此亦有较多机会经历更多的喜乐和兴奋。生活因此变得充实而丰盛。倘若你要活得更透彻，你必须重新与你的内心感受保持接触；你应该常常勇敢地问自己：我的快乐、兴奋、满足、痛苦、不满、孤单、自咎等感受的背后，到底蕴藏了什么？"透过组员对卡片上文字的回应，我们开始了一个充满意义的自我探讨过程，这个过程给我许多生活上的提示，协助我剖析现在的自己，以至我对自己的认识更加深入和全面。

多年以来，我已养成了经常自省的习惯，不过可能方法不太正确，成效不是很好，在这次团体结束之后，我会在自己的内省中加入一项心理咨询师的建议，那就是问自己："在过去一周内，我经常受哪类情绪影响？是什么事情或人物令我产生这种特殊的感受？"结果，我发觉效果很好，对自己很有帮助。我相信这个追寻自我的新方向会协助我成长。

组员D：

参加成长团体，对我最大的帮助是我明白了自己常常在交朋友过程中受伤的主要原因。从前我总是怪别人冷漠无情，如今才知道原来自己对友谊的观念是错误的。组长和各位组员帮我看到自己交友时有太高的期望，导致自己失望、伤痛。在团体作回顾时，我才发觉自己每次结识朋友，都希望最终大家可以成为倾心吐意的知己，当对方的反应不像自己般强烈时，我就会感到被否定，认为对方是瞧不起自己。

在团体中，透过大家的交流，我开始明白原来友谊亦有层次之分，在我们认识的人当中，许多是泛泛之交的初相识者，在他们当中，有一部分与自己有些共同兴趣并且有交往机会的，就会发展成普通朋友；而其中的小部分，由于自己可以和他们分享感受、意见和理想，就逐渐变成要好的朋友。至于知己，数目就更加少，因为要能彼此无所不谈，事事为对方着想，大家忧戚与共，实在不容易。人生难得一知己，看来我首先要学习接纳不同层次的朋友，同时亦努力从他们当中找出知己。虽然我知道这份功课不简单，但相信如果我适当调节自己对别人的期望，就一定能避免许多不必要的痛苦。

组员 E：

如果将现在的我与参加团体之前的我作比较，我的确是长大了许多。最重要的是，我变得较积极和主动，对自己也开始建立了一点信心，因为我发觉原来自己也有一些优点，其中包括在美术方面的天分。上个星期学校举行班际壁报比赛，我主动加入了设计小组，和五位同学忙了整整一个周末，结果我们获得了全校的亚军，虽然那不是我个人的功劳，但我实在开心，整晚都睡不着觉哩。其实，最开心的是今天下午在团体中大家给我鼓励，想不到大家会鼓掌恭贺我，令我很尴尬。我特别要谢谢严姑娘，她再一次让我看到自己确实是在进步中，她说得很对，得亚军固然是件高兴的事，但最重要是我有勇气，在没有人邀请的情况下加入团体。

三个月的团体已经完结，不过，我肯定不会忘记曾经在团体中作出的承诺，我会更加努力，学习过积极而主动的生活。

组员F：

我很欣赏自己这几个月来的改变。不但在每周的团体中我和其他组员的沟通直接了许多，甚至在工作中，我的挂虑也减少了。当下属行为不当或失职时，我不会再痛苦地忍耐，我会尽快找个适当的时间和他们诚恳交谈，对质他们，一般情况下效果都很好。至于在感受方面，我相信其中有些人一定会很不高兴，甚至会因此而到处攻击我，说我坏话，但似乎我在这方面已变得潇洒许多。虽然心里总有点担忧，但由于我在团体中种种的新领悟和新决定，我仍然会坚持新的处事方法。而事实上，当我做了我认为应该做的事，说了我应该说的话，甚至在教训下属时，我觉得自己是尽了主管的责任时，心里实在舒服得多。

值得一提的是，昨天丈夫问我怎么最近似乎心情很轻松，于是我告诉他种种新的处事和人事管理方法。想不到他居然会重提旧事。的确，三年前他就已经警告我，我期望自己"人见人爱"，其实很不实际，尤其我身为主管，这想法最终会害苦自己。当时理性上我并不反对他的说法，只是由于大家正在争吵，他督责的语气令我很不服气，结果亦否定了他的看法。很开心在团体中大家很关心我，气氛亦很亲切和温暖，故此在大家指出我的毛病时，我也能够平静地聆听和接受。我希望团体经验会帮助我改善我与丈夫之间的沟通，既然我们的关系不错，只要懂得找适当的时间、地点和运用适当的语气，相信一定会有更好的效果。

第四章

团体动力

——具治疗与促进成长功能的因素

团体咨询有什么价值？对于这个重要的问题，不少人以为心理咨询师采用团体而不采用个人心理咨询，只是为了节省人力和时间，这是个错误的观念，虽然这无疑是团体咨询的优点之一。长久以来，由于心理咨询的需求日益增加，心理咨询师都视团体咨询为一个方便划算的心理咨询方法（Super, 1949; Pepinsky, 1953; Failor, 1954; Froehlich, 1954; Dyer & Vriend, 1980; Jacobs, Harvill, Masson, 1988）。例如，无论在学校、医院、青少年服务中心、家庭服务中心、男女童院和惩教所等机构，香港的心理咨询师和社工的工作量都十分惊人。倘若只用一对一的方式，很多需要接受心理咨询的人，就完全没有机会享受心理咨询服务。故此，运用团体来进行心理咨询，往往是必须的。若工作人员能周详地设计，团体咨询的确是有效率且经济的途径。

不过，我必须强调，上述的原因并不足以令心理咨询师舍个人心理咨询而采用团体咨询。反之，我们必须肯定，团体咨询事实上很独特，对帮助人们改变和成长有很大的效能。而且，其中部分的效能，是个别心理咨询无法达致的。换句话说，当人们参加团体，他们所得到的帮助，是在个人心理咨询过程中所不能获得的。我在心理咨询工作中，就曾多次安排当事人在接受个人心理咨询之后，再参加一些团体。原因是我相信他们可以在团体经验中，补充一些在个人心理咨询中未能有效地处理的范畴。根据我的当事人提供的评估，他们认为无论个别或团体咨询都有助益，不过两者是相当不同的学习历程，学习内容和效能亦有差异。

什么令参加团体的人得到帮助呢？许多学者曾经就这个问题提出基于研究和经验的意见。不过，我留意到不同学者的论著中，他们往往忽略了心理咨询之所以能够产生治疗功能的一些基本条件。我认为无论个人心理咨询或团体咨询，关键仍是一个安全而温暖的关系。这个关系的建立，以至在这个关系中能发生助人的过程，其中最主要是几个具治疗功能的条件。这些条件并不是技巧，而是心理咨询师的态度。故此，我在本章中会分两部分来讨论：首先，我会讨论能够令心理咨询产生成效的三项基本条件，包括同感、尊重和真诚，我相信这是所有心理咨询的基础。其次，在这个基础上，我会就团体的特殊情况，再详细讨论灌注希望、一般性、现实验证、利他主义、情绪抒泄、基本家庭群体的重点改正、知识的传授、仿效行为和发展社交技巧九项。

第一节

心理咨询的基本条件

❶ 三项条件

论到能够促进心理咨询产生效果的基本条件，我曾将不同年代学者的假设进行比较，结果发现纵然在字眼上有所出入，但真诚、尊重和同感这三项，明显地重复出现。换句话说，不同学者虽然对心理咨询持相异的理论，但其中却有共通的重点（林，1992）。事实上，以上列出的三项超越了学派和当事人类型，是学届公认的心理咨询基本条件。大家相信，若要心理咨询产生治疗性的功能，这些都是必须的条件（Truax & Mitchell, 1971）。对于这一点，罗杰斯（Rogers, 1959, 1980）与众学者的看法有显著的分别，他强调在心理咨询过程中，以上三项条件不但必须具备，而且足以令心理咨询产生成效，促使当事人改变和成长。他指出除非当事人有机会置身一个真诚、有正确的同感和完全无条件的接纳、具治疗功能的关系中，否则当事人就难以改变和发展自己。

罗氏以上的假设，多年来在心理咨询专业中备受重视。事实上，罗氏强调这三个条件的重要性，同时将个人的当事人中心理论建基在这三个条件之上，正是他对心理咨询的最大贡献。在罗氏的跟随者中，特鲁瓦克斯（Truax, 1971）和卡可夫（Carkhuff, 1971）对心理咨询关系所作的研究最多，其中值得重视的包括以下几项：

- 特鲁瓦克斯发现在三个基本条件中，真诚最早出现，是良好关系的基础。同时，在心理咨询关系中，最少要同时出现两项基本条件，否则难以期望当事人有改变。

- 对于罗杰斯视三个基本条件为心理咨询师的特性和态度的说法，卡可夫有所修改，他指出那些基本条件实在具有技巧的成分。

- 特鲁瓦克斯和米切尔（Mitchell）透过研究，指出心理咨询关系亦可导致相反效果。那就是说，当事人虽然身处一个具有基本条件的心理咨询过程中，但倘若心理咨询师本身的专业与人格修养有问题，也会令当事人退步，甚至蒙受伤害。故此，他们强调心理咨询专业人员务必作出专业上的责任承担，谨慎忠心地从事这个严肃的专业。因为他们很同意卡可夫的看法，认为若辅导员不能帮助当事人，反过来就会伤害他们（Carkhuff, 1966）。

- 卡可夫的研究显示，在决定心理咨询关系的取向上，虽然心理咨询师的影响最大，但不可忽略当事人亦具相当影响力。故此，他建议心理咨询师要小心，在过程中留心自己是有否受制于一些善于玩弄和摆布别人的当事人，同时更要留意心理咨询过程的取向是否具有建设性。

多年来，罗氏的信念经常是学者讨论与争议的重点。在进行评核的学者当中，帕洛夫、瓦斯科和沃尔夫（Parloff, Waskow & Wolfe, 1978）看来是最负面的几个人。在审阅有关研究之后，他们一方面指出在心理治疗过程中，无论哪一个学派，治疗师与病人之间的积极关系是一个必须具备的前提。而另一方面，却质疑当真诚、同感和尊重等增强时，是否更加能够对病人产生帮助。他们在结束评论时，强调不支持罗杰斯的看法。不过，在审阅几乎相同的研究之后，其他学者却有不同的结论。他们指出，研究结果显示治疗师与病人之间的积极关系和病人的进步，两者之关系远较治疗师所运用的治疗技巧和所产生的效能之间的关系更大。若从当事人的认知角度来评估治疗师的情况，研究结果大致上一致，同感和尊重的确能令病人取得有助益的治疗经验（Gurman, 1977; Orlinsky & Howard, 1978）。在1978年，学者对过去二十年来有关研究所作的结论是，在治疗结果与易化关系之间，只显示适度的关系，至于罗杰斯的假设并未有足够的支持（Lambert, DeJulio & Stein, 1978）。此外，不少学者在评核后作出的结论虽然不是绝对，却或多或少同意真诚、尊重、同感与心理咨询成效的积极关系（Gomes-Schwartz, Hadley & Strupp, 1978; Krumboltz, Becker-Haven & Burnett, 1979）。

在重新评阅所有研究后，帕特森（Patterson, 1985）用强烈的字眼来表示，他支持真诚、尊重和同感三个心理咨询师的变量。他认为这三个条件，纵使不足以令心理咨询产生成效，却是必须具备的。而且，已有足够证据支持，根本没有争论的余地。而科里（Corey, 1985）亦强调，无论团体咨询师的理论基础是什么，该三项条件是基本上需要的。他欣赏罗杰斯的当事人中心学派所重视的心理咨询师态度，以及组长和组员之间的关系，认为这远较组长运用的技巧重要。他还强调，在培训工作中，他发觉学员往往只重视学习技巧，使他更觉罗氏理论之可贵。故此，他建议组长应思考以下一些与其个人和态度有关的问题：

- 我是否真挚地对人有兴趣？

- 作为组长，可以对我个人的需要带来什么满足？

- 在团体中，我能否真诚开放，抑或我是隐藏在我的"组长"角色背后？

- 我有能力接纳别人吗？抑或我很想去指导他们的生活？

- 我愿意花时间了解别人吗？抑或我会强迫他们跟从我的议程？

- 我能够为团体提供一个适当的模范，期望组员仿效吗？

- 我到底是一个怎样的模范？（Corey, 1985, p. 267）

不过，我们要留意，是否接纳那几项基本条件，牵涉到心理咨询范畴中最基本的人性观问题。故此，我建议大家千万不要舍本逐末，应该首先检视个人在人性观这个重要课题上的信念。我在培训工作中，就清楚地看到这两个问题的紧密关系。当一位准心理咨询师持有如罗杰斯所拥护的绝对正面和乐观的人性观时，他自然可以做到无条件的尊重。但那些对人性信任较低的人，往往是努力也做不到的。至于那些持有相当负面和消极人性观的学员，基本上很难拥有以上三个条件，亦因此不易成为一位成功的心理咨询师。

此外，卡可夫和他的同行透过系统性的研究，在各项基本条件上还有一个独特的发现。他们指出，心理咨询师在心理咨询过程中，纵使能够提供各项基本条件，但倘若其程度太低，会阻碍当事人成长。他们在研究中设计的一个量表显示，心理咨询师最低限度要能提供达到第三层次的基本条件，这样才能在心理咨询过程中开创一个良好的环境，让当事人改变和成长（Carkhuff & Berenson, 1967; Carkhuff, 1971）。基于卡氏在助人关系各基本条件方面的研究与著述，无论在个人心理咨询或团体咨询的范畴他都有深远的影响（Hansen, 1980）。

谈到团体咨询的成效，罗杰斯仍然强调同样的基本条件（Rogers, 1970, 1980）。同时，他特别指出组长对团体和个别组员信任的重要性。所谓信任，是指组长相信团体和组员都会有能力发展其潜能。罗氏相信，团体移动的状态应该要不断地发展出一个对组员接纳和信任的气氛，以至组员可以不必作出自卫，不必隐藏自己，反之可以自由自在地表达自己，继而进一步发展新的行为。至于身为组长的当事人中心心理咨询师，最重要的工作就是在团体中当一个促进者（Bozarth, 1981）。罗杰斯亦清楚指出，组长在团体中最基本的任务是营造良好的气氛（Rogers, 1970）。

论到心理咨询中具治疗功能的条件，不少人都批评行为治疗学派。他们认为行为治疗学派的学者是很机械化地进行操纵，亦流于非人化。其实，这是对行为治疗学派的误解。固然，行为治疗学派的心理咨询师不像当事人中心学派般，十分强调心理咨询师和当事人的关系，但这并不等于心理咨询师是冷酷和机械化的。反之，行为治疗学派的心理咨询师在助人历程中也是温柔亲切的（Goldfried & Davison,

1978）。而罗斯（Rose, 1980）更指出，行为治疗学派心理咨询师的主要任务，就是在团体中建立信任的关系。其实，沃尔普（Wolpe, 1958, 1969）老早就已经提出反驳，强调心理咨询师和当事人之间的关系是治疗过程中的基本部分。不过，科里（Corey, 1985）则认为，虽然行为治疗学派的心理咨询师不至于冷酷和机械地操作，但他们往往不承认治疗关系的关键性。大部分行为治疗学派的学者相信，温暖、同感和真诚等因素，是心理咨询过程中必须具备的条件，但并非足以令人改变的条件。他们深信心理咨询师要有能力在团体中确立信任和关心的关系，以至他们可以在团体中有效地运用各种技巧。

总结来说，无论心理咨询师采纳哪个学派的学说，都要有能力在团体中建立一个良好的人际关系，使当事人可以在团体中透过这个具治疗功能的关系来表达自己，继而改变和迈向成长。

就我个人在香港多年从事心理咨询工作的实践而言，我的确相信任何技巧都属次要，最重要的是能够在团体中开创、确立与维持一个安全和温暖的环境。在这个环境中，我与组员之间、组员与组员之间，大家能够彼此接纳、尊重和真诚地相处，能够彼此富有同感地了解，又能作出简洁具体的表达，其本身就已经可以产生治疗的功能。而组员亦因此得到帮助，能够深入而具体地探讨个人问题，达到新的领悟，建立正确的态度和观念，然后进一步促成行为，甚至性格上的改进。

② 同感（Empathy）

心理咨询师在帮助人的过程中成功与否，与他了解当事人的深度有关（Carkhuff & Berenson, 1967）。故此，在心理咨询过程中，同感是一个具治疗功能的重要因素。许多人误会同感只是一般的了解（understanding），但事实上两者很不同。了解是我们对一些事物主观的认识，我们是站在该事物之外，运用个人的主观参照标准（frame of reference）来看事物。至于同感，则是我们乐意放下个人的参照标准，尝试设身处地从当事人的参照标准来看事物，以至我们能从对方的处境来体察他们的想法，了解他们如何看自己，看周围的世界，及因此而产生的独特感受。

特鲁瓦克斯（Truax）和卡可夫（Carkhuff）则指出，同感是心理治疗过程中最主要的部分。他们强调，同感能帮助心理咨询师在心理咨询过程中正确地了解病人的感受，以及那些感受所包含的意义；同时还可以将他的这些体认向病人有效地传达，因此能够促进和强化病人体认自己的经验。而无论是问题还是感受，都可以达致更深入的自觉和认识（Truax & Carkhuff, 1967）。我从事心理咨询师培训的经验让我发现不少人以为当心理咨询师能够从当事人的观点和立场了解对方时，就等于达到了同感，故此我在教学中经常强调帮助学员达到同感了解（empathic understanding）的四部曲：

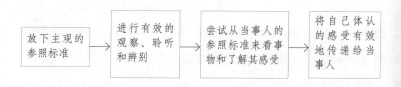

对心理咨询师来说，敏锐而正确地观察和思辨能力是关键条件，因为当我们要达到同感，就是要有能力在观察聆听的过程中，推断当事人的感受、信念和态度（Delaney & Eisenberg, 1977）。心理咨询师

在进行心理咨询时，必须明白当事人纵然愿意来到心理咨询师面前寻求帮助，但无论主观或客观上，仍然有许多因素令他们不能畅所欲言，或言有不尽之处。例如，就文化因素而言，中国人对于家庭的变故，例如父母离异、父母再婚、父母婚外情等，在某程度上仍然会感到羞耻、憎厌和愤怒，但在表达的时候，又因为父母是涉及人伦中应该尊重的人，故此当事人往往会出现强烈的焦虑。尤其在团体中要面对群众时，当事人经常会受到影响，令他们很难清楚表达个人的负面感受，这种情况在心理咨询中屡见不鲜。故此，我们一定要有能力辨识当事人语言和非语言行为背后所隐藏的讯息，然后归纳出其所包含的意义和感受（Barrett-Lennard, 1962）。最后，我们还要清楚有效地将这些意义和感受传达给当事人（Berg & Landreth, 1980）。这个过程有如为当事人提供一面镜子，让他清晰地看到自己的真像，使他能对自己作出实际透彻的探讨，产生更大的自觉。

　　不少人批评心理咨询只重视感受，这实在是一种谬误。心理咨询不但重视感受，还重视人的整体性。就以同感来说，它包括了智性和情感两部分。如前所述，这个过程包括心理咨询师有能力去体会当事人的感受，以及可以敏锐地和正确地了解这些感受所代表的意义（Blocher, 1966）。当我们有效地将这些感受和意义传达给对方时，对方会感到心理咨询师很明白他，从而产生一种温暖、被接纳及舒畅的满足感。这种感受会诱发他继续表白。不过，说到通过观察当事人的言行态度总结出其含义和感受，心理咨询师则要留心自己的专业和个人修养。例如，自己是否对组员有诚挚的兴趣，是否乐意投入组员喜怒哀乐的经历中，是否有开明开放的态度（Corey,

Corey & Callanan, 1988）？此外，年龄差异、生活背景、身份地位、文化传统、社会习俗、伦理道德和法律条文等，是否成了自己衡量事物的尺度和框框，使自己被困了，亦以此来批评事物，不容任何人有所超越？再者，自己是否很主观，缺乏弹性且严肃死板？不少心理咨询师由于过分重视是非及好坏的判断，结果无法投入当事人的内心世界。我们必须肯定，同感的了解不等于完全认同及同意当事人的行为和他的一些看法。例如，当少年彼得觉得老师故意侮辱他而表示愤怒和厌恶时，我会作出同感的回应："因为你觉得李老师当众故意羞辱责骂你，所以感到很恼怒，亦很憎恨他。"我所作出的回应，并不是说我同意李老师事实上故意羞辱了彼得，这只不过是彼得主观的体认，当我设法从他的参照标准来了解他时，我明白那是他的主观感受和看法。不过，我们在回应时，用字遣词都要十分小心，例如在上述例子中，我是以"因为你觉得……"而并不是"事实上李老师……"，原因是避免误导。况且，在心理咨询的后期，我会在适当的时机和彼得作出详细探讨，到底李老师是故意作出该行动，抑或彼得主观上给出了歪曲的解释。

许多人以为，一个人在危难痛苦中最需要的是同情，可惜这并不是事实。他们最需要的，是旁人同感的了解。因为，人在遭遇伤痛打击时，自我形象往往骤然降低，会变得过分敏感，害怕人轻视他。倘若心理咨询师在团体中当众对他表示同情怜悯，不但不会有效果，反而很可能令他产生不安与反感。事实上，同感不等于同情，若将两者作出比较，会发觉同感出现时，心理咨询师与当事人的地位是平等的，并无高低之分；同时，彼此不一定有所认同。至于同情，则大家是处于高低、尊卑之分的地位，故此在团体咨询中，心理咨询师千万要留意两者的分别。

最后要一提的是，同感是心理咨询师对组员表示支持的途径（Corey, 1985）。针对部分心理咨询师以为同感纯粹是一种反应的误解，学者指出其限制，同时亦主张"附加的范畴"（Carkhuff, 1969）和"高度正确的同感"（Egan, 1982）。他们建议心理咨询师要更进一步透过分享，因应心理咨询当时当地的处境所产生的个人反应，表达因此而出现的关注，心理咨询师可以更加投入地与组员一起，建立具治疗性的关系。他们因此亦强调，心理咨询师的个人分享是较高层面的同感，可以诱发组员作出更深入的自我探讨。在团体中，若要建立一个彼此接纳和信任的环境，以及令团体成功，同感是必需的因素（Corey, 1985）。另外，组长要有能力为组员提供同感，进而成为组员的模范，使彼此沟通时有同感的体谅和关爱。

3 尊重

在阐释尊重之前，我们要谈谈在团体咨询中心理咨询师对组员必须先有接纳的态度，因为若心理咨询师不接纳其组员，他绝对不能尊重对方。我相信接纳是尊重的先决条件，是尊重的基础。不过，许多人知道接纳当事人的重要性，却出于种种原因不易实行。事实上，在个人的心理咨询经验中，我曾一再亲身经历这种困难。例如，多年前在某个团体中，一位男组员面容憔悴，很沉重和痛苦地向大家倾诉，由于年前他对妻子不忠，妻子屡劝无效，最后携同年幼子女返回台湾。他很希望妻子回心转意回港，可惜过了四个月，妻子依然坚持离婚。他在港台两边奔波，在港家不成家，实在十分痛苦。老实说，虽然他说得声泪俱下，但由于他对妻子不忠是明知故犯的行为，令我不但难以产生同感，同时亦难以接纳他。

面对组员一些令我们反感和讨厌的行为，我们该怎么办呢？对我来说，关键是要分清楚当事人和他的行为基本上是两回事。在心理咨询过程中，倘若我以"他是一个怎么样的人"来看我的当事人，我的重点就会落在他的言行上。而正如前述的例子，不少当事人的言行是我们不能接纳的。幸而，我学习以"他是谁"这个角度来看他，以至我不会因他的行为而否定他。而因为他是一个人，故此无论他的行为如何，我仍然视他为一个有价值而独特存在的个体。我虽然不接纳他的言行，却仍然会因为他是一个人而接纳他。故此，当日在团体中面对那位行为令我厌恶的男组员，当我第一时间将焦点转移到"他是谁"的时候，我开始接纳他，而且还有能力欣赏他对团体的坦诚，以及他希望在团体中有所改变的决心。在心理咨询经验中，我实际体验到心理咨询师可以拥有一套自己的价值观，而且心理咨询师可以在不必放弃自己价值观的情况下，维持一种不审判的态度（Biestek, 1953; Schofield, 1967）。

对于接纳与尊重的关系，学者指出，心理咨询师接纳当事人时，要让对方感受到自己对他的尊重，视他为一个有价值的人，纵使他有不同的意见，却依然受到尊重（Delaney & Eisenberg, 1977）。刘易斯则认为，接纳是指心理咨询师企图让当事人知道，自己重视当事人是一个人，好让对方尽量表达自己（Lewis & Streitfeld, 1970）。罗杰斯（Rogers, 1957）曾将"无条件的尊重"视为使当事人成长，并使当事人的性格产生建设性改变的一个关键条件。他解释"无条件的接纳"并不取决于当事人的行为，因为当心理咨询师接纳一个人时，那是一种整体的接纳，不但包括他的长处，甚至连短处亦要包括在内。泰勒则认为，接纳主要包含了以下两项：一是心理咨询师要承认每一个体在任何一方面都是不同的；二是他要认识到每个人的人生过程都是一个很复杂的奋斗、思想和感受模式。同时，他亦强调接纳是尊重的先决条件（Tyler, 1969）。事实上，接纳的功能十分强大，心理咨询师透过接纳组员，表达对他们的尊重。组长透过接纳，在团体中为组员营造一个安全的环境，让他们可以自由而安心地探讨内心世界（Pietrofesa, 1981）。我实在盼望心理咨询师在带领团体时，无论面对怎么样的组员，都要努力接纳他。我们不可能要求他先改变，先变得完美，先变得符合我们心意，方才接纳他。经验告诉我，心理咨询师的接纳会令组员学会彼此接纳，当组员在团体过程中经历这种接纳时，会产生积极改变的动力。

的确，尊重当事人是心理咨询师要走出的第一步，也是十分重要的一步（Egan, 1982）。至于表达尊重，卡可夫认为温暖的态度是表达尊重的条件之一。罗杰斯亦同意心理咨询师要对当事人有温暖的表现，还要欣赏和关心对方。他建议心理咨询师可以透过反省以下各个问题，审查自己对当事人是否有尊重的态度：

- 我可以接纳这个人吗？

- 我可以向他传达我的态度吗？

- 我是否有条件地接纳我的当事人？

• 我是否只接纳他感受的某些部分，却同时明或暗地否定他其他的部分呢？

对于团体咨询，罗氏更强调，除了接纳个别团体成员外，我们还要整体上接纳团体，而且信任团体自然且自由的运作（Rogers, 1970）。此外，基于他的经验，他还指出倘若自己的尊重和接纳是有条件的，那么在他所不能完全接纳的事情上，当事人就无法作出改变，无法成长。表达尊重主要是透过心理咨询师对组员的关注和聆听及适当的回应，其中包括对身体的关注和对心理的关注，组长还需设法向组员有效地传递那份同感的了解。当组员感到被心理咨询师了解了，他便会感到被尊重了，因而产生一种满足的感觉。所谓关注，主要指我们要全神贯注，集中精神留意组员的一言一行（Ivey, et al., 1968; Brammer, 1973; Carkhuff, 1973）。固然，在团体咨询过程中，由于团体动力的复杂性，心理咨询师的专注肯定十分重要。况且，我们表现得心无旁骛，还可以向组员表达我们对他们的尊重，实在是一举两得。此外，我们还要诚实地分享，有开放的态度，而且脸部的表情、语调和用词等都要恰当。

在心理咨询的过程中，尊重的确是一个具治疗效能的重要条件。因为若当事人感受到心理咨询师深挚的尊重，他便会感觉到自己的重要性和价值（Carkhuff, 1969）。他亦因此会重新对自己产生信心，努力克服自己的失败和不足（Gazda, 1989）。科里更指出，心理咨询师在团体中除了可以协助组员学习自我尊重外，他的模范也可以作为组员相处的参考（Corey, 1985）。他解释，不少寻求心理咨询的人都缺乏自我尊重，亦因此不能肯定个人的能力，但当他们看到心理咨询师尊重他们时，他们很可能因此会尊重自己潜藏的能力。

4 真诚

在团体经历中，许多组员最珍惜、亦是使他们对别人重拾信心的，往往是组员之间那份真挚与坦诚。有些组员在参加团体之前，基于种种伤痛与打击，在不安全感笼罩下产生许多自卫的行为，筑起很高很厚的围墙来孤立自己，拒人于千里之外。不过，令人告慰的是，团体中其他组员对他们真情流露的关爱及基于尊重和信任的坦诚，往往可以帮助他们逐渐除下面具，勇敢地学习以真我与他人相处，亦同时学习面对真正的自我。在带领团体的过程中，每次看到这些人有进展，无论速度快或慢，我都感到十分欣慰。当我看到他们慢慢拆毁自筑的围墙、可以释放自己时，我会为他们重新获得自由而暗暗喝彩。

由于组员们极之重视真诚，我越发明白高度都市化的生活实在带给人许多祸害。人与人之间欠缺信任，不但是成年人世界存在的问题，甚至在青少年当中亦十分严重。一个本地研究显示，约四成中学生相信"最好的朋友可能是自己的敌人"。难怪在为中学生设立的团体中，学生一方面因所经历的疏离感而难过，期望有好朋友和知心人；但另一方面强调要表现冷漠和虚假，目的是要保护自己。结果，在团体中他们不敢开放自己，更不敢表里如一。事实上，人们倘若时常要伪装，不敢表露真正的自我，他们已经不再拥有健康的人生（Maslow, 1962），甚至是一种严重的病态（Jourard, 1971）。的确，虚伪是一种极不健康的生活方式，会带给人许多方面的伤害。故此，心理咨询师在团体中要努力开创和维持一个真诚沟通的环境。幸而，各类研究及个人在香港带领团体的经验都证实，在心理咨询过程中若当事人切实感到心理咨询师及其他组员的真诚、尊重与同感，他们会因为感到安全而产生改变。

对于真诚这个课题，罗杰斯早已提出他的假设，认为心理咨询师在心理咨询关系中必须协调一致，并要有统合的表现（Rogers, 1957）。简单来说，他认为心理咨询师要在心理咨询关系中自由地表达真正的自己。帕特森对真诚所作的阐释是：心理咨询师应该以一个真正的人的形象在心理咨询关系中出现，也就是说，他在心理咨询关系中要表现得开放与诚实。他不是一面镜子，不是一块共鸣板，也不是一幅空白的银幕；而且，他不戴假面具，不伪装，也不是在扮演角色；他表里如一、真实可靠地以真正的自己投入一个真实的关系中（Patterson, 1985）。我实在很欣赏帕氏的说法，因为在我的工作经验中，不少心理咨询师和社工曾经向我咨询，倘若他们在心理咨询关系中能以一个优良的、专业的自我和组员相处，是否就已足够？在我的信念中，一个成功的心理咨询师是整个人全然地自然地投入心理咨询过程中，绝对没可能作出各式各样的分割与角色扮演。况且，我相信心理咨询就是生活，帮助他人其实就是生活的一部分，并非临时戴上面具来扮演专业角色（Egan, 1982）。

学者曾指出，在心理咨询关系中心理咨询师必须是一个统合的人。因为倘若欠缺这种真诚，信任的关系就很难产生，治疗的结果亦会大受影响。而且，心理咨询师不能将自己隐藏在专业角色背后，更不能像一个技师般只完成例行工作。相反，他需要开放自己，很自由而又着实地投入心理咨询关系中（Truax & Carkhuff, 1967）。加兹达（Gazda, 1989）则指出，真诚是真实（real）、诚实（honest）和真实可靠（authentic）的同义词；而费尔德（Felder, 1967）就强调心理咨询师需要以一个完整的个体来与当事人相处。此外，学者对真诚还有以下的阐释：心理咨询师把自己和当事人之间的关系看为一个真实的关系（May, 1958）；心理咨询师以真正的自我出现，允许自己的感受适当地在心理咨询过程中运作（Hansen, Stevic & Warner, 1977）；心理咨询师清楚知道自己的价值和信念，在心理咨询过程中会心口一致和言行一致，而且心理咨询的取向不会与自己的价值和信念相违背（Delaney & Eisenberg, 1977）。

真诚是心理咨询关系中重要的、具治疗功能的因素，这是肯定的。同时，真诚也是许多不同学派心理治疗的重点。而且，几个主要学派更赋予它很重要的地位。固然，当事人中心学派认为，真诚是所有具治疗功能要素之首；心理分析学派亦主张在治疗过程中，治疗师应该以一个真实的人来与当事人相处（Patterson, 1985）。可惜，虽然不少心理咨询师和治疗师基本上明白这个道理，亦承认真诚的重要，却不能在助人历程中实践，实在令人遗憾。不过，我们要承认，在工作中要心理咨询师做到表里一致，全心投入地和组员相交共处，事实上是相当高的标准。当心理咨询师在专业和个人修养方面欠佳，自我形象不够健康，自信不足而感到不安全时，他们绝对无法达到要求。故此，在我负责的心理咨询师培训课程中，学员在学术上的培养固然备受重视，但其个人的素质和修养，与前者也是同样重要的。

无论是在培训中还是在与有关专业同行的接触中，我发觉有些人由于误解了真诚，导致他们在心理咨询过程中出现不正确的言行。

这个问题大致上可分为两类：其一是未经辨识地直言心中所想和所感，不幸其中包括了一些令组员受伤害和贬抑的字眼，结果其真诚不但不能产生治疗功能，反而会为组员带来伤害。其二则是在团体中，由于组员的分享触动了心理咨询师内心的伤痛，他不能自我控制地随便发泄，结果不但占用了组员的时间，而且其表达的内容亦往往导致消极的结果。针对这个问题，帕特森强调真诚并不等于什么都可以随便说出来（Patterson, 1985），故此心理咨询师不要以为自己可以任意行事。我曾经多次碰到一些自我膨胀的心理咨询师，他们经常以"这就是我"的旗号来合理化他们口不择言的行为，实在令人感慨。帕氏解释说，真诚并不是要求心理咨询师表达他所有的感受，而只是要求他所讲要全部真诚。巴杜费沙等亦指出，咨询师的真诚并不等于容许自己完全自由地表达，因为除非我们所说的有助当事人成长，否则不必将所有知觉到的思想和感受与组员分享（Pietrofesa, et al., 1981）。事实上，我们要谨记心理咨询过程的目标是为了当事人好，故此一些可能伤害组员的话就千万不要说。心理咨询师要明白自己的责任所在，不要做冗长的个人分享，不要任意发泄个人情绪，避免因此而剥夺组员的时间和权利。在团体中所言所行要小心谨慎，避免出现破坏性的真诚。

对于真诚，科里（Corey, 1985）的看法与前述学者相似。他还指出，很多人误会真诚等于直接迅速地表达个人内心所有的思想和感受。另外，由于要做到开放和真实，他们令自己成为团体的对焦点。结果，部分组长在团体中很难做到"真正的自我"。他强调心理咨询师在团体中要在谨慎选择的原则下有真诚的表现。例如，有些心理咨询师在团体的初段，就很深入而详细地将个人的问题和组员分享。在这个阶段，心理咨询师的个人分享虽然可以鼓励组员作出自我探讨（Egan, 1982），但研究却显示，过早分享个人问题可能会为团体带来破坏力（Dies, 1973）。故此，我建议心理咨询师在进行个人分享之前，要小心评估时间是否合适，这对初学者来说很不容易，实在需要相当多的经验和操练，心理咨询师才能成功地作出正确的时间选择。

团体咨询中产生的独特治疗功能

在上一节，我解释了心理咨询过程中的几个基本条件，同时亦说明当心理咨询师可以在团体中对组员产生同感、尊重和有真诚的态度及行为时，一个安全而温暖的环境就会出现，它可以诱导组员改变和成长。不过，组员得到帮助，除了上述的基本条件之外，还有其他因素是团体咨询过程自然产生的功能，现分述如下。

❶ 灌注希望

在团体咨询过程中，灌注和维持希望能够鼓励组员更有勇气，让他们对社交产生更大的兴趣（Dinkmeyer & Muro, 1979）。所谓希望，不但是要令当事人愿意继续留在团体接受心理咨询，对自己的改变有信心，更重要的是"希望"本身在整个疗程中具有治疗功能。研究显示，在人们参加团体之前，如果他们对团体的期望高，他们通常在团体中会有很积极的收获（Goldstein, 1962）。组员对自己透过团体经验而产生的改变抱有希望时，会较容易投入团体过程。而事实上，我相信每一位愿意参加并出席聚会的组员，无论在语言上表现得如何消极和悲观，他们在行动上也具体表示对自己能改变仍然抱有希望，否则他们干脆不会参加团体。在经验中，那些有很多问题、困扰万分，却不愿意加入团体者，以及那些经常缺席、迟到和退出团体的组员，我会担心他们由于对自己感到绝望，出现放弃的态度和行为。故此，一旦有机会再与他们接触，如何让他们重新注入希望往往就是我的焦点。当一位组员逐渐看见转机，开始相信事情并非如他当初想象般悲惨无望时，困难的严重性会骤然降低，新的希望会诱发他产生催迫自己改变的动力。

在团体中，透过组员各自的分享，组员往往会听到一些与自己有相似处境的问题。更重要的是他们纵使很绝望，却有很多机会聆听其他人的故事，别人较佳的适应和进步的情况，往往会对他们产生很大的鼓励作用，以至能增强他们解决问题的信心。这个情况在一些特别的团体中较常见，例如在匿名戒酒者协会（Alcoholics Anonymous）的团体中，大部分时间是成功戒酒的人作亲身见证。而在这种戒酒团体中最有说服力的一点是，所有组长从前都是"酒鬼"，如今他们可以为酗酒者作活生生的见证，这的确为组员带来极大的信心。至于在戒毒方面，无论在美国或中国，心理咨询工作做得真正有成效的，都是一些由成功戒毒人士担任组长的团体，他们的个人分享具体地为团体成员灌注了希望，亦因此增强了治疗的成效。

我在个人负责的团体中，很清楚看到灌注希望的治疗功能。例如，在一个进展得非常好的团体中，一位女组员与大家分享如何经过一年半的心理咨询，克服自己童年时被强奸的创伤。当她分享完后，团体中另一位经常保持沉默的女组员忽然很激动地上前拥抱她，并很痛苦地号哭，然后坐回原位，告诉大家她四年前亦曾遭遇被强奸的悲剧。自此之后，她对自己及人生都十分消极，长期落在伤痛中，自我形象很差，还常常出现自杀的念头。不过，她当时告诉大家，当她看见别人不但可以克服这个困难，而且还可以积极地生活时，她骤然对自己产生了希望。我还清楚记得她对上述第一位组员说："我在团体中第一眼看见你，我就很欣赏你，因为我觉得你很有自信，很开心。所以我很难想象你曾经有过那么惨痛的经历……谢谢你的分享，我会努力处理自己的问题，亦相信在不久的将来，可以像你一样浑身充满阳光与活力！"当时全组人都很感动，纷纷鼓掌并与她握手。当我与她握手时，我的确在她的泪光中看到了希望。

具体来说，灌注希望这一重点包括以下各项：当组员看见其他人有进步时得到启迪；知道别人和自己有相似的问题，而别人已经解决了问题；看见别人和自己的困难相似，却目睹别人将问题解决；看见其他组员有进步时得到鼓励；最后一项是知道团体帮助别人解决了和自己相似的问题，从中得到鼓舞。

丁克迈耶（Dinkmeyer）等认为，心理咨询师可以透过下列方式向组员灌注希望：

- 发展积极的期望；

- 关注和肯定组员的进步；

- 留意组员的进展；

- 对那些愿意留在团体中继续寻求改进的组员予以积极的期望；

- 鼓励任何积极的行动；

- 让组员彼此指出对方的进步；

- 协助组员对本身及其他组员发展强而有力的感情关系；

- 鼓励组员彼此认同学习；

- 协助组员认识转移作用是有助糅合和维系团体的因素（Dinkmeyer & Muro, 1979）。

2 一般性

在多年的心理咨询工作中，我发觉当事人往往有一个共同的毛病，那就是他们一方面将自己的问题藏在心底，另一方面又相信自己的问题和经历很独特，无法解决。此外，他们亦因此怨天尤人，觉得上天很不公平，内心充满着"何必偏偏选中我"的怨愤和悲伤。还有些当事人基于自己无法接纳，亦害怕内心所产生的一些冲动、企图和幻想，或是一些违反个人道德与社会习俗的意念，于是自责，并在自羞自惭中折磨自己，结果严重影响个人的情绪和生活。对于这些人，由于他们倾向孤立自己并会在思想上"钻牛角尖"，一旦有机会在团体中听到别人分享与自己相似的问题和困扰，他们往往能因此矫正个人错误的看法和假设。在无数团体经验中，我发现组员会因此松一口气，有些组员还具体地表示种种压力会骤然减轻，感到很舒畅。

的确，在团体中，组员有很多机会从其他人身上发现与自己类似的经历和挣扎。例如，在深受传统文化影响的香港，我发觉不少在家庭中经历创伤的人，由于他们父母的不负责任和自我中心而吃尽苦头，他们往往在内心深处对父母产生种种怨恨和憎恶，但在以孝为先的大前提下，他们又会因为觉得自己恶毒和对父母不敬而感到自责和内疚，在这种矛盾和冲突中的确苦不堪言。在好几次团体中，当一位组员实在忍受不住而道出自己对父母的愤怨时，马上有其他组员认同。两个人发现彼此都有同样的挣扎，他们后来皆表示，自己的罪疚感会忽然消失。同时，组员还立刻发觉在人生战场上有了并肩作战的友伴。事实上，那些曾经参加各类团体而得到帮助的组员，在分析原因时，往往告诉我——团体经验越多，越会发觉其实自己跟其他人一样，都有着人类共通的困难和问题，以至产生"大家共坐一艘船"的感觉。孤单感减少，同伴感则增加，这种感觉实在很具治疗功能。在这个基础上，组员的自卫性会降低，而且会彼此认同、关注，这亦有助团体出现凝聚力。若再加上心理咨询师适当的协助，诱发他们作出深度的自我探讨，这种感情上的宣泄，配合其他组员的接纳和支持，效果会更佳。

根据组员的分享，所谓一般性，除包括"大家共坐一艘船"的感觉外，还有：我是人类的一分子；不仅仅是我经历这种困难，原来别人也有类似的歪念和邪恶的思想；其他人也有类似的软弱和焦虑；我的父母带给我许多羞耻，而别人的父母更不像话，我们都很憎恨父母；虽然我表面看来很自信，内心实在很自卑，而团体中亦有人像我一样不能表里如一；有人像我一样，都因与配偶性格不合而在婚姻中痛苦；原来我并不特别，和其他人也有许多相同之处；等等。透过以上各种感受，组员会发现个人问题并不是世界上唯一存在的独特例子（Bennett, 1963; Gawry & Brown, 1965; Gazda, 1978; Yalom, 1985; Jacobs, Harvill & Masson, 1988）。

布洛克（Blocher, 1966）和加兹达（Gazda, 1978）两人都认为，青少年在处理成长期的各种问题时，最怕是以为自己正在经历着别人不曾经历的困难，从而产生孤立和孤单感。组员发现他人的问题和自己的有共通点这件事，会帮助他们勇敢地面对问题，并且在团体的关爱气氛中学习处理。基于这个原因，许多特别团体也纷纷出现。以青少年为例，在充满新任务、新挑战的成长期，孤单感尤其严重。青少年在这个阶段，身处许多矛盾冲突和自我怀疑的挣扎中，以为自己的问题很特别而感到孤单和彷徨，实在是常见的事。透过团体他们会有很多机会在分享过程中经历伙伴感和认同。这对他们面对成长期的困扰实在很有意义和帮助（Corey & Corey, 1987）。

总的来说，当组员发觉自己的问题并非世上独一无二，而是与其他人有共通性时，他们看自己和别人的差异，以及自己不被需要和孤单的感觉都会相应减少。结果，他们变得放松，自卫性降低，孤立感亦减少。这个重要的领悟，对组员看清自己的问题和承认问题存在，以及最后可以在一个富有关心和爱护的关系中具体处理问题，都极有帮助（Berg & Landreth, 1980）。

❸ 现实验证

团体是现实社会的缩影，同时能为组员提供安全温暖的环境，故此当一个团体发展成熟时，组员便会放下自卫，很自然地真诚相处，他个人的许多问题亦会同时浮现。结果，团体就成为人们进行现实验证的适当场所，在当中逐渐改变行为（Slavson, 1955）。换言之，组员在团体中基于彼此信任会回复本来面目，有如日常生活般跟其他组员沟通。假若他们与父母、兄弟姊妹、配偶或朋友相处时有不适应的情况，例如被动、退缩、冷漠、无情、好批评论断、主观、蛮横无理和霸道等，这些都会逐渐在团体中表露无遗。

组员一方面会在团体中自然地交流，另一方面会彼此坦诚地提供回馈，各人这些不同角度的看法和讨论，便成为很宝贵的资源（Shulman, 1984），可以有效帮助组员看清楚自己。这一点对组员的改变与成长实在很重要。在经验中，我发觉不少人的自觉性相当低，或由于自己的身份和地位，令其他人不易提供真诚的回馈。此外，不少人由于个人主观与固执，或再加上脾气暴躁等因素，本身亦有许多盲点。纵使心理咨询师可能在个别心理咨询中指出他们的毛病，但部分人或许难以接受。但在团体中，由于回馈来自不同的人，往往较易帮助一个人认识自己和承认自己的一些限制与毛病。在个人的改变与成长历程中，认识自己并愿意承认自己需要改进，实在是关键的第一步。在此基础上，如果他们愿意，就可以进一步在团体中运用新的态度和行为来与别人相处。别人的回馈亦会成为他们改进行为的参考。事实上，团体代表一个直接的社会现实，组员可以在其中测试自己的行为（Hinckley & Herman, 1951; Ginott, 1961; Berger, 1962; Knowles, 1964）。

当组员有机会看清楚自己后，多数会善用团体来进行各种有意义的学习。例如，从来不敢提出个人意见的伟明，在团体中学习表达自己独特的看法；经常表现得很冷静的丽娥，在团体中学习表达自己的喜怒哀乐；很怕与异性接触的丁琳，在团体中争取机会和男性对话，且尝试坐在男性当中；很主观的亚历士，在团体中学习聆听和接纳别人的意见；向来以讨好别人以求生存的浩明，学习自表和建立一些为人处事的原则。在一个团体中，一位女组员认识到自己每当碰到难题和压力时，就只会流泪哭泣等待别人来营救，当她明白那是一种操纵他人的方法时，她下决心改变。还记得起初她从别人的回馈中知道自己的行径如何令人反感和厌烦时，她十分难过和羞惭。经过四五次团体交流后，她不断努力操练新行为，并测试自己的进度，结果她在团体最后一次聚会中，总结团体开始以来大家多次的意见时，肯定了自己的进步，并开心地微笑，情况的确令我感到兴奋。因为在她尝试改进自己的过程中，我感觉到她在这个试验和练习场中认清了自己的感受和别人如何看待自己（Hobbs, 1951; Eiserer, 1956; Warters, 1960; Dye, 1968; Lifton, 1972）。她因此逐渐改变，开始以成人的有效方法来面对问题和压力，那个进程实在很有意思。

对心理咨询师来说，他可以在团体成员互相交流的过程中观察组员的知觉、行为和感受，以及可以相当全面地明白组员的问题和需要。继而直接协助组员作出相应的调整和处理。在个别心理咨询中，心理咨询师只能从当事人口中得知他本人处理人际关系的方法，但在团体中则可以直接观察，这实在有效得多。

总结来说，团体本身为组员提供了一个直接、第一手的机会，让他们改变自己的知觉，并且练习成熟的群体生活。而且，由于团体中有来自多方面的刺激，可以协助组员处理个人的困难和问题，这种情况实在很接近现实生活，对组员来说有相当大的助益（Lifton, 1972）。此外，汉森等（Hansen, et al., 1980）更指出，组员在团体中不但有机会谈及个人的问题，同时还可以身体力行，以具体行动进行验证，明白哪些行为在现实生活中是被接纳的，并透过各种操练，最后建立信心，将在团体中学到的新行为延伸到团体外。这实在是一个宝贵的成长历程。

❹ 利他主义

在团体咨询过程中，组员有很多机会彼此帮助、彼此支持、互相建议和提出个人的见解，甚至分享个人的经验，让别人作为参考和从中得到鼓励。他们许多时候会较心理咨询师有更多机会指出别人的优点和所拥有的资源，相当有助团体的发展。

不少人在人生中因未能肯定自己的价值而感到惶惑不安，欠缺自信，结果社群生活因此萎缩，失去许多发展自己的机会。至于精神病患者，他们通常自尊较低，往往认为自己只是别人的负累，根本毫无价值。但在团体中，无论对一般人或精神病患者，组长都会提供很多自然的机会让他们彼此帮助。他们在帮助其他人的过程中，会突然发觉自己对别人的重要性。这实在是一个很新鲜而有满足感的宝贵经验。事实上，每个人都很希望自己被重视和被需要，团体中这种经历会帮助团体成员重新界定对自我的看法（Hobbs, 1951），他们的自信因此得以提高，这是经常出现的积极成效（Yalom, 1985）。

"助人为快乐之本"实在是人生中的至理名言。当一个人乐意付出，时常提供别人所需，甚至做到忘我时，往往可以得到极大的满足和快乐。快乐的人生其实就是健康和有效能的人生。当人们孤立自己，退缩在自己狭小的世界中，以个人为中心来生活时，往往过分专注自己的困难和问题，结果问题不但得不到解决，反而会膨胀扩张，严重影响生活。团体中有彼此的关爱和安全的气氛，团体组员有机会感受到别人所给予的支持和鼓励，加上自己与他人接触获得帮助，他们会因此作出突破性的行动，渐渐摆脱个人的困扰，尝试学习付出、外展和延伸自己。组员一旦有机会和别人的生命产生真实而有意义的接触，治疗的功能便会出现，这会为组员带来存在的新意义和价值，开创一条成长的新途径，甚至令他们逐渐拥有自我实现者的特质，过一种以助人和以问题为中心的生活（Maslow, 1956）。

对于一些严重欠缺自信的组员，组长可以作出细心安排。例如，对某些人来说，纵使在团体中以说话来支持别人，亦可能是一项艰巨的任务。组长若观察到这种情况，可以设计一些具体活动。例如，要求他每次预早检查场地中的设备和安排，或请他安排膳食等。在经验中，这往往是一个学习利他的起点，在这个基础上，他们会感受到自己在团体中的重要性，结果他们亦可以在团体中逐渐主动地提供支持，并适当地回应其他人的需要。在这个过程中他们对自己的评价会逐渐提高。

此外，透过团体的经验，组员有机会观察组长帮助别人的模式，从而开始个人学习（Muro & Freeman, 1968）。行为学派的团体咨询师更强调，团体透过组员和组长提供的多元模式，强化了学习的原则，同时亦增加了强化作用。故此，组员在其他人心目中被视作一个强而有力的强化原动力（Krumboltz, 1968; Varenhorst, 1969）。事实上，组员在团体中的角色时有变化，他们固然是当事人，但有时帮助别人的身份和担当治疗师的身份亦在发挥作用。透过这些经验，组员似乎是在学习如何做一个更好的助人者（Blakeman & Day, 1969）。不过，通常当组员自己在团体中有进步时，才可以发挥助人的功能（Hobbs, 1951）。

总结来说，学者大致同意在团体咨询的关系中，组员不但学习接受帮助，同时也学习为他人提供帮助（Bennett, 1963; Knowles, 1964; Eiserer, 1956; Gawry & Brown, 1965）。而伯格和兰德雷思（Berg & Landreth, 1980）则指出，对那些感到自己毫无价值和被否定的组员来说，当他们有机会体察到自己对别人有帮助时，这会特别促进他们的成长。至于一般人，由于团体让他们产生归属感，他们在关爱的气氛下不但能养成一种自我责任感，这种责任感甚至还可推展到他人和整个团体上（Hansen, 1980），结果就促使他们外展去帮助其他组员。这种责任承担和助人的行为，往往在他们日后的生活中出现。

5 情绪抒泄

在多年的专业心理咨询经验中，能帮助人固然为我带来极大的喜乐，但在心理咨询过程中，亦实在有许多感触。其中一点是，都市化的生活令现代人的人际关系变得疏离，这不仅指成年人的世界，甚至在青少年当中也是一个严重的问题（学教团，《初中学生适应问题研究及教学建议》，1985）。由于缺少知心的人，以及可以信任并向其倾心吐意的人，以致当人们在生活中遭遇打击和不如意之事时，唯有独自承担，许多复杂痛苦的情绪就郁结在心中，这不但影响精神健康，还会导致许多心理疾病。在团体中，我发觉当大家可以感受到彼此那份关心和真诚时，信任逐渐加强，而各人内心潜藏着的伤痛事件，亦会随之慢慢揭晓。在组员多次凄然地放声大哭，或歇斯底里的哭叫中，我发现许多人是第一次将压抑十年，甚至二三十年的感受倾诉出来，这的确令我更重视团体的治疗功能。

一个人将内心压抑的情绪发泄出来，我们称为情绪抒泄（catharsis）。许多心理咨询理论家视情绪抒泄为建立团体凝聚力的基本要素，而且不少团体组长亦视之为团体的首要目标（Hansen, 1980）。在我个人的团体经验中，我却不将其定为首要目标，当我有能力在团体中开创和维持一个彼此接纳、尊重、体谅和同感的气氛时，组员就会自发地与团体其他成员分享心事，其中不少牵涉到一些压抑在内心深处的经历，一旦触及往往会出现澎湃的感受。倘若我与其他组员的态度和回应适切，就有机会帮助当事人彻底处理有关经历。对不少人来说，一次彻底的情绪抒泄，很可能令他释放自己，不再无意义地被过往的痛苦经历所捆绑。

为什么人们会压抑伤痛的情绪呢？除了客观因素之外，许多时候还往往牵涉到当事人的一些主观感受，令他们不敢或不愿意把伤痛的情绪表达出来。典型的例子如女性不幸被强奸后，经常会出现自责的情况。她们会责怪自己不小心或自己没有努力反抗，以致坏人有机可乘。她们甚至还会责怪自己的衣饰和行为不够端庄，引起别人的邪念。这些责怪会令她们守口如瓶，因她们往往会假设别人，包括父母和家人会有相同的责难。一个人被性侵犯后，无论身体还是心灵都会受到创伤，若当事人将事情隐藏并独自来承担，各种复杂的情绪实在难以面对。倘若时间拖长，足以完全摧毁当事人的自我形象，破坏其正常的生活。我曾在个别心理咨询过程中帮助过这一类的当事人，效果固然有，但若与团体咨询作比较，后者的效能大得多。因为当事人一旦将事件揭露，经过情绪抒泄，并得到来自团体中不同年龄、性别和身份的人的支持，较之我独自在个别心理咨询时所给予的支持，其意义大得多。

不过，组长千万要留意，情绪抒泄只是当事人改变的开始，不应视之为最终的目的。换言之，若我们只是帮助当事人将情绪抒泄，却没有跟进，那心理咨询的功能很有限。在一些研究中，学者发现团体组员往往会视情绪抒泄为最有意义的事情，但问题是这种情绪抒泄却与治疗成效无直接的正相关，而且，那些只选择情绪抒泄的组员，其团体经验很可能是负面的。在团体中有较良好的学习效果的组员，他们除了选择情绪抒泄之外，还会在团体中进行其他认知学习（Lieberman, Yalom & Miles, 1973）。故此亚隆（Yalom）强调，情绪抒泄在团体的疗程里是必需的，但其本身却并不足以产生治疗功效，而这一论点也在其他有关研究中获得证实（Rohrbaugh & Bartels, 1975; Freeman & Hurley, 1980; Corder, Whiteside & Haizlip, 1981）。基于上述原因，组长应该在当事人的情绪得到抒泄之后，设法协助他们进行认知上的学习，以期获致统合的经验和有效的学习。

在团体中，我亦留意到有些组员可能被情绪困扰得太厉害，在团体中经历了难得的温暖和亲切感后，他们马上就会表达强烈的情绪。在这种情况下，组长要十分小心地对团体作出评估，看看团体究竟发展到哪一个阶段，因为万一团体中其他人未有心理准备陪伴当事人面对伤痛，后果可能变得负面。例如，有一位女组员参加了一个连续十次的团体。在团体第一次聚会的第二个小时，她已经冲动得哭哭啼啼，将自幼丧母、被继母和同父异母的弟妹欺压的惨事倾诉出来。很可惜，由于大家的关系尚未建立，结果不少组员反而被她的行为吓到。其中亦有人不但没有产生同感，反而对她用字恶毒产生反感。当时的情况相当复杂，由于事情已经发生，我亦难以妥善处理。不过，该次恶劣的经验提醒我要谨慎留意组员在别人抒泄内心感受时的态度和反应。我十分同意汉森（Hansen, 1980）的看法，若当事人在情绪抒泄过程中和事后，能得到其他组员的接纳、尊重和温暖的支持，那么情绪抒泄将有最大的成效，否则可能会造成难以估计的伤害。

不少人误会情绪抒泄只着重负面的情绪，事实上这亦包括正面的情绪。例如，在团体中组员对组长和其他成员表达欣赏和敬佩等正面的感受，这也是一种抒泄。不过，无论正面或负面，组员能在团体中公开表达情绪和感受，都是团体产生治疗作用的重要条件。

6 基本家庭群体的重点改正

在参加团体之后，组员往往会和我分享他们的感受和经验，其中与基本家庭群体有关的例子有：

- 团体帮助我明白如何在家庭中长大和生活，令我更加了解自己。

- 在团体中，因着自己和你的冲突，我才知道原来一直以来我很不喜欢母亲……

- 在我参加团体的第一天，就已经发觉团体的情况有点像我的家，到后来这种情况更加明显。除了组长之外，有些组员也很像我的父母，而其他的人就像我的兄弟姊妹。透过团体经验，我明白一直以来自己和家中各人的关系。

- 有些人在团体中看到自己和父母的关系。而我最重要是看到自己和哥哥之间的竞争原来仍然如此激烈。其实我早就想知道为什么我和那些较我年龄稍长的男性通常难以建立关系，我经常觉得他们看不起我，结果产生冲突。

- 团体帮助我看清楚原来自己在家中是扮演了母亲的角色，难怪我觉得家庭给自己许多重担和压力……不过，妈妈很怕事，又没有读过书，我怕她肩负不起那许多的责任……

在阿德勒学派（Adlerian Approach）的理论中，学者相信团体为组员提供了一面镜子，以看清自己。同时他们亦清楚指出，团体中的交互作用帮助组员明白自己在家庭中所处的位置和行为态度（Dinkmeyer, 1979）。不过，除了这个学派之外，任何团体经验都或多或少为我们提供宝贵的机会，来察看自己在家庭中的定位，以及与其他家庭成员的关系。

在大学的教学中，我经常看到当同学们相处日子稍长，他们就喜欢在他们的小群体中为一些同学冠以某些家庭称号。例如，有人被称为"妈妈"，有人被称为"大哥"或"阿妹"。事实上，我们每个人在任何组合当中，对于团体动力的回应往往源于我们在家庭中的经验。换言之，我们参加一个团体，当中我们对组长、副组长和每位组员的态度，都因受到自己父母、兄弟姊妹、配偶和儿女的影响而被定型。在带领团体的经验中，我还看到了不少中国家庭的传统和伦理价值观在他们当中运作。例如，那些在家中身为长兄长姊的，在日常生活中往往要承担责任，做领导者或管理者，同时亦拥有权威身份，故此经常将这种特征带进团体中。他们对组中各人，尤其是年幼者，一方面呵护容让，很积极地给予忠告和劝诫；另一方面，他们也倾向要求对方顺从和听命。当团体中存在某些在家中与权威人士有矛盾和冲突的组员，尤其是当这类组员一直对权威有质疑和反感时，他们这种行为和态度往往会令团体的沟通和建立关系变得困难。心理咨询师若能抓住这些机会协助双方各自对自己深入探讨，会带来很有价值的治疗功能。

依个人观察，在团体中通常很容易界定出在家中最年幼的组员。但由于他们所扮演的角色通常很受欢迎，并不会带给别人任何威胁，因此较易被忽略。例如，在一个团体中最年轻的一位组员，恰巧亦是家中四兄弟姊妹中的小弟，他在团体中很明显地选取了年幼者的角色。他对年长的组员很尊敬，通常很安静地聆听，很少发表个人意见，似乎很享受做众人的跟随者，亦乐意接受别人的照顾和保护，依赖性颇强。一般来说，组员不但很接纳他，而且还相当喜欢他。可是到了团体后期，一位女组员玛利突然挑战他，问他为什么总是附和别人的意见，唯唯诺诺的，又常常要别人提供解决问题的方法。玛利的质询引发团体成员之间一场相当激烈的对话，在交互过程中，组员各自扮演不同的角色。在这个过程告一段落后，我协助组员自我省察，结果大家不但分别看出自己在基本家庭群体中所处的位置，同时还看到这种定位如何影响他们和其他家庭成员接触时的言行和态度。随后在坦诚开放的气氛下，各人开始学习面对问题，尝试作出改善。

从玛利的分享中，我们知道从这位最年幼的组员身上，她似乎看到自己弟弟的影子。弟弟听话，甚得父母欢心，但他却什么都不肯做、不会做，玛利身为姐姐，就要事事为他代劳。长久以来，玛利心中积压了许多不满，而且她也很讨厌该年幼组员没有个性和毫无原则的态度。对于该年幼组员，玛利的话如当头棒喝，他在团体中也要求大家协助自己改变，给他鼓励和支持，因为他不想永远做小弟弟。至于玛利亦趁机在团体中处理自己对父母和弟弟的许多复杂情绪，尝试作出改变。

我们协助组员界定他们在家中的定位及与他人的关系时，应该留意不少人所扮演的角色与他们实际的身份或会不同。就如前文曾提及的一位女组员，她就取代了母亲在家庭中的角色。对大部分组员来说，这一类新领悟固然令他们感到震惊，但这对于处理自己和家人的关系，以及个人整个生活的改善十分重要。

此外，心理咨询师还要留意，不少人在他们最基本的生活群体中，即他们的家庭经历中往往很不愉快，尤其某些特别人士，如精神病人、离家出走的少女和青少年罪犯等，这些组员一般对他们的家庭生活有许多不满意的地方。团体中的交互作用，亦很容易引发他们在家庭生活中的一些早期记忆。在心理咨询师和他们，或他们与其他组员处理一些问题的过程中，他们很可能借此机会处理一些过往未完成的事情（Yalom, 1985）。或者，他们是借此机会尝试处理他们在当前境况中与其他家庭成员之间的冲突和矛盾。

总结来说，由于团体和家庭有许多相似之处，故此它不但为组员提供机会，检视家庭和家中成员与自己的关系，而且还可以令他们产生新的看法。更重要的是，组员有机会积极面对他与家中成员之间未曾解决的困扰，这是一个改正、更新的过程。而在这过程当中，过往在家庭动力中形成的扭曲的自我形象也会得到矫正。最令人安慰的是，他们会因此重新界定自己，建立一个较健康和积极的自我。

❼ 知识的传授

我相信在任何形式的心理咨询中，都包含教育这一元素。不过我们要留意，这个教育的过程是内隐的。或者，我们首先要肯定，团体辅导（Group Guidance）并不等于团体咨询（Group Counseling），它只是团体教学（Group Teaching）或团体教导（Group Instruction）（Patterson, 1985）。

在某些具特别功能的团体中，它们固然在本质上包括了正式教诲的因素（Jones, 1944; Low, 1950; Malamud & Machover, 1965; Yano, Shabert & Alexander, 1979; Grenvold & Welch, 1979; Herman & Baptiste, 1981；Price, Heinrich & Golden, 1981; Gallese & Treuting, 1981; Appolone & Gibson, 1981），但在一般的团体中，心理咨询师很少明显地进行教诲。在我负责的团体中，我极少进行正式的教诲，只是偶尔会因特殊需要，在团体中进行这些活动。例如，在为一群中学生开设的促进父母子女关系的团体中，我发觉他们很需要一些具体学习，故此从第三次聚会开始，我便针对上一次聚会时组员所带出的重点，在最初十分钟正式讲解，有一两次还配合讲义，其中的题目包括：沟通的原则、沟通技巧、知己知彼和矛盾的处理等。在简单讲解后，我会诱发他们就刚获得的知识进行个人分享，重点并不放在理性层面，而是放在他们尝试将各种有关资料内化的过程中所导致的个人问题与情绪上，结果效果相当不错。

除了上述在少年当中的试验之外，在一个培训专业社会工作者、每周一次为期八周的训练团体（Training Group, 坊间通常简称为T-Group）中，我在每次聚会开始时都会派发一些精简的、论及成长和生命素质的文章，同时以大约五分钟阐释，再加上五十分钟让组员提供简单回馈后，才正式进入常规的团体过程。在团体过程全部结束时，组员们对这一步骤的评估很正面，评价相当高。主要原因是他们认为这些知识对他们现在的生活带来冲击和挑战，令他们对生命有深度的思考，同时亦拓展了他们的视野，很具启迪作用。

不过，我们要留意，虽然心理咨询师通常很少进行明显的教诲，但在团体中组员之间却经常会彼此提出直接的忠告和劝喻。在我的经验中，倘若团体凝聚力很强，基于彼此的关心和爱护，组员之间出现这种行为实在很自然，而事实上亦有助团体所处的发展阶段。亚隆（Yalom）对此有相同的看法，不过他却指出，虽然行为本身具有意义，但那些忠告和劝喻的内容却通常对当事人毫无裨益。他同时指出，我们大可以根据这个现象的出现来估计团体所处的发展阶段。他认为倘若团体中组员经常用"我认为你应该……""我们应该做的是……"，或者"为什么你不……"等语句时，就知道该团体的发展仍停留在初级阶段。此外，亦可能是一个发展成熟的团体正面临困难和阻滞，是团体发展受阻甚至出现回归的现象（Yalom, 1985）。

整体而言，知识的传授的确是团体咨询或治疗的一部分。除了心理咨询师之外，组员之间亦会彼此传递有关资料。例如，他们会分享如何促进家庭娱乐、如何改进夫妇生活素质。这些组员之间的互助活动，会产生互助互建的功能。最重要的是，这些行为显示组员对别人的关心和兴趣，而如上文所言，这有助团体增强凝聚力，促进团体的发展。

除了为帮助人的专业人士而设的团体外，由于大部分组员都欠缺团体经验，对团体可能毫无认识，在团体的初期，往往会因此产生许多不肯定和焦虑，从而影响团体的发展，故此心理咨询师在团体的初期应该向组员说明团体咨询的功能、目标、期望、进行的形式和概况，以及组长、组员的职责等。这一步骤有助安定组员，对减少他们的不肯定和疑惑具有重要的价值（Fromm-Reichman, 1950; Frank, 1946）。组员减少了焦虑，便较容易投入团体。在医务工作范围的团体中，组长若认为有需要，可以透过直接教导，向病人解释疾病的成因和医护所要经历的过程。对于某些疾病的患者而言，心理上的反应会相当强烈，组长也可以用直接教导的方式加以阐释，或者由曾患此病的康复者作个人分享，这种个案分享的形式通常很有效。在香港的福音戒毒工作中，往往会由过来人现身说法，这种认知可以协助组员预先作好心理准备。

此外，研究亦显示，组员间彼此的支持和感性流露等，对组员的改进虽然很重要，但同时亦需要组员有能力将那些经验配合理性上的认知，才能产生较好的成效（Yalom, 1985）。换言之，心理咨询师若能在组员经历的事上加上适当教诲和提供有关知识，会有助组员结合他在团体中的学习，甚至还可以因此延伸到团体之外，于日常生活中应用。在个人经验中，这种教诲在时间选择和教诲语气、用字上都要很小心，尤其在时间上一定要估计得准确，若我们期望得到良好的效果，教诲必须配合组员的觉知程度，否则可能产生负面效果。

最后要留意，在团体的问题组员（不同问题组员的分析，见第六章）中，会经常出现"忠告者"。虽然在上文我曾指出组员之间的忠告和劝喻对团体发展有肯定的价值，但由于那些"忠告者"是以长者和权威人士的形象出现，故此他们的忠告和劝喻很容易流于偏颇。况且，他们提出忠告的时间往往很不适当，结果阻碍了有关组员的自我探讨和叙述，很具破坏力。故此，身为组长不但要经常审核组员提出的忠告和意见，衡量其适切性，对这些"忠告者"的个人意见和劝诫更不可掉以轻心，必须及时作出干预，以免其阻碍团体过程的进行。

❽ 仿效行为

根据艾利斯（Ellis, 1977）对团体的看法，他认为有效的治疗通常包括示范和仿效两个部分。而不同的研究亦显示，示范是一个帮助组员改变和成长的途径（Krumboltz & Thoresen, 1964; Krumboltz & Schroeder, 1965; Truax & Carkhuff, 1967）。

在社会性示范最基本的假设中，凡是透过直接经验而产生的学习，亦可以透过感应式强化，或仿效学习而产生。不过值得留意的是，组长若能在过程中配合理性的成分阐释现象，会增加仿效学习的效能。因此，当组员明确知道他们可以运用的模范时，他们的仿效行为会有较好的结果（Ellis, 1979）。而在实际工作中，采用理性情绪治疗学派理念的组长在领导团体时，通常会在适当时间注入一些理性成分，以期增强组员的学习效能。

基于仿效行为是团体中经常出现的现象，也是组员学习良好行为的有效途径，因此组长在团体中应该善用这一项治疗性的动力。其中，他个人的典范十分重要。事实上，组长的影响力很大，他不但为团体定调，而且还为团体常规定型。在团体过程中，组长不但是技术专家，同时也是厘定典范的参与者（Yalom, 1985）。换言之，组长必须言行一致，以身作则，尤其在团体初期更要加倍留意，否则很可能成为团体失败的致命伤。在我训练心理咨询师的经验中，有些学员由于个人本身的限制，不能真诚地投入团体，或太过着意自己组长的角色，又或对组长的身份和行为有错误的观念，以致在团体中只是在担任组长，进行他们所认定的团体任务，甚至只是在指导或发号施令，却完全没有个人参与，结果团体最后完全失败。我认为主要原因是，他们在开始时便树立了一个很坏的榜样：其非人化和疏离感令组员在仿效过程中倾向使分享和表达流于表面，在各自都有保留、毫不真诚的情况下难以建立信任关系，最终无法产生治疗功能。科里（Corey, 1985）强调组长需要乐意在心理上参加团体，以至他口中所言亦会同时在行动中实践。而加兹达（Gazda, 1978）更鼓励组长透过自我分享来为组员在同感、尊重、温暖关心和真诚各种基本条件的范畴中作出示范。我个人绝对支持他的看法，因为当组长有这些态度和行为时，组员加以仿效后，团体的凝聚力就会增强，团体的发展和功能亦随之出现。这在我的团体和督导团体咨询经验中，是不争的事实。

从另一个角度来看，角色模范是组长在团体中能运用的最有力的教导工具。若与个别心理咨询比较，科里（Corey, 1985）指出由于团体可以为组员提供一个多元的社会及角色模范，以至组员能透过团体经验进行仿效性学习。在个别心理咨询中，人们只可仿效心理咨询师一个人，故有相当多的限制。但在团体中除了组长之外，还有其他组员可供选择和参考。其实在团体过程进行中，组员在彼此提供不同的模范，这实在很有趣。每个人基于个人的需要和特征，选择不同的人作为仿效对象。根据班杜拉（Bandura, 1969）的研究，当一个人的个人声誉和地位较高时，他会比其他声誉和地位较低者，被较多人当作典范来仿效。同时，观察者亦较多仿效与自己年龄、性别、种族和态度相似者。此外，倘若观察者认为自己和模范的特征相差太大时，会视该模范为不切实际，结果仿效行为亦会减少。

根据上述第二点研究发现，在为青少年所设的团体中，应该设法善用团体中的组员来作示范，因为他们的年龄和态度相仿，会比以成年人作示范更具影响力。例如，在一个帮助小学生的社会接纳团体的研究中，研究员发现同侪的示范很有实效（Hansen, Niland & Zani, 1969）。在另一个对中学生团体的研究中，同侪的示范亦被证实可以有效减轻中学生的疏离感（Warner & Hansen, 1970）。

若要在团体中发挥仿效行为这种极为有效的治疗动力，组长在运用示范时，要谨记其中一个重要原则是要着意选取一些组员较容易认同，以及一些已经被证实会产生良好行为结果的模范。这些模范是的确可以为组员提供良好行为的例子，或者可以为组员当前的问题提供不同的解决方法。例如，我在团体工作中发觉不少人之所以在人际关系中出现许多困难，是由于他们不懂得有效处理冲突和矛盾，以致常常与别人发生争吵，破坏了关系。冲突和矛盾在团体中也经常出现，当组员看见其他人有效地处理矛盾和冲突，结果不但彼此关系无损，甚至关系会因该次接触而加深时，这观察对他们的意义重大。这个经验既改变了他们的观念，亦使他们能有根据地加以仿效。又例如，当一位组员透过有效途径作出深入自我探讨，明白自己自卑自怜的缘由，于是进一步努力在团体中对一些观念、经历、价值、态度和行为作出改变时，那么对其他组员来说，他就是一个值得仿效的对象。而他的一连串的行动，亦会成为各人改变和成长的依据。

各种不同的仿效行为若能持之以恒，发展成为新的行为模式，固然可喜可贺，而就算其中一些仿效行为是短暂、不能持久的，仍然具有其独特的价值。因为最低限度，这些行为可以协助组员达到"解冻"的功能，对新的行为进行初步的验证（Yalom, 1985）。

最后，我想强调，无论愿意与否，有意抑或无意，在团体中组长都是组员主要的仿效对象。故此，若要团体产生功效，产生治疗性的功能，帮助组员改变和成长，组长本身的素质绝对是关键。正如前文所言，带领团体的正确技巧，是组长要对团体有正确的观念和态度，并注重自身的修养。故此，心理咨询师在繁忙工作中如何保持身心健康，不断超越、成长和更新，是人生中持续不断的历程，不容忽略或停顿。

❾ 发展社交技巧

对每个人来说，在成长过程中，社会性学习都是重要的历程。而社交技巧的发展，在团体咨询中具有很重要的治疗功能。组员可以透过不同形式来学习，例如在角色扮演中，组员可以学习如何向雇主求职；可以学习如何向长辈表达不同的意见；可以学习如何拒绝别人不合理的要求；甚至学习一些基本的社交礼仪和如何开口邀约异性，这对青少年是很有意义的。对于一些缺乏亲密人际关系的组员来说，团体可能为他们提供了人生第一次机会经历人与人之间的坦诚和关爱，而这种真实而温暖的关系，往往令这些人改变对人与人相交的看法，以至在社交生活中产生新的态度和行为。

由于团体的气氛很重要，故此组长一定要有能力在团体中诱发一种具治疗功能的条件。组员要经历到被接纳和尊重，感到大家都真诚相处，彼此体谅，才会有胆放下自己的防卫和伪装，坦诚和别人相处。换言之，团体的气氛为组员提供了一个让他们试验和发现自己与别人相交的能力，以及评核个人人际关系情况的机会（Corey & Corey, 1987）。例如，在一个成年人团体中，一位家庭主妇一开始就带着很强的自卫感。但自第五次聚会起，她开始表现出很强烈的沮丧和不安，情绪很低落，与一直以来意气风发的她判若两人。于是，组员与我分别诱导她作出一些个人分享。经过一番努力后，她终于开腔了，她很痛苦地告诉大家，她在日常生活中发觉很多人不喜欢她，包括她的父母和朋友，亦包括翁姑和叔嫂。但她一向认为自己很好，别人不喜欢自己是他们有偏见。在团体几次聚会中，她开始看到自己与人相处的真相，她不明白自己为什么在说话时经常带有攻击性和批判性，以致对方不开心和受挫。看到她边说边擦眼泪的样子，我很明白她内心的难过，这是一个难得的机会，若团体处理得好，这将是她人生的一个转折点。

幸运地，该次团体的成员大都相当投入，所以当团体中各人听完她的倾诉后，纷纷给予支持，亦同时带领她对问题作更深入的探讨。她最后承认由于自小父母就不喜欢她，偏爱哥哥和妹妹，所以她感到很自卑，亦因内心的恼怒而对周围的人充满敌意，结果与任何人相处都表现得很具自卫性，说话尖酸刻薄。不过，她很开心组员和我给她的坦诚回馈，帮助她明白自己及与人相处的困难所在。同时，她在探讨中还与大家分享，其实翁姑开始时对她非常好，只不过由于自己的不安全感，令自己无法信任和接受他们。由于她很努力寻求改变，加上她的改变令她和翁姑等家人的关系渐渐改善，她在其后五次的聚会中有令人兴奋的进步。除了对焦她自我形象的改变外，透过她与别人的互动，我协助她找出更有效地与别人相处和说话的方法（Hobbs, 1951; Gazda, 1978）。在团体结束时的自我评估中，这位女组员表示要彻底面对自己的自卑，同时要学习许多新的社交技巧，这虽然辛苦，但她觉得自己改变之后很开心，很自在。而且，更令她高兴的是，她在与家人的相处中出现不少正面的改变。其实，在多年专业心理咨询经验中，我更清楚地看到人类的问题在本质上通常都是社会性的，是发生在人与人的交往和共同生活当中的。

除了上述的功能外，团体过程还可以协助组员在其中找到认同的对象，组员同时可以透过观察别人的行为，对自己的困难有新的了解（Dinkmeyer & Muro, 1971）。在这个重点上，团体组长要透过良好的观察，善用这一有利情况，以至可以加强团体的功能。例如，在一个团体中，当我正协助一位组员波比处理他与女朋友的关系时，我发觉团体中另一位男组员阿成出现很激动的情绪。于是，当波比的探讨稍作暂停时，我邀请阿成作出回馈和分享，结果阿成告诉大家，当大家对质波比对女朋友的"大男人"态度时，他似乎看到自己对异性，无论母亲、姊妹和女性朋友，原来也是那样嚣张跋扈，以致他在与异性交往上出现极大的困难。他在几次交女朋友失败后，变得十分灰心。阿成的经验正是一个典型例子，透过与波比的认同，阿成对自己和女性的相处有了新的理解，而这点亦成了他探索根源和改变社交技巧的起步点。此外，在我负责的几次团体中，都出现一些说话冗长沉闷，或者喜欢打断别人话柄的人。前者经常会得到别人一些负面的回馈；后者则被别人警告那是很没礼貌和令人反感的行为。这种过程不但能帮助当事人改进行为，对其他组员来说也往往提供了一面镜子，让他们看清自己一向忽视的人际关系障碍，促使他们作出相应的改变。

对于留在团体时间较长、团体经验较多的人来说，他们会学到较多、较好的社交技巧；会学到如何有效地作出回应；会学到如何处理矛盾和冲突；会较少批判性；同时会较有能力达到和表达同感。亚隆（Yalom, 1985）指出，这些技巧对他的病人将来的社会性互动关系很有帮助。

总的来说，由于团体的安全气氛，有人会开放坦诚地分享个人的感受和态度。而其他组员发现这个做法有别于普通社交时，分享者对组员就会产生一种感染力（Ohlsen, 1977）。而且，各人对新社交技巧的尝试和学习，可以在一个直接的情境中立刻得到考查（Hobbs, 1951; Eiserer, 1956; Warters, 1960; Dye, 1968）。故此，组员在团体中实在是获得了一个难得的机会，透过团体的交互经验，除了看清楚自己的社交情况外，还具体学习基于对别人的信任和关爱，所发展出来的有效沟通和融洽相处方法。

第五章

团体过程
——不同的阶段

团体过程中不同阶段的特征

❶ 团体的发展

论到团体的发展，亚隆（Yalom, 1985）指出，由于每个团体的成员性格不同，互动因此亦有异。故此，每个团体都会经历不同的发展。不过，他同时亦指出，团体的发展有既定的纲要与形式，因此要做一位成功的组长，必须熟悉团体的发展阶段，这样才不会在带领团体时出现混乱和焦虑，还可以为自己提供一种控制团体的能力和方向感，让自己有信心和有效地领导团体。

对于团体发展的不同阶段，学者的描述各有异同。例如，对团体已具内聚力的阶段，就有以下形形色色的描述和界定：

• 团体达到统合和相互依存（Mann & Semrad, 1948; Grotjahn, 1950;

Noyes, 1953; Whitaker & Lieberman, 1964; Mackensie & Livesley, 1983);

- 友侪之间建立亲密感和信任（Beck & Peters, 1981 ）；
- 意见一致的团体行动，大家合作，彼此支持（Parker, 1958; Shellow, Ward & Rubenfeld, 1958 ）；
- 组员知觉同在一个团体中（Bennis, 1964; Clapham & Sclare, 1958 ）；
- 支持性和自由沟通（Thorpe & Smith, 1953 ）；
- 组员具相同的目标和士气（Coffey, et al., 1950; Taylor, 1950 ）；
- 组员知觉是同在一起的单位（Abraham, 1949 ）。

以下我尝试整理几位学者对团体发展过程中不同阶段的描述和界定，供读者参考。

❷ 汉森的界定

汉森（Hansen, 1980）将团体整个过程分为以下五个阶段：

第一阶段：初始阶段
• 组员只显露个人安全和较公众的一面；
• 用过去的经验，对自己作非人化的形容；
• 组员可能用退缩来保护自己；
• 对问题作出理性化的讨论；
• 组员彼此很支持，很有礼；
• 组员小心地验证自己的行为；

- 组员担心自己能否被接纳，能否受人喜欢和尊重；

- 组员不知该如何显露自己和作出哪一种投身；

- 自我探索并不自然，倾向形容过往的经验；

- 往往用转移来与别人互动；

- 组员可能很安静；

- 组员表现得局促不安。

第二阶段：充满矛盾与对质的阶段

- 组员表现得抗拒；

- 组员出现沮丧感；

- 因着内心的敌意，组员表现出个人主义的行为；

- 因着害怕被人判断，组员有焦虑感；

- 由于方法、目标和行为的常规未曾建立，组员有许多不肯定和焦虑；

- 组员之间欠缺和谐；

- 组员测试自己的行为，亦出现彼此测试的行为；

- 组员探索个人的重要性；

- 组员努力表现自己最好的一面；

- 组员明显地批评别人；

- 组员测试彼此的亲密程度，从而厘定个人分享的深浅；

- 组中有人退却、依赖他人或做旁观者；

- 组员间出现彼此攻击，或攻击组长；

- 大家专注于争取统治和控制权；

- 矛盾于组员之间、组员与组长之间出现。

第三阶段：具内聚力的阶段

- 组员的士气增加；

- 组员彼此信任；

- 团体基本兴趣是大家的亲密关系；

- 可能为了表现大家都彼此相爱，会压抑负面的感受；

- 组员彼此吸引和尊重；

- 组员开始投身于心理咨询过程；

- 组员认同组长和团体；

- 团体常规出现；

- 组员彼此影响；

- 有效的沟通网络出现；

- 组员彼此合作与信任。

第四阶段：生产阶段

- 组员彼此接纳各人的问题；

- 组员彼此帮助解决问题；

- 团体很稳定，出现很长的工作过程；

- 组员有更多的投身，作更深入和更多的个人分享；

- 团体运作指向个别组员和团体目标；

- 团体努力产生一些具长远价值的功能，主要是将各人的领悟转化
  为行为和性格的改变；

- 组员自由抉择，自在而安全；

- 团体过程很有弹性；

- 组员不时改变自己的角色，以强化团体功能。

第五阶段：结束阶段

- 往往出现很沉重的情绪，包括分离、损失、离散、无能、依赖、死亡和被遗弃感；

- 组员可能出现新的困难，如面对分离和孤单感，因而引起他人关注；

- 无力处理分离者，可能以缺席来逃避；

- 组员可能避免谈及伤感问题，拖到最后一次才面对；

- 组员可能以数说团体的失败来处理个人情绪；

- 积极者会重提团体的愉快时刻，提醒大家共同走过的欢快之路，并作出个人获得帮助的见证；

- 组员往往先表达负面感受，如沮丧、不安和愤怒；

- 组员可能强调和坚持团体永远不会完结；

- 继之组员会述说团体经验所带来的积极感受；

- 组员会彼此表示感谢；

- 组员肯定团体对个人的影响和价值；

- 组员分享个人面对团体结束的感受；

- 组员在团体中将所得的领悟和学习付诸行动，并延伸到日常生活；

- 组员学习在没有团体支持下，继续维持所有的改进。

❸ 亚隆的界定

亚隆（Yalom, 1985）将团体整个过程分为以下五个阶段：

第一阶段
• 组员充满怀疑与困惑；
• 表现得很有依赖性；
• 不敢参与；
• 寻找团体的意义；
• 寻求别人的接纳和认同；
• 寻求与组长、组员的共通点；
• 寻找团体的结构；
• 组员相交如日常的社交；
• 期望组长提供团体结构和答案；
• 期待组长的接纳与应允；
• 为自己寻找适当的角色；
• 组员间进行非人化的一般性讨论；
• 对表面化的问题作理性探讨并寻求解决问题的方法；
• 倾向寻求和提供意见与建议。

第二阶段
• 团体充满矛盾；
• 组员之间、组员和组长之间出现敌意；
• 组员专注于争取统治与控制权；

- 组员中出现社会性的先后次序；

- 组员有反叛的行为；

- 对其他组员有负面的感受；

- 对其他人，包括组长有负面的意见，并作出个人批评；

- 为别人提供道德性的意见，出现许多"应该"与"不应该"；

- 可能出现代罪羔羊；

- 对组长有不切实际的期望；

- 彼此争宠，希望自己成为组长的宠儿。

第三阶段

- 内聚力出现；

- 团体成为一个内聚的单位；

- 组员间出现信任和彼此接纳；

- 组员间有亲密关系；

- 大家有"在一起"和"同在一个团体"的感觉；

- 组员进行坦诚的分享；

- 敢于显露与性有关的私隐；

- 团体士气增加；

- 向团体公开长久埋藏于内心的不当或为非作歹行为；

- 出席率改进；

- 组员对不出席者表示关注；

- 组员作深入的个人探索;

- 组员彼此帮助。

第四阶段

- 团体的工作阶段;

- 团体已充分发展,成为一个成熟的工作团体,组员积极处理个人问题,作出各种改变。

第五阶段

- 组员知道自己将要面对整个团体解散而感到伤感;

- 组员可能用缺席来逃避;

- 组员表现得伤感和痛苦;

- 组员可能分享过去大家曾经共有的经验;

- 组员以提起团体中开心和有意义的经验来处理自己的情绪;

- 组员彼此提醒各人当前和过去的差异,肯定团体的价值;

- 组员可能作出见证,叙说团体对自己的帮助。

除了谈及团体整体的结束之外,亚隆还对开放式团体中个别组员中止参加团体作出具体的描述:

- 组员通常很焦虑和抑郁;

- 经历分离的哀伤;

- 大家感到难舍难分;

- 未准备离去者，可能对将离去者施加压力，阻止其离去；

- 组员旧有的病征和问题可能重现复发，作为对疗程终结的抗议；

- 有些组员单单是考虑中止疗程，亦会导致很大的困扰，那些对"被遗弃"这个情况敏感者，问题尤其严重；

- 组员会彼此协助作出决定，看看是否要中止疗程；

- 组员预先讨论是否要中止疗程，同时处理个人情绪；

- 组员寻求再参加团体的保证；

- 收集其他人的电话号码；

- 组员安排各种社交活动；

- 组员要求其他人日后知会团体内发生的事；

- 团体全体一同处理离别的情意和失落感。

❹ 科里的界定

科里（Corey, 1985, 1987）将团体的发展过程分为四个阶段：

第一阶段：初始阶段
• 组员倾向安静、局促不安；
• 组员彼此不信任；
• 大家尝试为团体定出结构；
• 组员表现得害怕与犹疑不决；
• 组员可能表达个人的期望和希望；
• 讨论流于非人化，集中在解决问题；

- 组员不作个人探索，亦不鼓励他人作个人探索；

- 组员喜欢提供意见和建议；

- 矛盾与愤怒逐渐出现；

- 有人会因无意义的社交式对话而感到沉闷；

- 组员表现出抗拒；

- 组员倾向谈论别人而不对焦自己；

- 组员进行他时他地而非此时此地的对话。

第二阶段：艰困的阶段

- 组员很焦虑；

- 大家防卫性很强；

- 大家表现得抗拒；

- 有人测试组长和其他组员；

- 组员一方面想自保，另一方面又蠢蠢欲动，想冒险参与；

- 组员害怕自己出洋相，故步步为营；

- 组员害怕被否定和排斥；

- 组员害怕自己失控；

- 组员害怕一旦触及个人伤痛时会作出不自愿的分享；

- 组员怕被迫作出个人分享；

- 组员担心自己有太多责任，或承担不足；

- 组员挣扎要作自主；

- 组员挑战组长；

- 组员彼此对质；

- 组员之间出现矛盾；

- 组员有转移行为；

- 团体出现难以处理的组员。

第三阶段：工作阶段出现内聚力

- 组员投身团体；

- 组员探索个人重要的问题；

- 组员主动参与，亦互相帮助；

- 组员主动帮助别人；

- 组员分担组长的功能；

- 组员乐意接受和给予别人回馈；

- 讨论对焦此时此地；

- 组员明白什么是具易化功能的行为；

- 组员间彼此支持，亦同时彼此挑战与对质；

- 组员学习将领悟转化为行动；

- 无论在团体内外的行为都得到强化；

- 组长用不同的介入方法来促进组员深入的自我探索，并协助测试新行为；

- 组员对组长的依赖减少；

- 大家对团体的控制权、权力斗争，以及人与人间的矛盾，都作出深入讨论；

• 组员学习处理冲突和矛盾； • 因着经历被接纳，团体的治疗能力不断发展； • 组员放下伪装与面具，学习显露深层、真正的自我。

↓

第四阶段：结束阶段
• 组员澄清各自的团体经验带来的意义； • 组员统整与巩固各人在团体的心得； • 大家作出决定，看看把什么新行为延伸到日常生活里； • 在组长带领下立约，以期继续改进； • 组员感到害怕； • 组员有威胁感； • 组员倾诉离情； • 组员尝试处理未完成事项； • 大家回顾整个经历； • 大家操练新的行为； • 大家透过处理分离之苦，学习应付损失和痛楚； • 组员之间彼此回馈。

5 罗杰斯的看法

罗杰斯（Rogers, 1985）对团体运动有很大的贡献，他曾整理团体发展的过程，将其分为十四个阶段，其详尽的剖析对初学者认识团体发展很有帮助：

第一阶段——自由活动

在几乎没有结构的情况下，组员随意走动，接触和认识别人。在这个阶段，组员有很大的混乱感和沮丧感。有些人很安静，亦有些人进行断断续续的交谈。大家倾向要求组长作出指引提示。

第二阶段——抗拒作出个人的表达和探索

组员很局促不安，往往不愿意表达自己，纵使有对话，亦是非人化和资料性的。

第三阶段——叙述过往的经验

组员在团体中不会描述当前的感受，通常只会将过去经历作为话题，谈话中绝不会涉及团体中的人。

第四阶段——叙述负面的经验

组员开始讲述自己在团体中的负面情绪。他们的负面取向感受往往首先指向组长，随之是其他组员。这些行动背后的原因是个人感到焦虑和受到威胁，故此作出防卫。同时，亦借此测试团体的安全度。

第五阶段——表达和探索与个人有关的资料

当组员讲述负面的感受，而没有被人批评和否定时，有些人就会开始提及个人的事，而团体中彼此的信任亦因此逐渐出现。

第六阶段——表达与其他组员相处的即时感受

组员开始表达对其他人的感受和态度，除了正面亦包括负面。不过，虽然会有负面的表达，却不会很极端，更不会带攻击性，纯然是一些个人的反应和感受。结果大家因此共同摸索和发展出一种珍贵的信任。

第七阶段——团体发展医治的能力

组员彼此表示关心，对他人亦有了解和体谅，而且大家尝试用自己的方法来帮助他人。

第八阶段——达到个人的自我接纳，亦开始改变

由于大家都很信任对方，并坦诚地表达和互助，组员已很安心地放下个人的防卫和伪装，开始逐渐对自己有更大的接纳。随之而来的就是个人态度和行为的改变。在这个阶段，组员感到团体中每个人都很实在，都是真实的个体。各人虽然有软弱和限制，但亦各有所长。

第九阶段——打破伪装

由于对自己的接纳和确认，组员抛掉各种伪装和面具，大家开始享受一种充满关爱、诚实和开放的真挚关系，大家亦因此彼此支持，并鼓励对方保持真诚。

第十阶段——提供和接受回馈

因为组员明白自己在团体中的重要性，肯定个人对别人的影响和价值，故此他们会坦诚地为别人提供回馈，同时亦愿意接受别人的回馈和帮助。

第十一阶段——对质

由于组员彼此关心，故此当有需要时会与人对质，协助别人澄清和处理矛盾，积极面对问题，效果往往很有建设性。

第十二阶段——将帮助延伸到团体之外

组员之间的关系密切，除了在团体彼此帮助外，在团体之外亦有很人性化的交往和支持。这种行动对正经历痛苦自省和改变过程的组员往往很有意义，帮助亦很大。

第十三阶段——发展基本的真实关系

组员可以具体感受到大家的亲密和高度的同感。结果，一种很深

厚的人际关系得以发展。那是一种人与人的真实接触，一种难能可贵的"我—你"关系。

第十四阶段——在团体中作出行为的改变

组员逐渐改变，变得很体谅人，蛮有同感，对人接纳、温暖、诚挚且真实。具体来说，大家已经踏上自我实现之路。他们的个人问题得到解决，在人际关系上亦得到改善。

6 我的看法

根据验证，我建议将团体的发展过程分为四个阶段，如下图：

1	2	3	4
开始阶段→	过渡阶段→	投身阶段→	终结阶段

由于前文对团体不同的阶段已有相当的叙述，故此我不准备在以下的篇幅再作详细描述，只阐释与讨论一些重要项目，其中包括：团体的第一次聚会；第一次聚会的目标；初始阶段组长可以运用的有效语句；团体咨询的常规；过渡阶段适用的有效语句；投身阶段的内聚力；在投身阶段刺激和催化组员的互动；终结阶段要留意的重点；组长在团体过程中的态度和工作等。最后，我会提出几个容易被忽略的要项。

团体的第一次聚会

❶ 组长的身心状况

在整个团体生命历程中，对组长来说，开始的最早期通常最困难又最具挑战性（Jacobs, Harvill & Masson, 1988）。第一次聚会该如何开始，实在是十分重要的问题。按照经验，我往往会花最多心思来计划第一次聚会。而且，纵使准备工作很充足，亦难免有一定程度的紧张。不过，我通常都会有种期待的渴望与兴奋，就像许多母亲在产期临近时，等待孩子出生的心情：内心很是焦虑，却又夹杂着浓厚的好奇、兴奋和愉悦。

毫无疑问，组长如何开始第一次聚会，不但会在某种程度上影响团体的风气与格调，同时对团体日后的发展也往往产生决定性的作用。故此，任何组长无论经验深浅，都千万不要掉以轻心。首先，组长要查察自己的身心状况，因为倘若组长自己本身的状况欠佳，便很难有效地带领团体。心情不好时固然难以担任组长的重责，身体有毛病或过分疲劳时，也难以承担此重任。事实上，担任组长无论在心力或体力上，消耗都相当大，如情绪上有困扰或体力不足，都会成为工作上的阻碍。

❷ 组长的言行

在第一次聚会中，组长难免需要显得主动和较为活跃。在这个过程中，他必须留意自己的一言一行，务求向组员表达温暖、信任、诚挚、尊重、接纳与同感，因为这一切将会产生典范作用。组长在初始阶段的言行，往往会逐渐影响团体成员，结果发展成团体常规。倘若上述各种态度与行为能成为常规，团体中就会出现具治疗功能的环境，团体的发展与进步往往也较肯定。一位成功的组长，在举止之间要拥有以上特质，说话要得体，而幽默感、活泼与生气也十分重要，他要借此令团体变得有趣和具吸引力。很遗憾有些组长不能达到此目的，令组员在开始阶段觉得沉闷乏味，以致退出团体。

有些组长选择以平铺直叙的手法来开始团体咨询。我固然不反对组长在初始阶段强调团体规则，但我却不鼓励以此作为开始。因为在我的督导中，当组长开始就以规则为重点，团体通常会变得死气沉沉，组员都正襟危坐，变得万分严肃与拘谨，而组长更难免把自己变成权威者。有些组员对组长甚至建立起监察者和教导者的第一印象。

既然第一次聚会如此重要，组长运用的词汇、语句和所持有的目标就变得关键，以下我会作出讨论和提供建议。

在第一次聚会中，最重要的是有效地开始团体咨询。虽然不同组长有其个人选择，但无论如何，组长怎样开始第一次聚会，通常会为他所带领的团体定下基调和风格。

无论组长采用什么方法起步，他一定要很有效地在个人的言行态度中，表现对组员的尊重、真诚与同感（Rogers, 1987）。透过各种易化条件，组长努力地在最短时间内创造一种具治疗功能、令大家都感到安全而自在的气氛，让组员安心参与并投入团体过程。汉森（Hansen, 1980）强调，组长的首要任务就是要向组员传达一种温暖而积极的态度，代表组长对个别组员的接纳、欢迎、关爱和重视。

❸ 组员开始时的疑惑

在初始阶段，尤其是第一次聚会中，组员中往往会衍生出很多焦虑、害怕和疑惑的情绪，以至或多或少出现抗拒。以下是其中一些典型：

- 我能否被人接纳，抑或会被人否定？

- 我能否直接讲出我的感受，抑或要委婉地措辞，以免冒犯他人？

- 在团体中的互动，与我的日常生活有何不同？

- 我害怕别人会审判我。

- 我与其他人相似吗？

- 我会否由于压力而被迫表演呢？

- 我有能力在此冒险吗？

- 我怕自己被视作小丑，也害怕别人轻视我。

- 倘若我发觉自己不正常时，怎么办呢？

- 我会否暴露自己太多呢？

- 我怕自己会退缩和被动。

- 我害怕被伤害。

- 倘若团体中有人攻击我，怎么办呢？

- 我害怕自己的问题被夸大。

- 我害怕自己会依赖这个团体。

- 倘若我发觉一些自己无法应付的事项时，怎么办呢？

- 倘若我真的坦言我的感受，会伤害他人吗？

- 我会否变得疯狂呢？（Corey, 1992）？

- 我怕别人知道我的问题后会看不起我。

- 我害怕自己一触及内心的痛楚，情绪将会无法控制。

- 其他人真的能保守秘密吗？

- 别人会有兴趣认识我吗？

- 我值得别人花时间听我诉苦吗？

- 我不想在别人面前流泪。

- 我的问题牵涉到家人，我不想张扬家丑。

- 我的问题根本是个死结，说出来也没用。

- 我的问题错综复杂，团体真的能够帮助我吗？

❹ 创建信任的气氛

倘若我们分析组员所谈及的问题，会发现他们其实很需要其他人接纳与体谅。此外，组员因着内心各种焦虑与疑惑，通常在开始时只愿与团体分享个人一些资料性的事物，以策安全。在讨论与互动过程中，通常亦停留在理性层面，并倾向为别人提供意见以解决问题。大家相处时很有礼貌，亦很乐意彼此支持。可惜，这种表面看来似乎"融洽"的场面，其实是彼此存在戒心，保护他人的同时，也着意保护自己。而且，大家亦不想冒犯人，相反地期望其他人喜欢自己。组长一定要敏锐地看透这个假象，并明白其中所隐含的危机。否则，一旦这种如日常社交式的关系定了型，团体就难以发挥功能。

针对上述难题，组长宜设法在团体中创建信任的气氛。学者们公认，一个团体得以继续发展，有赖组员之间的彼此信任。科里（Corey, 1987）更认为信任是团体的基础。他指出，倘若团体组员缺乏信任，团体的互动会变得很表面化和肤浅，自我探索难以出现，组员之间不会彼此挑战，而团体亦因为有隐藏情绪而出现运作障碍。科氏强调，组员能否信任团体，视乎组长是否有能力让组员相信团体是个安全的地方，让大家可以放心显露自己。他强调组长可以鼓励组员讲出令他们产生不信任的原因。

在曾经带领的团体中，首先，我发觉自己对团体、对个别组员和对团体过程三方面的信任（Rogers, 1970）通常有助团体建立信任气氛。其次，我发觉组长如何处理组员表达的负面感受往往很关键。在团体初期，有些组员基于各种原因会对其他人、对团体，甚至对组长表达一些负面的感受，甚至是批评。组长千万不要作任何反击或指责，反之应接纳和尊重，并致力催化其表达。这种处理方法，不但令冒险表白的组员得到支持和鼓励，其他组员在观察过程中也会因此对组长和团体感到安全而增强信任。就以上例子，大家可以看到团体中有些人较容易对团体产生信任，亦因此较快作出冒险性的言行。关键是组长要处理得当，才能对其他组员产生激励作用。

组长可以透过观察组员的语言和身体语言所带出的信息，判断他是否信任团体。在团体中，当组员的需要被觉察，组员觉得被重视和了解时，不但觉得组长关心他，同时还会觉得被信任。例如，组长透过身体语言发现约翰有很多焦虑，于是鼓励约翰道出内心关注的事物和忧虑。当约翰尝试表达时，组长设法帮助他，促进他作出全面而深入的表达。这便是正确的处理方法，再加上组长在过程中认真而接纳的态度，加上留心聆听，都会加强约翰对团体的信任。

5 开始团体咨询的具体办法

具体地开始团体咨询的方法很多，有些组长一开始就讲述团体咨询的目的和规矩，这实在很不明智。因为这做法一方面令团体咨询过分理性化和以事务为取向，另一方面，这亦会形成组长管治的角色。不过，倘若组长事前准备功夫不足，往往就会落在两难之间。故此组前的准备，如组前会谈是重要的步骤。至于邀请组员讲述对团体的期望，却不是正确的做法，因为这一步骤应该在组前面谈已作处理；另外，各人的期望有差异，这很可能引起组员之间的比较，或令一些信心不足的组员质疑自己的期望，继而产生不安。

其实，开始团体咨询的方法弹性很大，组长可以因应组员的性质、聚会场所的特质等作出有创意的设计。例如有一次，我们聚会的营地山明水秀，而团体咨询开始时刚巧是早晨，当组员都到达后，我简单地说："大家参加这个成长团体，其中的重点就是要更认识自己。现在我给大家三十分钟时间，你们不要跟人交谈，独自到林中或沙滩漫步，静静地默想，探索一下自己。待会儿回到团体，我会请大家作点分享。"香港人一向忙碌，都市繁乱的生活往往令人迷失，难得独处与静思。这次活动给我和组员带来很多思想上的冲击。结果，团体正式开始时，在团体中作了一些个人分享后，组员已争相表达个人的体验，很自然地作出自我探索。以下是一些如何开始团体的例子（Jacobs, Harvill & Masson, 1988），供大家参考：

- 具体地说明团体的目的和性质，随后辅以一个启航式作业。虽然有些组长在进行治疗团体咨询与成长团体咨询时也会以此作开始，但一般来说这种方式会在教育性和职务性的团体中运用。

- 用简短的话带出团体的特色。例如，在一个为父母分居与离婚的青少年而开设的团体中，组长以一两分钟说明团体是为参加者分享个人探索而设，对焦参加者对父母分居与离异所产生的反应，让参加者彼此分享及分担感受，了解彼此的想法。随后，就用作业形式让参加者对别人有初步认识。

- 以简短的话带出团体的特色，然后直接进入团体咨询的内容。这种方法适用于当组员对团体咨询的目的已清楚，故不必再作介绍的情况。对于讨论团体、教育团体和职务团体来说，这种方法都很适用。尤其当团体咨询的时间短促，例如只有一小时，就更加适合。

- 以简短的话作开始，然后让组员两人一组讨论。讨论的内容可以是团体咨询的内容，亦可以谈到他们为何会参加团体。

- 以简短的话作开始，然后让组员填写一张完成句子的表格。对于讨论团体、教育团体和职务团体，这方法通常能帮助组员对焦。至于在治疗团体和成长团体中，如果组员彼此认识，亦可以运用这个方法。

- 以一份导引性的作业开始。当组员清楚团体的目的与运作后，这是一个很好的方法，因为组员不但可以彼此介绍和认识，还可以直接地以团体咨询的内容作对焦。

- 在对组员表达欢迎后，立即说："现在团体咨询正式开始，有谁想首先作表述和带领活动的，请起动。"在经验中，大家认为这是最人本取向的处理。事实上，反应很好，随后团体咨询的发展亦良佳。

第一次聚会的目标

以下是第一次团体聚会时的一些基本目标：

- 介绍组员互相认识，并且让组员与组长互相有初步认识。

- 重申机构、所属单位和组长开设团体的目的。

- 强调保密的重要性，并要求组员严加遵守。

- 协助组员表达个人对团体的感受。倘若组前没有会谈，就更加要审视组员过去的团体咨询经历。

- 明确心理咨询师的工作、职务和各种帮助组员的方法。

- 说明组员的责任，以及他们应有的言行。

- 直接处理阻碍团体有效运作的事项。

- 开始鼓励组员与组员之间的互动，以期令团体不是只有组长和组员讨论。

- 开始诱发与建立温暖、自由而具支持的气氛，令组员感到安全，因而逐渐趋于彼此信任，并坦诚开放自己。

- 帮助组员为将来的工作建立一个尝试性的计划。

- 明确组员和心理咨询师之间的期望。例如，组员可以对心理咨询师有什么期望？此外，组长期望组员如何参与（例如：经常和准时出席）？这些关乎组织和结构上的规则和条例，也是工作契约的一部分。或者让组员对下一个特别步骤达致协调的意见，例如，这是否是大家下星期希望讨论的中心主旨和要点？

- 开始鼓励组员作出诚实的回馈，并忠实地评估团体咨询的效果。

- 聚会结束前邀请各人表达感受，并为大家积极投入日后的聚会作预备。

- 若组员对团体的任何方面有意见，要及时讨论并作出处理。例如，当组员认为聚会地方冷气不足、空气不流通，组长就应该设法作出改善。

- 在必要时修正组员对团体咨询的错误观念，作适当的宣教并提供资料。

- 组长不着痕迹地、自然地表现具治疗功能的态度和行为，以作为组员的典范，并逐渐使它成为团体咨询的常规。

第四节

初始阶段组长可以运用的有效语句

❶ 不当的引导

不少心理咨询工作者对带领团体有莫名的忧虑，其中一个因素是不知该如何促进团体的建立。有些组长害怕组员不肯表达，有些担心每个人都在等待别人先开腔，有些认为团体刚开始大家都不认识，没可能期望组员开放自己，结果可能采用了错误的方法来引导，导致后患无穷，补救时也困难重重。例如，有些组长由于不相信组员有能力开放自己、分享个人内心的问题与感受，于是在初始阶段便以一些表面化、非人化或资料性的话题作开始，他们看见组员纷纷发言，就以为团体已解冻，组员已各自投入团体。但很不幸这个结论十分错误，当团体成员在纯理性客观地讨论事物时，可以说他们是参与了一场讨论，但绝对不等于投入了咨询和心理治疗的过程。更重要的是，若团体以此种形式起步，无形中成为团体交往的常规，结果组员无意间就会选择停留在这个沟通层面。如果组长未能及时干预，常规便会逐渐定型，结果心理咨询团体无法发挥功能，名存实亡。

❷ 善用说话引导

老实说，若将理性的讨论和个人化的深入分享比较，前者是安全得多的交际活动。当组长在团体咨询初始阶段未能迅速建立一个安全、温暖而且具治疗功能的团体咨询环境时，就算组长没有错误引导，但组员亦可能倾向保持疏离，只进行社交性、礼貌性的交谈。故此，组长要设法在团体咨询初始阶段，透过适当的态度、行为和语言，协助与诱导组员尝试投入及参与团体咨询。其中态度方面，于"团体动力"的一章（第四章）已经详细讨论，现不作复述。至于说话方面，我根据自己带领团体咨询的经验，选择了一些我认为很能诱发组员开放和分享的问题，分列如下：

- 你为什么会参加这个团体？为什么现在要参加团体？

- 你可否讲述你参加这个团体的其中一个主要目的？

- 在过去三个月，有没有任何经历与你今次参加团体有关？是什么经历？

- 你最想在这次团体经验中得到什么？

- 倘若每个人只可以用两个形容词来协助团体认识自己，你会选择哪两个词？

- 你如今在这团体当中，内心有什么感受？

- 在过往你曾参加的团体咨询中，有没有一些想和组员分享的经历呢？

- 有好几位组员在组前聚会中都曾经告诉我，希望自己在团体中有所改变，大家愿意简单地与团体分享吗？

- 既然希望改变，自然就要尝试新事物，大家的看法如何？

- 在整个团体过程结束时，你最期望学到和获得什么？

- 你对团体的期望是什么？

- 你期望在团体中有所获得，自己可曾准备投入与投身呢？

- 许多人，包括我自己，在参加团体时都会有些疑惧和焦虑，大家可否作点分享呢？

- 回顾过去一个月，找出一项令你感受最深的事情，无论喜或忧，和大家作点分享。

- 请大家分享你人生中最哀伤与最开心的事件。

- 请告诉大家你生命中最重要的人。他对你有什么影响？

- 在这个团体中，你有什么是希望大家协助的呢？

- 在团体中，大家会尝试倾心吐意，你对此有何看法？

- 从决定报名，继而出席组前会谈，一直到如今正式参与团体，你最强烈的感受是什么？

- 你参加团体时，个人有没有具体的议程和要处理的事项？

- 你对心理咨询团体／成长团体有没有认识？你预期的情况是怎么样的？

- 团体第一次聚会即将结束，请向大家分享你对此次聚会的看法与感受。

- 现在我们要进行团体第二次聚会了，可否与大家分享你对上一次聚会的看法和感受？自上次聚会之后到如今，你印象最深的是什么？

- 上一次聚会之后，你有没有发现自己对团体喜欢和不喜欢的地方呢？

- 在上一次聚会中发生了许多事，其中有什么事对你产生威胁，而令你感到不安和害怕呢？

- 在连续两次聚会中，你最开心与告慰的是什么？

- 大家可否分享是什么吸引你继续出席团体呢？

看完以上的问题和句子，大家会发觉每句话所能导致的结果都不同，但都同时环绕着一个自我分享的核心。其中有一部分较为概括，亦较少冒险，但亦有一部分带着较大的冒险成分，因为其中有些话可能为组员带来压力。故此组长处理时，要根据自己敏锐的观察和准确的评核，看看你所带领的团体当时的发展情况、各组员的准备心态、组员与组员及组员与组长之间的关系，考虑到底适宜选用哪一些语句和问题。组长对于这一点绝不能轻率从事，因为在团体进程中，每一个微细的因素都会产生或正面或负面的影响。尤其是组长，他在团体咨询初始阶段的言行和态度，往往对整个团体具有决定性的影响。如果他们草率行事，事后要作补救往往十分困难。

3 不宜要求轮流发言

在此要一提，组长在选择以上任何一项作为诱发之后，不宜要求组员轮流发言。但很可惜，有些组长可能心急，习惯发号施令，亦可能喜欢有结构、有系统的运作程序，往往会对组员作出以上要求。可是这种处理手法，只会为组员徒增许多紧张和压力，会带来负面影响。另外，组员在被勉强表达之下，可能会虚应一招打发过去，缺乏个人深层的参与，失却了原来的意义。况且，一旦这种不真诚的表达成为常规，流弊就更大。此外，若轮流发言发展成为常规，团体就会变得僵化，无法发挥心理咨询与成长的宝贵功能。可惜，不少组长因自己信心不足，结果犯此错误，导致团体的发展被延误。

在团体初始阶段，常规会逐渐成形。由于常规的好坏往往影响整个团体的生命与发展，故此常规是组长带领团体时需要加倍谨慎处理的事项。我在下一节会较详细地和大家逐一探讨。

第五节

团体咨询的常规

❶ 两种常规

什么是团体常规？加兹达（Gazda, 1976）认为常规是团体咨询的一套规则和标准。汉森（Hansen, 1980）则认为常规通常是一些行为指引，表示一个团体接纳和不接纳的行为。

波特（Porter, 1972）曾将团体咨询常规分为两类：第一类具促进和诱发功能，集中于组员合作性的行为。这些常规可以帮助处理此时此地的各种课题；处理个人与他人的感受；对个别组员表示尊重；描述其他人的行为和确认不同行为会导致的不同结果。相反，第二类常规具阻碍力，很强调竞争。这类常规处理他时他地的各种课题；检查、批评、评核或否定个人与他人的感受；坚持组员的划一性；揣测别人行为背后的动机；同时还要求他们根据"应该"和"不应该"的原则来行动和处事。

波氏强调，在竞争性强的团体中，最重要的问题通常是"谁做得对？"，而且团体会倾向发展两极性的行为，如对与错、胜利与失败、攻击与防卫等，结果令组员与团体的关系变得脆弱，团体的内聚力难以形成。相反，合作性的行为令大家在团体中有效地运作，有助组员开放及进行个人分享，结果促进组员之间的关系，内聚力逐渐得以增强。

团体常规的主要功能有二：其一是协助团体建立具治疗功能的咨询氛围，以使组员可以感受到自己是团体的一分子，并作出投身。其二是对组员在团体中所扮演的角色产生影响。常规会鼓励组员尽力促进团体运作，令团体得以维持和发展。

❷ 组长角色之一——技术专家

论及组长如何促进和塑造常规，亚隆（Yalom, 1985）指出，组长主要有两个角色：第一是技术专家，第二是树立模范的参与者。

组长作为技术专家，在团体开始时会透过不同的途径塑造团体的文化，其中包括明显的教导和建议。例如，在组前会谈和第一次聚会中，组长可以具体教导组员要自由地对话互动，而不是单单和组长对谈。在团体咨询进行过程中，一旦发觉有需要，组长还可以重复说明。事实上，对团体咨询缺乏认识的组员，往往倾向于向组长倾诉和发问，亦期望组长回应和回答他。在实际经验中，我常常要在团体中作出适当和及时的提醒。例如，有一次我曾说："团体是大家有份的，主角并不是我，而是你们每一个人。刚才玛利分享时，我看到你们当中有几个人有感应，可否现在向玛利讲述呢？"这种简单的提示和引导，很自然地将玛利投向我的目光与期望分散在团体其他人身上。同时，这亦促进其他人向玛利作出回应。

亚氏曾经指出，组长若有需要甚至可以在被提问时拒绝作答，或闭起眼睛不说话，这方法我亦曾经使用。不过，我更常使用的是以下的方法：当组员的发言或提问指向我时，我会很专注地聆听以示尊重，一旦发觉他期望我回应和回答时，我就会及早把视线转向其他组员。有趣的是，这种不着痕迹的提醒，组员通常都有能力领悟。

在塑造常规的过程中，组长可以适当地采用强化的方法。简单来说，应对组员适当的行为，组长可用语言或非语言行为来作出正面强化，例如点头、微笑、身体前倾、注目聆听、提问要求澄清、轻拍肩背、具鼓励性地说"嗯"和"原来是这样的"等行为。相反，对于组员不适当的行为，组长不作回应、不点头、面无表情、眼光望向他人、蹙眉、满脸困惑、漠不关心和无动于衷的样子，这些都是负面的强化。其实，团体是一个学习过程，组长的外显和内隐反应，可以形成一种奖赏—惩罚的暗示，结果会强化成熟的行为，并禁止不成熟的行为（Marmor, 1968）。

在团体发展初期，组长必须小心处理问题。例如，我在督导工作中，发现不少组长没有耐性等待组员自动参与和发言，于是点名要求组员参与。可惜，这很可能塑造一个负面常规，组员逐渐变得被动和依赖，往往要等组长提名才作回应。另一种常见的错误技巧，是组长为了方便，或可能为了节省时间，于是要求组员顺序轮流发言。可惜，这往往削弱了组员的自然回应，令他们变得被动。他们在"轮候"时只会专注准备个人的"演讲"，而无法专心倾听其他人的分享，对组员之间发展关系产生负面影响。又因为是轮流回应，组员无选择余地，结果那些本来并无准备回应的组员，也被迫要作一番"演讲"，以致发言流于浮浅和表面化，实是组员互动的大忌。

❸ 组长角色之二——树立模范的参与者

带领团体的心理咨询师，身份较在进行个别心理咨询时多元而复杂。他在团体中固然一直肩负着组长的责任，但同时还要扮演不同的角色，其中包括在团体中全然投入；他与其他组员一样是团体的一分子。

论到塑造常规，组长的第二个角色就是树立模范的参与者。组长在团体中透过自己的一言一行作为其他组员的模范。我在培训工作中，很强调组长在团体常规形成过程中的巨大责任和影响。尤其是在团体始创期，组长一个细微的动作，一个不经意的眼神，都足以产生影响。有些组长忽略了第一次聚会时自己言行的影响力，以致团体出现不适当的行为型态。例如，在团体开始时的首次见面，许多组长会让大家彼此认识，倘若组长在介绍自己时只说出一些纯资料性的信息，不但无助团体建立，还可能导致负面的影响。我曾听见一位组长说："我名叫李大可，是这间社会服务机构的社工，自大学毕业之后就一直在这里工作，已有足足三年的时间。我的工作主要是为本区青少年提供不同形式的活动，而这个会心团体，就是其中的一种。"很可惜，这位社工忽略了他是组员仿效的对象，结果其后组员的分享都倾向资料性和表面化，没有真正在"人"的层面上作出交流。

相反，我在督导工作中也发现有些成功的组长，他们很自然地作出个人的分享，结果就塑造了有效的常规。例如，某个团体在第一次聚会时，组长作出以下的自我介绍："我的名字是李佩文，认识我的人都知道我很外向，性情活泼好动，最喜爱的是群体活动。不过，我经常提醒自己要抽空学习独处，因为我不想在人群和热闹中迷失自己。我很享受独自面对大自然，也面对自己，这对我认识自己和自我警醒很有助益。因为这种内省也促进我个人的成长。事实上，经历自己的成长是很开心的事。不过，更令我开心的是有机会在成长团体中协助别人成长，这对我来说是很宝贵的机会。而每一次在团体中看到组员的改变和成长，都再一次让我肯定心理咨询的功能。当然，也很庆幸和高兴自己选择了心理咨询作为个人的专业。"组长以上相当个人化、有深度的分享，为组员提供了一个典范，结果促进了团体的发展。

在日常生活中，人们往往会步步为营，甚至不时转换面具来应付不理想的环境；和别人相处亦经常被人批评和论断，以致人与人的相处变得虚伪，亦难以发展亲密和有深度的关系。在团体中，我们强调坦诚与直接的沟通，对许多组员来说可能难以置信。故此，组长在团体中就要身先士卒，为大家提供示范。例如，他一方面在态度上对人蛮有接纳、尊重、诚恳、同感、欣赏和真情流露，也不对人批评和评估，不会强迫组员揭露个人私隐。但与此同时，他在有需要时会冒险，会进行忠告与对质，并进行直接沟通。组长的各种行为，往往可以催化组员放弃日常惯用的防卫态度与行为，有所突破，以令大家可以进一步学习直接的坦诚相交与互动。

在一个团体的最后一次聚会时，一位组员主动给我一些回馈。他表示自己在团体过程中开始改变一向挑人毛病的习惯。他指出作为组长的我给了他许多提醒。他看到我对不同组员的包容和接纳，结果成了组员作出改变的起步点。他说我没有批评组员，纵使在对质过程中，也依然保存那份尊重和对人的关爱，同时亦往往着眼于组员的长处和个人能力。结果，这亦发展成为团体的风气，令大家都感到自由自在，按自己的步伐进行各种活动。我很感谢这位组员给我的回馈，这种支持与肯定实在有助我日后带领团体工作，而且更让我再一次看到组长在团体中树立良好模范的影响力。

在带领团体的过程中，组长的个人分享是很重要的元素，不但可以强化自己与组员的关系，而且还会给组员一个示范，促使他们放胆在团体中显露自己。倘若组长分享的是个人某些限制与不足，这一行动会协助组员较易在团体中分享他们的弱点和过失。因为既然组长也不完美，他们也能较放心让自己的不完美呈现于人前。其他类似的情况包括：组长愿意承认犯错、不作自我防卫，以及不玩把戏来掩饰自己等，都是重要的表现。若组长未能做到这些，或给团体带来负面的样板，则团体进程亦因此面临重重障碍，难以发展，无法产生团体心理咨询的功能。

❹ 小结

基于不同的理论取向，组长往往倾向建立与其所采用理论相吻合的常规。例如在训练团体中，重点既然是此时此地的各种课题，这个重点亦成为组长重视的常规；采用心理分析理论的组长，对组员信心不大，故此亦较少依赖组员建立常规，他们会较主动去构造团体的适当行为；信奉行为学派的组长，会偏重讨论实际的行为；信奉现实治疗派的组长，会强调讨论现实和组员的承诺；信奉自我理论学派的组长，会重视组员的玩把戏行为和剧本；而信奉理性情绪治疗派的组长，则会鼓励探讨与改变个人非理性的信念。虽然不同的组长重视的常规会有差异，但组长总会鼓励和强化那些能引导诱发性气氛和促进功能的行为，以期帮助团体发展，产生理想的团体效能。

总结而言，具诱发与促进功能的团体常规，通常具有以下特质：

- 支持性；

- 真诚；

- 开放性；

- 不具威胁；

- 有需要时，可能是对质性；

- 可以创造一个信任的环境；

- 处理此时此地的课题；

- 接纳个人及他人的感受；

- 尊重与接纳个别组员；

- 描述个人与他人的行为；

- 提供同感的了解；

- 增强组员的彼此投身；

- 深化沟通；

- 促进团体的发展和内聚力。

至于具阻碍力的常规，则通常是：

- 强调竞争；

- 具威胁性；

- 虚伪或表面化；

- 否定个人与他人的感受；

- 评核别人的行为或感受；

- 坚持组员的划一性；

- 揣测别人行为背后的动机；

- 强调"应该"与"不应该"，不尊重个人的独特性；

- 化解有意义的沟通；

- 取向与团体发展背道而驰；

- 消减团体的内聚力。

团体的初始阶段，通常是整个团体成败的关键。在这个影响深远的时刻，团体常规往往已开始成形，故此组长千万不可掉以轻心。除了以上的讨论外，要补充的是，团体常规可以由组长塑造，亦可以由组员共同发展；或者，可以由组长与组员共同塑造。常规可以由组长教导，亦可以在团体中公开讨论，一旦定型，对团体具认同与归属感的组员，不会轻易忽略常规。相反，不重视常规的组员，往往对团体欠缺投身。常规可以成为团体的稳定剂，内聚力越强的团体，常规规范组员的力量越大。而在团体发展过程中，组员还会彼此作出校正，以期行为不会偏离常规太远。

第六节

过渡阶段适用的有效语句

1 组员的问题

当团体进入过渡阶段和投身阶段，与之前的初始阶段作比较，组员通常会有许多不同的看法与感受。例如，组员在过渡阶段很可能有以下问题：

- 其他团体成员是否真正明白和关心我？

- 在团体中开放自己，是否真的有用？倘若我失去控制，在团体之外也照样做的话，后果如何？

- 我似乎站在一扇门外，由于害怕发现门后面的事物，故此不敢将门打开。我亦担心一旦打开时，我是否有能力重新将它关闭。而且，我也担心自己和其他组员的反应。

- 在团体中，我到底可以和其他人建立何种程度的亲密关系？我可以信任他们到什么程度（Corey, 1987）？

的确，他们在这个阶段会有许多冲突，争取控制的过程中会出现抗拒，会作理性分析，将自己抽离团体，不肯参与，甚至挣扎并与组长争权等。故此组长应该认清此阶段组员的特征，小心谨慎处理自己的行为与言语，一方面努力促进彼此的信任和关系的建立，另一方面则避免组员出现对抗和敌视，以使团体安稳迅速地经历过渡期，迈向投身阶段。

❷ 有效的语句

针对这个阶段中要完成的任务，我建议组长可以尝试采用下列语句：

○ 教导组员努力承认和表达感受的重要性

- 我发觉大家渐渐变得较为主动，这实在是可喜的进步。不过，倘若大家能够尝试界定自己内心的感受，并与团体分享，则对自己和团体都很有意义。

- 通过大家的表达，我觉察到背后隐藏着许多感受，我盼望大家可以坦诚地说出来，不但你自己舒服些，还可以帮助大家更认识你，而你也可以更认识自己。

- 在团体中，大家都同意彼此要开放。论到开放，最关键是将内心的感受表白，我盼望大家可以努力学习。

- 感受是很个人的，并没有对与错，你们有权充分表达。

- 我很高兴看到有人愿意表达自己的感受。既然有人做先头部队，我希望其他人也可以不必转弯抹角收藏感受，努力学习直接沟通，这样才能令团体达致预期效能。

- 当我们有能力界定和承认自己的感受时，这种自觉会有效地协助我们探索自己和认识自己。有些人长久没有成长，其中一个主要原因是他们只懂逃避面对真正的自我。

○ 帮助参与者明白自己的保护行为与心态

- 我发觉有人倾向分析别人和团体的情况，以致影响个人的投入。你愿意检视一下自己是否有此情况吗？

- 请不必去评估团体的发展情况，因为这种心态会令你与团体出现疏离，难以投入。在座的组员如果到现在仍然不断在问为什么，在进行理性分析，我建议你们尝试改变，转而对焦个人对事物直接与即时的反应。

- 我发觉有些组员喜欢为他人提出意见，想一想，你为什么会这样做？

- 在这两次聚会中，有人往往在别人倾诉伤心事时打断话头。这种行为对当事人无益，反而阻碍其自我探索。

- 大家尝试分享一下，为什么自己不想看见别人哀伤呢？

- 在说话中，概括性和模棱两可的字眼往往是人们逃避某种事实的方法，故此，我盼望你们尽量尝试采用具体明确的词语。

- 到现在为止，我们认识还不足十小时，大家未能完全信任别人是难以避免的。不过，我依然鼓励你们每个人都尽力参与，并表达一些你愿意和大家分享的内容。我发觉中国人对个人化的看法相当偏激，一谈到个人似乎就全部都是隐私。事实上，个人经历中有相当多的部分应该可以告诉别人，对不对？

- 我感觉到你们有些人对我有某种特别的感受，你们愿意坦白告诉我吗？我相信当我知道你们对我有如何的感受时，可以协助我更有效带领这个团体。

- 大家这一阵子的沉默令我很不安，有人愿意告诉我是什么原因，以及建议我应怎样做吗？

○ **教导和鼓励组员公开地处理矛盾与冲突，并协助他们认识和肯定其重要性**

- 我发觉大家似乎不愿意冲撞别人，因而显得很客气，但内心却有很强的负面感受，这一定很辛苦。我希望大家不要有太多顾忌，况且，处理冲突和矛盾是人际关系的要项之一。

- 你刚才是第一次在团体中向人表达不同的意见，并且要求别人重新考虑你的看法，你的表达和处理都很合宜，实在是一个突破。恭喜你！

- 向别人表达负面的感受，只要处理得当，并不一定会破坏彼此的关系。刚才你可有留意对方的回应？他并没有对你生气，反而谢谢你的关注哩！

- 我发觉团体中似乎出现了对立的情况，大家僵持不发言，这于事无补，倒不如坦白说清楚，这样才会对当事人彼得有帮助。否则彼得会感到很不安。正如他刚才所说，他责怪自己令大家不和，故此感到内疚。有人愿意告诉对方你如今的感受吗？

- 要公开地将自己的看法与感受说出来，固然不是一件容易的事，但既然大家都曾表示在团体会努力学习，这就是一个好机会。

- 大家要留意，我们表达自己的感受并不等于批评别人，那是截然不同的两回事。

- 许多人的人际关系逐渐恶化，很可能是未能及早处理矛盾和冲突，积累下来就会变得无法收拾。盼望大家一发现有矛盾冲突时，马上着手处理。

- 我过去也害怕面对冲突和矛盾，内心很不畅快，也很痛苦。后来我学会了有效地处理，并发觉这对自己的人际关系很有帮助，与别人相处时亦轻松自在得多，因此我希望大家作出尝试。

○ **界定团体成员之间的挣扎，并鼓励和教导组员承担团体发展的责任**

- 团体是大家的，每个人都有责任促进其团结与关系的发展。你愿意告诉大家你为什么难以投入吗？

- 我虽然是组长，但同时亦是团体中的成员，我会努力尽我的责任。不过，团体能否达到预期的成效，关键在于大家的投入程度。

- 我发觉许多人发出问题后就望着我，期望我提供答案。不过，我老早已经说过，我不会也没有能力如此做。正确的做法是大家参与讨论，一同进行探索。有谁愿意首先作出回应呢？

- 虽然在大家互有差异的处理手法中寻求协调并不容易，有些人甚至很冲动，不过，这反映出大家都很认真和投入。

- 可能有人为刚才出现的争执感到不安。不过，大家有没有发觉，经过刚才的挣扎过程，我们团体中人与人之间的距离骤然拉近了许多。我感觉到大家彼此的认识加深了，关系也改善了。你们愿意分享一下现在的感受和看法吗？

- 请不要制止其他组员对我和副组长的挑战行为，其实我很欣赏各人全然投入的态度。

- 两位组员异口同声地说，对你蛮横无理的言行感到很失望，你愿意作点回应吗？

- 在过去六次聚会中，你从来不作声，这种静默令其他人感到很不自然，请你作点解释好吗？

- 我发觉你在几次聚会中显得非常安静，我很想知道你的感受如何。

- 有人反对他继续探讨下去吗？

- 团体至今似乎进入了困境，大家都意兴阑珊，很不起劲，我希望大家追索困难所在。

- 假若团体就此结束，你同意吗？

- 在刚才争持不下的过程中，你曾经很激动和难过，从中你学到些什么？

- 我察觉到你们之间存在不少沟通阻碍，以致大家格格不入、很疏离，我相信大家要正视，坦白地说出来好作处理。

- 倘若有什么东西限制你在团体的活动，最好的方法就是直接表达出来。

- 听了你的解释，我发觉你并非不能，而是不愿意，也不会去做，对不对？

- 谢谢你关心我。我的确感到很吃力，但团体却似乎停滞不前，大家愿意帮助我吗？

- 大家一直采取观察的态度，怀有很大的戒心，这令我感到很沮丧，可以告诉我其中的原因吗？

- 你问我倘若团体一直无法发展，该怎么办？我相信这是每个人都要回答的问题，对不对？你带头发言好吗？

- 你说得很对，团体的凝聚力似乎还发展得不甚理想。不过也不必太担心，因为每个人都很努力地尝试投入。对如何促进团体的凝聚团结，你有什么具体建议？

在过渡阶段，组长最重要的职责是协助团体建立自我表达的常规，提供鼓励及挑战，若处理得宜，可以帮助组员学习面对和处理团体中的矛盾和冲突。此外，也能令组员改变自己因焦虑而导致的抗拒和防卫行为。其实，组员在过渡期的确会有很多疑虑，以致感到不安全和有压力，从而出现上述矛盾、冲突、抗拒和防卫的行为，这实在很自然。以上列出的诱导语句中，既有个人的分享，也有教导、鼓励支持，同时亦有不少挑战，其中包括尝试性质的、温和的对质。至于各种语句的具体使用，就要仰赖组长的临床经验和敏感度，按照个别团体的独特性和不同时刻个别组员与整个团体成员的预备心态，来作出正确的选择。还有，组长除了要留意语句的内容之外，个人的态度与音调都不可轻视。

第七节

投身阶段的内聚力

❶ 安全→信任

在经历了过渡阶段的冲突、矛盾与对质后，团体慢慢就在挣扎当中建立了内聚力。换言之，大家变得安全多了。汉森（Hansen, 1980）指出，组员之间在这时候已经产生彼此间的信任。同时，团体士气亦已出现。而在团体中，大家最基本关注的是当中的亲密关系。对于团体从过渡阶段进一步发展至投身阶段，亚隆（Yalom, 1985）指出，在团体中，只有当大家能表达内心的感受，彼此的冲突和矛盾得到建设性的处理之后，团体才会出现凝聚力，以至团体变得成熟，可以发挥积极的治疗功能。

在团体发展过程中，组长要有能力在团体中发展一种心理上安全的环境，以使组员可以逐步减少自我防卫，自由自在地表达，其中包括个人当下对自己和对他人的感受，都可以畅所欲言。由于表达的感受不受限制，无论是好是坏，每个人都有权表白，结果在这个过程中，每个人都会对自己整个人，包括情绪、理性、身体，以及潜能有较大的接纳。组员彼此之间的信任亦逐渐出现（Rogers, 1988）。不少初学团体咨询者常常忽略了在团体中各种事物都有一个发展历程。例如，从团体咨询一开始信任就可能立即萌芽，随着团体咨询过程的发展，组员之间的信任也应该相应递增，一直到投身阶段，组员之间的信任已很强，其功能令大家感受到团体是一个可以倾心吐意的安全场所。

在促进信任方面，组长应适当地鼓励组员彼此支持，并向别人表达自己对他的关注和兴趣。这种行动令别人感觉被接纳、被尊重、被关心和被专注，因此产生一种很舒服和彼此信任的感受。雅各布斯等（Jacobs, Harvill & Masson, 1988）提醒，一旦组长发觉组员之间出现不信任的情况，就要及时处理，不要耽延。至于应用方法，他们建议对焦信任这个课题，无论是直接把这点作为讨论重点，或者用作业辅助，都是可行的。

❷ 信任→内聚力

除了信任之外，团体在投身阶段的另一个特征，就是衍生出一种内聚力。团体中具治疗性的因素越强，团体的内聚力亦会越强。论到具治疗功能的因素，团体咨询有别于个人心理咨询，故此不但组长对组员要有尊重、真诚与同感的态度，在组员与组员之间也要出现这样的态度。因为当组员看见彼此是平等和相似的，觉得被人了解和接纳时，他们的自信会因此增加。事实上，当一个人在团体中被组长和组员接纳与尊重，包括尊重他有能力为自己解决问题时，他不但对团体会产生较强的投身，甚至对自己亦会出现较强的投身，他不会再轻易放弃自己，而会努力坚持。

在一个具内聚力的团体中，组员会很认真作出深入的自我探索（Truax, 1961）。而这一行动是个人自我改变与成长的必经阶段，而且内聚力本身就是一个具治疗效能的因素。不过组长要留意，当团体的内聚力或所谓"同伴感"太强时，有时会阻碍团体发挥应有的成效。根据研究，在一个具内聚力的团体中，组员会有以下表现：

- 具生产能力；

- 对外在的、负面的影响有较强的抵抗力；

- 较易受团体内同伴的影响；

- 较有能力体验一种安全感；

- 较有能力表达负面感受，亦较乐意依从团体常规；

- 较愿意影响别人；

- 可以在团体中维持较长期的参与（Bednar & Lawlis, 1971）。

组长应怎样促进团体的内聚力呢？除了上述最基本的具治疗功能的因素之外，罗特（Rotter, 1962）认为，有些行为学派的技巧有助在团体中建立信任和内聚力。而利伯曼（Liberman, 1970）则指出，系统性的社会强化作用可有效地促进组员之间的内聚和团结。

❸ 投入与投身

顾名思义，在此阶段组员对团体过程要投身。除了顺从团体常规之外，组员会对团体过程作出个人投入与投身，借此达致实际的行为改变。他们会很用心、很努力地在团体中积极争取改变。他们会在众人面前开放自己，自由表达。由于他们感到安全，故此无论对组长或组员都很信任，以至可以无顾虑地发言与活动。其实，组员是借着一种认同作用来作出投身，包括对整个团体和个别组员的认同。成功团体的其中一个重要特征，是组员彼此能结成伙伴（Kelman, 1963）。

一个具内聚力的团体，对组员来说具有吸引力，吸引力之大如有一种"这团体是我们的"的感觉，是一种畅快、充实、愉悦而具归属感的感受。不过，团体成员对这种内聚力的知觉和感受并不一致，会因人而异。

若将投身阶段组员的经历简单说明，会出现以下情况：

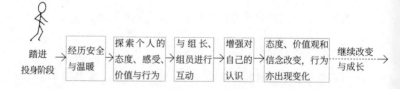

踏进投身阶段 → 经历安全与温暖 → 探索个人的态度、感受、价值与行为 → 与组长、组员进行互动 → 增强对自己的认识 → 态度、价值观和信念改变，行为亦出现变化 → 继续改变与成长

第八节

在投身阶段刺激和催化组员的互动

❶ 组长的介入

正如前文所言，组员在投身阶段往往可以自己主动发言，表达自己，并且帮助别人。不过，亦有可能出现阻滞与困难。组长的介入和其促进功能，在此时便显得十分重要。例如，组长发现组员间的讨论出现问题时，可以适当地提供刺激，说出具催化作用的话，例如：

- 其实大家在分享中或多或少都曾提出类似的问题，可见这一问题的重要性。既然如此重要，我盼望每个人都表达一下自己的看法。

- 在刚才几个人的分享中，你们有没有发觉其实大家的困难都环绕着一个相近的重点？

- 大家有没有留意，在这个团体中许多与婚姻有关的课题都已经有人提出，唯独一个很重要的课题，还未有人提出或作任何分享，有人知道那是什么吗？对，就是夫妇的性生活。虽然我们中国人很少公开地讨论性，但在这个团体中每个人都可以畅所欲言。

- 彼得分享了许多自己与父母关系中的矛盾与冲突，我看见不少人有很强烈的感受，有人愿意与大家分享吗？

- 我很欣赏玛利敢于坦诚说出她对团体的感受和看法，她说大家都小心翼翼地发言，表面看来团体似乎很融洽，其实大家都有戒心，以致说话欠缺深度，令她感到很沮丧。我想知道还有人有同样的感受吗？

- 大卫具体地要求大家给他提供回馈，请不要令他失望。

- 虽然大家很沉默，但我却觉察到大家内心其实有很强烈的感受。你们刚才一再告诉美美你们关心她，既然如此，就应该坦白将你们对她的感受说出来。你们不说话反而会令美美有许多揣测哩。

- 我明白表达负面感受的困难。不过，既然安琪说她已有充足的准备来聆听各人对她的看法，我建议大家勇敢一点，坦诚表达。倘若安琪受不了，我相信她会制止你的。

- 很好，现在大家的分享中已经有较多个人的感受。记着，尝试界定内心的感受，并向团体作出分享。

- 你可以告诉我你在此时此地的感受吗？

- 大家沉默了好一会儿，请你和团体分享一下在刚才的过程中，你的两项最强烈和明显的感受。

- 我发觉大家说话似乎都很婉转，怕伟明受不了。不过，我相信伟明一直很努力在处理自己的问题，故此我建议大家可以更坦诚、更直接，这样对他更有帮助。

- 相信大家都看到了美华改变的决心，你们若能给她提供更多回馈，帮助会更大。

❷ 小结

不同的组长会用不同的方法来刺激和助长组员之间的互动，不过我相信每个组长都应该发展多种方法来进行这项工作。因为在不同的团体，甚至在同一个团体，由于时间差异，组长可能要利用不同的方法才可以达到目的。有时候，组长可能只需简单抛出一个很概括的问题；而在其他情况下，他就要先作简短的声明然后才发问。许多组长只懂得运用问题，却不知道如果在发问前先作点声明，效果会更好（Jacobs, Harvill & Masson, 1988）。

第九节

终结阶段要留意的重点

❶ 六个目标

在正常情况下，团体到了终结阶段，组员通常已有深厚的感情和关系，团体内聚力亦相当强。故此，组长必定要小心照顾和处理大家面对分离的种种复杂感受。最好的方法是鼓励组员坦白表达对团体过程的看法和感受，并具体要求他们对将要分离表达感受、分享和建议。由于组员在团体中获得的各种支持、彼此的肯定、依赖和深厚的感情往往是现实生活所欠缺的，故此组员难以面对分离之痛是很自然的（Berg & Landreth, 1980）。组长对这一点必须有知觉。

为了协助组长了解并周详地处理团体的终结阶段，雅各布斯等（Jacobs, Harvill & Masson, 1988）厘定了团体终结阶段的三个目标，现列举如下：

1. 扼要地总结团体过程的要点;

2. 增强组员所作的各种投身;

3. 检视团体过程中出现的未完成事项。

在雅各布斯等建议的第二项中,包含了团体终结时的一个要项,那就是协助组员将他们的新领悟、新观念和新决定付诸实行,并且贯彻于生活中。若要组员较容易地将团体经验延伸到日常生活中,组长最好强调行动的重要性,而且协助组员对焦在没有团体协助时,独自走下去的途径与方法(Hansen, 1980)。

除了雅各布斯等所提出的三个目标之外,我认为还应该加上三项相当重要的目标,那就是:

1. 协助个别组员对团体经历作出个人评估;

2. 诱发组员尽情表达对团体终结的个人感受;

3. 让全体成员共同商议如何面对与处理大家已建立的关系。

倘若组长能带领组员实现以上六个目标,应该可以达致一个相当完备的团体终结。

❷ 具体的处理方法

翻看有关文献,会发现学者很少着眼于终结阶段这个重点。但文献却指出,通常这是处理得不太妥当的一个课题。既然这是一个最困难的课题,当中又充满着失落、分离、无能、依赖、死亡和被遗弃的复杂情绪（McGee, Schuman & Racusen, 1972），组长该如何处理呢？在最后一次聚会中，处理的方法很多，例如，组长可以自己作总结，或请组员总结。很多组长喜欢请组员逐一表达，我则建议组长在这个过程中特别协助较少发言的组员，以避免可能存在的问题和负面感受。由于团体中有人可能会有澎湃的感情，故此组长在邀请大家总结时，请大家务必简洁，这个建议要得到大家的认同，并在大家同意后才开始。因为如若遇上组员长篇大论时才阻止，就容易产生误会，如果没有提前安排好时间，问题就变得复杂了。

对于终结阶段的处理方法，有如整个团体运作般，没有一成不变或放诸四海皆准的方法与形式。主要靠组长按照对组员及全组情况的认识与评估，进而设计独特而有效的方法来进行。例如，在一个特别为自我形象出现问题的中学生而设的团体中，我就曾经请组员具体称赞其他组员的长处，由于该团体只有五个组员，而我亦知道他们一直都彼此欣赏，于是就借此再强化其自我，结果相当有效。

对于希望全面而系统地处理事情的组长，我建议可以在终结阶段开始之前，预先设计一些重点，然后请组员在家中做功课，到团体聚会时可以请他们依据书写的总结摘要作出汇报。不过，我建议组长要认真提醒各人，不必将自己的汇报拘限于书面准备的文件，反之要促使他们尽量加上在团体中直接而自然产生的想法和感受。

组长在团体过程中的态度和工作

❶ 是组长也是组员

在团体发展的整个过程中，组长最重要的工作是什么呢？无论组长采纳的学派为何，最主要的是他要有能力创造和维持具治疗功能的关系和气氛，以使组员可以放心和自由自在地表达自己，并作出个人探索。组长要切记自己并不是控制者，也不是团体的主角和团体所有动力的来源。他需要明白虽然在团体过程中他自始至终都肩负组长的身份，但在不同时间和情境中，他也会成为组员，与其他人一同积极参与互动。有趣之处是，团体中经常会出现一些活跃甚至可称为"理想"的组员，他们会自动担起组长的任务。不过，其他组员也有责任贡献个人的能力，努力参与以促进团体的发展。组长要善于动员团体中的每一位成员，并要切记在团体发展过程中最大的资源就是团体本身，团体才是最具体的改变动因。

❷ 七项基本态度

团体的发展颇为复杂，组长如何协助团体发展，又如何促进团体产生功能呢？整体来说，主要透过以下几个态度和活动：

○ 结构

组员可能对团体缺乏认识，因而往往在团体运作过程中出现很多焦虑和混乱不安。组长透过结构会带给组员一些指示与讯息，让他们知道除了个人对团体有期望之外，团体对他们亦有期望。同时，亦可协助他们明白在团体中应有的行动与表现。倘若组长选择在无结构下带领团体，让组员自由运作，或组员自己作结构，他的参与虽然较少，但是扮演促进催化的角色，在某程度上仍然担任结构的工作。

○ 留心倾听

组长留心聆听每个组员的每句话，亦小心观察每个人的身体语言。在这个过程中，他的焦点是组员的情绪与感受。透过这种深切的聆听，组长往往可以明白组员所表达的一切。值得留意的是，由于团体的人际关系与动力相当复杂，当一位组员发言时，组长固然要留意聆听他的叙述，但同时亦不能忽略其他组员。换言之，组长要眼观六路，耳听八方，同时留心倾听和观察团体其他成员的反应，以免忽略了一些重要却又不明显的人际互动细节。这一点对初学心理咨询者来说似乎要求很高，但由于这是带领团体不可避免的要务，故此唯有努力学习。事实上，当带领团体的经验增加，他们的表现自然会有所改善。

○ 尊重与接纳

组员在团体中既然是自由的，他们便可以随意表达自己的任何意见，组长绝对不应批判和指责，反而需要尊重，同时亦要接纳各人所产生的独特感受。不过，在面对组员的价值观、人生观、心态与行为与自己有冲突时，组长务必保持开放的头脑与心灵，以至可以接纳和尊重别人的独特之处。与此同时，在团体中组长和组员一样，都是以真正的个体与人相交，故此他也可以真诚地表达自己，分享个人对不同事物的看法与感受。只是，这不等于迫使组员接纳他的看法，也不是迫使组员改变。

基于对组员的关爱，组长有时会对质组员，提醒他面对个人的盲点和防卫机制。不过，他会尊重组员的步伐，容让组员在心态上准备妥当，自动并心甘情愿地作出改变。基于组长的这种态度和行为，组员因此逐渐感到安全和自如，进而加强对团体的投入和投身。随着自我探索更深入，他们往往有更多机会认识自己，有更多能力处理个人深层的问题，从而在团体中获得更大的进步，逐渐成长。

○ 同感的了解

透过全面的观察与聆听，组长对组员产生同感的了解，而组员会因为被组长了解而感到舒畅愉快，亦会因为感到有人陪伴同走人生路，而继续作出个人探索。最终，在组长努力促成的内聚力和亲密感当中，组员之间的同伴感与"同在一起"的感觉日渐加强，团体日趋成熟，更能发挥功效。

○ 回应

透过同感的了解，组长适当地回应组员。不过，由于团体中有其他组员参与，组长不宜对组员的每句话或每次表达都作出回应。否则，可能会弄巧成拙，形成一种双向的交流，限制了其他人的参与。相反，组长要设法鼓励组员自然参与讨论。虽然组长基于本身的专业训练和经验，往往较易洞察组员的心意与意图，但我建议组长应稍作忍耐，以便组员有较多机会学习帮助他人。况且，组员参与越活跃，团体发展会越快，也越有效。

此外，组长也可以催化发言的组员，帮助他逐步了解自己，使其达到全面的领悟。倘若组长在聆听中感到该领悟属于负面，在回应时就要加倍小心，设法避免当事人误会。因为，负面的回应与字眼，有时会被当事人误认为是一种批判，结果可能变得很恶劣。故此，我往往选择催化当事人，最后让他自己说出真相。在经验中，无论他达到的顿悟如何负面，由于他是逐步寻索而体会出来的，意义就变得很重大，也绝对不会产生反效果。

○ 对质

有效的心理咨询往往包含对质。基本上对质是具建设性的，倘若组长能在语调和神态上具体表现个人对组员的关爱，的确能够协助组员切实面对自己。正如一位组员给我的反馈中所说，他从我的对质中看到我对他的重视。

透过对质，组长似乎在告诉组员："因我关心你，所以期望你面对自己的矛盾；澄清混淆的事情；改变错误的和伤害自己的行为；调整改变自我毁灭的生活方式……"

组长在团体中的有效对质，亦成为组员学习的模范。随着团体的发展，一些成熟的组员会尝试向其他人对质。他们开始时会作一些试探式的轻微对质。组长在适当的时候可以作易化，协助他们慢慢掌握不同程度的对质。我发觉成效好的团体，组员间彼此的对质往往相当直接和有效。这一现象就如前文所说，反映了组员的亲密关系。因出于关心，大家都在努力帮助对方改变和成长。

○ 有关结束团体的特别处理

面临团体结束，我发觉自己虽然身为组长，亦常常会充满离愁别绪。其实，虽说组长不是团体的主角，但始终是团体的孕育者。个人带领、易化、目睹和经历团体成长，所以组长在团体结束阶段，通常会出现特别的感受。一旦发觉自己有特别的感受，我就会找适当的机会坦诚地与团体分享。我会告诉大家，我与他们一样舍不得团体，也舍不得团体成员，不过对于团体快将结束，我会努力学习面对。

组长若要有效带领团体，一定要全身心地投入，这样在结束时会与其他人一样经历喜怒哀乐，也多少可以表达自己的某些情绪。我很庆幸有机会在团体中帮助人，有机会陪伴别人经历伤痛，迈向成长。正如亚隆所言，那是一段十分美丽的经历，充满意义，亦难能可贵（Yalom, 1985）。其次，对我来说，每一次带领团体都在某程度上带给自己一次检视生命的机会。透过陪伴组员，加上个人反省，每每能更多、更深地体会人生，经历成长。故此，我珍惜每一次与组员在团体的共处时光。

第十一节

几个容易被忽略的要项

　　初学心理咨询的团体组长，通常会把很多精力专注于投身阶段。但很可惜，由于他们处理初始与过渡阶段时不得其法，到了投身阶段，工作效果很不理想。甚至有极端的情况——投身阶段根本从未出现，是名存实亡的假象而已。事实上，初始和过渡阶段十分关键，尤其值得组长加倍留意，并审慎和具智慧地处理。倘若处理得好，在团体堂堂正正地迈进投身阶段时，自然能顺畅而有效地运作，组长的工作也会轻松得多。

　　在团体的初始与过渡阶段，无论组长采取任何学派的做法，均需要较为主动与活跃。当团体开始得妥当、踏进过渡时期，组长适当干预和营造结构，是这个阶段的主要任务。其原因是，组员尚未懂得如何有效地在团体中自行运作，仍需要组长的示范教导与诱发（Mahler,

1969）。马勒（Mahler）还指出，在过渡阶段充满矛盾和冲突，组员从中可以获益良多。同时，组长也在处理过程中为团体建立适当的自我表达常规。否则，团体中就只能出现一种很表面化的团结。故此，组长要敏锐地在适当时间对团体讨论进行干预（Corey, 1987），在必要时还要辅以教诲，尤其是关于团体特性和组员的责任行为方面，要适当地增强组员的认识。汉森等（Hansen, Warner & Smith, 1980）强调，组长在过渡阶段需要有效地协助组员学会面对并处理冲突和矛盾，以及经常出现的对质，以使团体能够离开表面化的相处，进入有深度的关系，这样，团体得以迈进投身的工作阶段，让组员能彼此促进对方的成长。

第六章

难以处理的组员

影响团体发展和成效的因素很多，本章集中讨论其中一个很重要的因素：团体中一些难以捉摸、往往令组长疲于奔命或令整个团体停滞不前的组员。固然，团体中每个组员都有或多或少、或轻或重的个人问题，而每个人亦会将自己的个性带进团体（Shulman, 1979），对团体造成一定的影响。但其中有些组员基于本身问题的独特性和其特异的个性，他们的言行会对团体整体或个别组员带来干扰。倘若心理咨询师处理不当，这些组员会为团体带来负面影响，他们有些会阻碍团体内聚力形成和团体发展，有些则会减弱团体的治疗功能，令团体咨询的成效大打折扣。

对资深心理咨询师来说，可能由于他们工作经验丰富，亦曾经面对过这类组员，所以警觉性和处理能力会较高，团体受影响的程度可能相对较小。不过，对于初学、经验少，或是个人成熟度欠佳的心理咨询师，这些组员不但会令团体元气大伤，极端者更会令整个团体瘫痪，导致全组人与心理咨询师对抗，或出现组员持续退出团体的恶劣情况。面对这个难题，最有效的方法是心理咨询师在团体咨询期间尽量争取丰富的团体经验，因为在参与团体的过程中，一方面，我们可以加深认识自己，进而更容易处理个人问题，使自己更快成长、成熟；另一方面，在团体咨询进行过程中，我们很可能会碰上一些令自己头痛伤神的组员。换言之，团体经验越多，心理咨询师越有能力透过观察去界定组员的问题和困难所在，以及尽早作出有效处理。另外，我亦建议组长在学理上有所探讨，透过逻辑性的分析，帮助自己较容易洞悉组员的问题，明白他们各种言语行为的来龙去脉及动机所在。一个成熟的心理咨询师，如果有扎实的学理基础，并配合实际的团体经验，当他发现团体中出现难以处理的组员时，我相信他不会显得手足无措。反之，他会有能力沉着应付，并且能透过自己和团体去帮助那位组员。

难以处理的组员类型相当多，在此我只探讨其中较常见的十四种，即：导师和顾问、悲恸者、满怀敌意者、垄断者、沉默者、自卫者、代罪者、自义者、依赖者、操纵者、拯救者、看门者、讲故事者和抗拒者。当中有一小部分我几乎在每个团体中都遇到过，并曾耗尽心力。

导师和顾问

❶ 忙碌的导师

团体中往往会出现导师，他们在团体中通常很忙碌，看起来亦很投入，只不过他们只是忙于找机会向其他人提供意见和建议。一般组员不会喜欢导师在团体中的言行，时间稍长甚至会对他们产生厌烦。不过，喜欢依赖他人、不想对自己行为负责，或对自己处事欠缺信心的组员却十分欢迎导师。事实上，导师提供的往往是上述那几种人最需要的。至于心理咨询师，导师为他们带来不少问题，这些问题不但剥夺了个别组员学习处理问题和成长的机会，对整个团体发展，亦往往构成许多拦阻。

❷ 为何会出现导师？

巴赫（Bach, 1954）指出，导师在团体中给予他人意见和提出建议，可满足他潜意识中的一些重要需要。在治疗团体中，学者认为导师乐意给意见的原因有三个：将注意力从个人的问题转向；表示自己的能力较医生或心理咨询师更为优越；对正在寻求帮助的组员有轻视和敌意，却借此隐瞒（Powdermaker & Frank, 1953）。此外，有些导师在别人尝试面对痛苦经历和作出适应时，感到很不安，当他无法面对时就会提出意见以逃避；亦有些导师其实本身很依赖别人，但为了要掩饰自己的毛病，就不断扮演导师的角色；还有些导师对自己的适应行为不敢肯定，又不敢直接问人，于是就用提意见的方式来获取回馈。更有趣的是，部分导师是出于助人的诚意，因他们相信自己是实实在在地在帮助其他人（Ohlsen, 1970）。

除了上述原因外，根据我带领团体的经验，以下的因素也屡见不鲜。首先值得一提的是，导师如果不是对自己很有信心或太有信心，就是很自卑、很没有安全感的一类人。在前一类人中，有些人太过自信而流于自负，相信唯有自己的看法才是最好的，当他有此信念时，难免急着向人提出他认为宝贵的建议；亦有些人由于自信而偏于固执己见，既然主观强，就期望别人采纳自己的建议；自负的人时刻想做带领者，事实上团体中亦不乏依赖他人的组员，当导师的意见被这些人采纳时，他的领导欲就被满足了；骄傲自负的人，由于过于高估自己，相应地就会低估其他人的能力，基于对自己的信任和对他人的保留，自然就会去照顾能力不逮者。不过，我留意到这些导师在团体和日常生活中，往往为自己制造假象，以为自己的意见很有价值，别人亦重视自己。可惜，由于他们高估了自己，每件事都要做顾问、做师傅，却忘了每个人的限制，因此日子一久，马脚一定显露。

不过，由于在日常生活中人们通常很客气，不会明确表示不满，倘若这些导师自觉能力低，就会懵然不觉人们对他的不满，甚至反感。在团体中，当团体发展得较好时，可能就有些人按捺不住，坦诚说出个人观感，身为心理咨询师要珍惜这些机会，有智慧地协助导师勇敢面对陋习。

在另一个极端上，导师其实很欠缺信心，由于他们很担心在团体中自己的沉默被人挑战，于是就找话说，其中包括给别人提意见。记得有一次一位导师在最后作表白时很痛苦地说："其实当我不说话时就会很害怕，我惯常地会设法开口说话，因为当我讲出一些理性上的意见时，自然减少了别人要求我表达个人感受的机会……我实在很害怕别人看清楚我内心的不安与焦虑。"自信不足的人也常常介意别人对他的看法，而他对别人如何看他，也通常有许多负面假设，包括倘若他不表达意见就等于能力有问题，故此为了表示自己与其他人一样超卓，他总会努力表达意见，问题是这样做往往自暴其短。那些毫无见地、毫无新意的建议，只会令人更清楚他的不足。

❸ 个案处理

有些人在日常生活中一直扮演父亲、母亲或兄姊的角色，他们在团体中也倾向扮演众人的导师与顾问，经常给各人提出许多建议。这种导师还有另一个有趣的特质，那就是很怕看见别人做错事，或作出错误的抉择。例如，一位约三十岁的男组员，在我负责的一个团体中就有以上行为。每当他给意见时都十分诚恳，对当事人爱护之心溢于言表。不过，虽然大家都体会到他那份关爱，却由于他"父亲"的形象实在太突出，对那些甘心乐意做"儿女"的组员的依赖性，产生巨大的强化作用。于是在团体第六次聚会中，当他又出现类似行为时，我请他告诉大家为什么他急于对正处于歧途、彷徨不安的彼得提意见，并要求他先讲出当时的感受。起初他有点愕然地反问我，为什么质疑他的行为，幸而由于他基本上是一个很愿意面对和改变自己的人，在一番解释与澄清后他静了下来，努力开始探索自己。

在澄清过程中，一位女组员安妮脱口而出说他不仅在提供意见，且与彼得交谈时俨如父子对话，我趁机促请他在这个课题上想一想，他沉思半晌后告诉大家，他从来没有想过这个问题，长久以来他只是感到人生的责任很重，压得他透不过气来。同时，他要求我与组员协助他作全面探讨。由于他的投入，而且整个团体对他很关心，所以他在团体中对整个问题作了相当深入的探讨，亦带给自己许多新领悟，有助他日后更有效和快乐地生活。透过他的分享，我们了解到，原来他在六兄妹中排行第二，由于爸爸不务正业，沉迷赌博，大哥身体亦有很多病痛，母亲独力支撑家庭重担时很早就要他肩负部分责任。大学预科毕业之后，由于年纪稍长，加上母亲因病去世，他就很自然成了家中的唯一家长，身兼父母双职外，还要处理自己和众兄妹对父亲那份强烈的憎恨。对于他最小的妹妹曾离家出走沦为妓女，他有无限的自责，经常慨叹当日若不是因为母亲的病而分心，他一定会说服妹妹继续完成学业。此外，我引导他看到自己每次提到父亲时，总爱埋怨父亲因早年一个错误的决定牵连全家受苦。基于妹妹和父亲的事故，他实在很怕看见别人做错事，故此经常苦口婆心地向人提出他认为正确的意见。不过，由于他不是自义者（见本章第八节），当别人不接纳他的意见而一意孤行时，他会感到很痛苦和很懊恼。

　　经过很长时间的交流，这位"众人的父亲"作了一些重要的决定。基于种种新的领悟，以及交流过程中他的创伤得到治疗，他决定日后在家中不再时刻扮演家长角色，尤其是如今大家都已经长大成人，他明白各人有权在人生中作抉择，就算选择错了，也因此学习到如何承担各种责任。当整个探讨告一段落之后，他苦笑着说："多年以来，我不知不觉地令全家人都很依赖我，每一件事都要先咨询我的意见，所以我觉得自己很重要，可是我的确辛苦得要死。不过，我亦知道他们很怕我，亦不满我事事要作主张，要干预和管他们，尤其是小妹更反感。有时我会很难过，自己为家人付出了那么多，却换来……"当时全组人都可感受到他内心那份懊恼与无奈，但同时明白他会因此作出积极的改变。事实上，他最后决定重新恢复二哥身份，因为既然大家都成年了，就当共同肩负家中各种责任。看着他轻松的表情，听他说自己感到很自由，我与全组人都分享到他的喜乐，纷纷走上去拥抱他。

4 组长角色

　　面对选择做导师和顾问的组员，组长千万不要解释他的行为，或直接对质；反之，应配合组员，协助组员明白自己的感受。例如，当一位女组员少琼痛苦地探讨自己对父母重男轻女的态度所产生的感受时，我发现团体中另一位组员秋萍坐立不安，很受少琼的故事困扰。在我进行观察时，秋萍突然打断少琼的叙述说："他们一向对你不公平，如今还不支持你到外地读书，我建议你今晚回去就去质询他们，远好过如今自己生气。"当时我避免解释她的行为，只是协助她探讨自己的行为。我对她说："秋萍，我发觉在少琼说话时你有很多情绪反应，而且相当强烈，你愿意告诉大家那是什么原因吗？"我的问题虽然处理得很小心，甚至没有具体界定她的情绪，但在某种程度上却在间接地强化她面对自己的内心，因为我肯定她那突如其来的建议，目的是要制止少琼的叙述。值得庆幸的是，秋萍没有逃避，虽然她第一个回应颇欠深度。在各组员与我的鼓励下，她泪流满面地告诉大家她亦因父母对女儿的偏见而经历了许多痛苦，一向以来她都将其压抑，因为她实在没有能力面对。其后，她亦坦白承认少琼的分享似乎道出了她的心声，道出了那些她多年都在逃避的伤痛，她很怕自己受不了，故此不让少琼继续说下去。话说到此，她突然歇斯底里地尖叫道："我怕面对！我不想面对！他们是我的父母，我能选择吗？我不开心，我愤怒有用吗？每天还不是要见他们，叫他们作爸爸妈妈？！"哭叫中充满了深重的无奈与伤痛。

不过，她那情绪的宣泄却给我提供了一个难得的机会，以促进她具体面对父母带给她的伤痕，以及她与父母关系中那复杂矛盾的、爱恨交织的亲情。

经验较浅或不够成熟的心理咨询师，可能会较容易被一些依赖性强的组员引诱而随便给意见。为什么会有这种情况出现呢？原因很简单，以上讲到有些人会透过导师和顾问的角色来证实自己的重要性，炫耀自己的超卓。对某些心理咨询师来说，不知不觉地会渴望向组员显示实力，证明自己是专家，以致落入圈套。奥尔森（Ohlsen, 1970）更强调这种导师式的心理咨询师不但难以避免提供意见，同时也无力接纳那些扮演导师和顾问角色的组员。他们没有能力了解组员，没有能力用上述方法协助组员处理自己的问题，反之会作出对质性的解释。在我训练心理咨询师的工作中，经常有学员犯这个毛病，如要作出有效的改善，最重要的是让他们彻底面对个人本身的素质与修养，否则表面的改变只属暂时，问题会重新出现。

第二节

悲恸者

❶ 受压抑的悲痛

在现实生活中，由于现代城市中人与人之间疏离，或是居住环境挤迫，不少人连处理悲伤的对象和地点也找不到。他们在团体中经历组员间的关爱与温暖，往往在触及痛处时就会泪如泉涌，趁机倾诉许多长久压抑着的感情。在无数次的团体中，当我陪伴组员边哭边倾诉潜藏已久的悲伤，或当我看见他们悲哀哭号，感受到他们那一发不可收拾的情绪时，我的内心着实绞痛，亦深深体会到现代人那份孤单、寂寞、无奈和深沉的苦痛。

除了上述原因外，当一个人经历变故，他个人或亲友不懂处理时，他也会压抑许多悲痛。例如，在丧礼中我们通常听见的都是些安慰的话，目的是要鼓励当事人节哀顺变；甚至不是在公开场合，痛哭倾诉哀情亦往往被人劝止，这实在拦阻了有关人士具体面对个人的悲痛。在表达哀伤这个问题上，社会对男性与女性有不同的期望与尺度，男性面对悲痛时显然较女性更怯于表达，可惜悲伤不会自然消失，反会积郁在心中，慢慢导致身心受损，这实在是一个需要正视的问题。值得一提的是，在我训练心理咨询师的过程中，我发现这个因素亦导致部分男性心理咨询师在处理悲伤者时出现困难。例如，有好几次我发觉男性心理咨询师无法忍受一位男组员不断流泪，并有意无意示意该组员停止哭泣；当男组员在落泪边缘时，心理咨询师设法转移对焦，制止他哭泣；对着痛哭的男组员，他表现得茫然不知所措……当我督导他们时，他们坦白承认在该情况中出现了复杂的情绪，虽然理性上明白哭泣很具治疗功能，可惜在情绪上却出现了许多恐惧、轻视和不安。我希望这些事实可以提醒大家（尤其是男性心理咨询师）努力找出妥善的处理方法。

❷ 痛哭的原因

其实，在理论上，哭泣不是弱者的行为。一个人在团体中痛哭，往往反映他在众人的鼓励和支持下勇敢地正视自己，不再逃避个人的哀痛或错失。一个人为什么需要痛哭呢？原因很多，最普遍是因为经历了一种挫折，例如失恋或离婚、至爱亲朋的死亡或分离、失业或错失良机，或因生活中的打击、挫败和压力所导致的孤单感、绝望、无助、无奈、自责、罪疚感和自怜。其实这些情绪通常来得很猛烈，但基于种种因素，人们会设法避免表达（Ohlsen, 1970）。不过，由于压抑并不等于解决问题，在适当的环境中，人们会很自然地将内心的悲痛与难过宣泄出来。在团体中，按道理心理咨询师要创造和维持一种具治疗功能的气氛，故当组员遇到安全与自由自在的关系时，会自然倾诉许多长久积郁内心的苦情，在这个过程中痛哭流泪深具意义。可是，心理咨询师要留意团体中有些组员经常会因情绪激动而涕泪涟涟。对于这类组员，我们应该问："为什么他会有这种特别的表现呢？"

在我的经验中，经常痛哭的组员与其他偶尔痛哭的组员很不同。对偶尔才痛哭者，我看作正常，但经常痛哭者却往往是团体中的问题人物。经常痛哭的组员通常情绪很不稳定，因为他们内心有很多重担，有许多未曾妥善处理的伤痛，组员互相分享时，往往会挑起他个人的悲情，一旦触及，旧创伤便会重现，于是伤心难过便涌现了。这类人的反应往往是心理咨询师一项很大的挑战。为什么呢？因为当他激动时，心理咨询师不能不注意他，但可能团体中原先已有一位正在悲恸的组员，可能亦难以骤然放手；再加上团体其他成员之间，及与这两位组员之间的复杂动力，这种情况实在考验心理咨询师当机立断的能力与灵活性。例如，在一个马拉松式团体中，当我与组员都专心协助一位男组员A处理他失恋的经历时，团体中一位女组员B忽然号哭起来，声嘶力竭地指出两年前她那位不辞而别的前男友与A的女朋友在处事方面有许多相似的地方，尤其是说话经常谎话连篇……随之她就继续悲恸，哭得呼天抢地。此际我面对两位情绪都相当激动的组员，一下子的确感到相当为难，却又明白无法同时处理。在一番挣扎后，我很快作出抉择，由于组员A的哀恸过程已进行了约半小时，一些最强烈的情绪已经宣泄，某些他明显在逃避的感受和事件亦已初步面对了。同时，纵然他仍然在经历中伤心难过，却已留意到组员B的失控。故此，我稍作处理后，在征得他同意之下，将焦点转移到B身上。正如前面提及的，倘若B只是在A倾诉衷情时被引发伤心事，我不认为她是有问题的组员，问题是这次已经是她在团体中第三次蓦地里发声痛哭，而每次大哭，情绪上稍觉舒畅后，她就会千方百计逃避问题。我发觉她应付的模式是有技巧地在话题中打岔，并引导组员将焦点转移到其他人身上。结果在这一次感情得到发泄后，我针对她不敢面对自己的问题作出对质。由于不单是身为组长的我有此观察，部分组员也发现她自欺欺人的手法，于是也纷纷向她对质。固然，对于一向惯用的伎俩被识破，并要面对自己，她实在感到惊讶和恐惧，不过幸而团体发展得很理想，她在一番抗拒后，终于被众人的诚意和关心打动，愿意学习处理各个问题。

像B这类组员的出现，会带给团体很多阻碍和破坏力。举例说，在她第一、二次突发性哭喊出现时，团体的进程会产生负面的变化，例如对正在尝试处理问题的组员来说，过程受到干扰，过后不一定可以回归当时的情绪和心情，治疗效果最终可能减弱。另外，由于B只是想在有观众的情况下哭泣，却不愿意面对问题，或换句话说，她是典型的吸引注意者，却欠缺勇气处理问题，所以一旦心理咨询师将焦点重放于原先的组员，其他对整个情况看得不够清晰的人，可能会认为心理咨询师轻此重彼，结果引起不必要的不满与怀疑。总而言之，类似B这种组员，会减弱团体的内聚力，阻碍团体发展。

❸ 表达同感的重要性

理论上，适切的哀恸是人生必需的，而在各种类型的心理咨询团体中，具治疗功能的环境出现，就会为组员提供一个安全的气氛，鼓励他们面对日常没有机会、没有能力去清理的哀痛。由于一般人不习惯哭泣，心理咨询师在关键时刻的言语或非言语的强化行动便显得十分重要。在组员双眼泛红，却仍在挣扎边缘，仍然努力压抑和控制情绪时，我们一句恰当的话，会促进他们的眼泪夺眶而出。不过，由于组员悲伤的原因各人不同，我们不要随便作出解释，倘若我们分析错误，当事人的反应往往很负面。我建议心理咨询师在团体中要努力对各组员保持高度的同感，那自然有助当事人表达和剖白（Lam, 1989）。其他的行动，反而可免则免。

基于每个人的性格、习惯、经历和背景都不同，人们在团体中表达哀伤的形式亦有异，包括双眼泛红、热泪盈眶、饮泣、放声大哭、号哭和泣不成声，甚至有人以笑声来表达哀伤。故此身为心理咨询师，要留心观察并作出正确的辨识。记得多年前在一个大学生的团体中，一位女学生曾经令我混淆。我协助她正视自己的伤痛时，她起初表现得神色自若，但当她一步一步临近伤心事时，开始微笑，最后在她正式碰到事件核心时，更哈哈大笑，甚至笑得前仰后合的。她开始微笑时，我顿时感到很气愤，以为她以笑容来防卫自己，幸而我努力忍耐，发觉她的笑声中隐含凄酸，才不致作出错误的干预。事后她坦白告诉我，她根本不懂得哭，因为自小父母很讨厌人哭，当她经历过一次因为痛哭而被严厉处罚后，她就不再哭了。自此之后，她在团体中努力学习的重点增加了一项，就是学习如何哭。当然，这个例子并不能解释所有以笑声表达哀痛的人，有更多人的确是以笑声取代哭声，某种程度上这是一个防卫机制，目的是避开内心深处的痛楚。

满怀敌意者

多年前我负责一个团体，当时第一次聚会即将结束，其中一位男组员志刚正在失落而伤感地讲述女朋友变心的经过，组员都很专注地聆听，不时还作回应表达同感。突然有一位与人一直保持疏离关系的女组员美仪不屑地说："我觉得你们大家都很幼稚，只听一面之词就轻责他的女朋友。我倒很欣赏她的聪明，走为上。其实，天下的男人只想玩弄你，你痴心是你自讨苦吃。喂！志刚，请你不要在这里扮可怜，本小姐觉得很讨厌哩！"她的冷言冷语不但令志刚不知所措，其他组员似乎都被她满怀敌意的眼神震慑，一时间大家都不知道该怎样回应。

❶ 敌意形成的原因

在团体中，类似美仪这种组员经常出现，其中有男有女，不分年龄。他们通常在人生中受过伤害，且伤痕很深，或者受伤次数不少。他们可能是被心爱的人抛弃、背信与欺骗，以致对人失去信心。较轻微者会不再信任某一类或某几类人；严重者则会以偏概全地否定所有人。这种人由于未曾处理自己的伤痛，变得没法信任人，通常会逐渐远离朋友，甚至孤立自己。一旦要与人接触时，他们由于心怀敌意，会对人诸多要求、态度挑衅，看人看事都从负面着眼，不可理喻得很；有时行为几近野蛮，令人望而生畏，敬而远之。不幸，他人的反应往往更加强化这些人对别人的看法。在恶性循环中，他们对人的偏见只会越来越深。

除上述情况外，有些并非心甘情愿加入团体的成员，亦会带着敌意。例如在学校、康复机构中设立的团体，当事人可能曾作抗拒，但碍于制度却要听命，依照安排加入团体。这种人会感到被困，却又无力反击，结果在团体中可能会有意无意地发泄内心的怨怼与敌意。这些不自愿的组员由于受制于制度，他们对权威形象往往容易产生反感。他们在团体中会视心理咨询师为权威者，内心的敌意既然无法针对制度发出，那心理咨询师就成为对焦的理想对象。此外，团体中扮演权威者的组员，亦可能成为他们攻击的目标。

基于上述问题的严重性，心理咨询师在可能范围内最好能协助加入团体者先改变态度，纵使是制度使然，亦尝试以乐意的心态出席团体。倘若在团体开始时才发现问题，心理咨询师要努力分辨清楚组员敌视的对象不是自己，以便可以在不受个人情绪影响的情况下，进行专业心理咨询。在我的经验中，曾经有一位初出道的社会工作者不慎在被挑衅时动怒，结果他重重的责难和教训令组员的敌意更加强烈，最后形成他与全组人对峙的局面，不但团体已建立的关系顿时荡然无存，团体亦难以继续运作。当机构咨询我的意见时，我建议该位社工设法创造彼此沟通的机会。他接受了我的意见，诚恳地在团体中与大家分享自己在整件事过程中内心的复杂情绪，并表示歉意。幸运地，他的诚意打动了部分组员，沟通亦得以恢复。

❷ 组长的处理

遇到敌意深的组员，不但被攻击者很难受，其他人包括心理咨询师亦常常被他们的无理取闹和恶毒言语所激怒。故此，当心理咨询师发觉团体中出现这种人时，切记提高自觉，设法了解满怀敌意者的心情。在我的经验中，唯有尽量设身处地去感受、体谅他们的伤痛时，我才有能力接纳和忍受他们那些蛮横无理的言行。同时，他们不信任人，而且对别人的友善和爱顾行为亦存有戒心，换言之，他们很难接受别人的帮助，更会不断抗拒他人来保护自己。

每一次面对那些满怀敌意的人，我内心总有一份深重的伤感。在与他们接触的过程中，我深深体会到他们内心那份恐惧与孤寂，但他们却千方百计封闭自己，避免与别人有真正接触，更不让自己与任何人建立亲密关系。原因是他们曾经在这些关系中受伤，伤口长久未痊愈；他们亦因为曾被人利用，以致不再相信人间存有无条件的爱顾与关怀，使他们拒人于千里。他们怕付不起代价，怕再次受到伤害。

雅各布斯等（Jacobs, Harvill & Masson, 1988）学者特别谈到组员之间彼此的敌意，由此引发争论、意见不合和大家沉默不语的情况。他们认为，倘若两人之间的憎恶太深，可能会干扰到团体正常运作，在积极处理后仍无法改善时，有可能要将其中一人，甚至两人迁移到其他团体，或以个别心理咨询取代。不过，他们亦说明这个建议不是反对心理咨询尝试对焦两人之间的冲突；相反，这种做法往往能巩固团体，强化团体的内聚力。但在处理前宜征得个别组员同意，否则在事前毫无安排的情况下对质有关组员，可能会被组员视为对人身的侵扰，惹起公愤会很麻烦。

❸ 团体的同感与关爱

由于满怀敌意者在团体中表现得不讲道理，说话尖酸刻薄，令人难堪，故此他们很易惹人反感。就如本节开始时提及的美仪一样，她的话不但令志刚愤怒，其他组员在稍作定神后都面露愠怒之色。这是心理咨询师特别要留心的时刻，一方面仍然将事情交由团体处理，但另一方面亦要小心志刚或组员回应的方向。可能的话，尽量促使志刚与组员表达感受；不过最好让美仪有机会首先具体表达她当时的感受，在具有同感与安全的气氛中，宣泄她澎湃汹涌的情绪。当时，组长面对的难题是一方面要帮助组员忍耐，另一方面自己亦要有耐心，如此才有机会赢得美仪的信任。不过，由于美仪不是真正对志刚反感，只不过她一再在男女关系中受伤，却又完全未作处理，以致碰到志刚时就出现移情的情况。当她口出恶言，却未因此受到还击，心理咨询师和众人那种关爱与接纳，便可以促使她面对自己。

要帮助受创很深、对人和人生完全放弃的美仪处理伤痛，并非易事。值得庆幸的是，组员大都很成熟，很有同感地主动与她对话。我看见她从抗拒到逐步拉近自己与别人的距离，实在体验到她内心的挣扎。值得一提的是，美仪透过团体将痛苦的经历全面处理，更难得的是她告诉团体，她不但对人逐渐恢复信心，也不再以偏概全地否定所有男性，还发觉团体中几位男组员相当可爱哩！

第四节

垄断者

不少人曾经问我："团体是否真正有效？"他们有此疑问，主要是认为团体只是一个人工化的组合，与现实脱节。不错，团体是经过心理咨询师设计、招募组员而成的，但这却无损团体的功能。从团体理论来分析，团体是一个微型社会，而团体中各成员的言行，往往是他们日常生活中行为的复制。这一特征令团体的价值很独特，因为组员倘若能在团体中有所改变，这种改变显然就不会局限于团体中了。组员在团体中的改变通常只是个开始，随之会延伸到团体之外的现实生活中。在我的跟进中，许多团体成员告诉我，他们发现在团体中经历的改变和成长，会具体出现于日常生活中，这令他们更珍惜团体经验。

❶ 垄断者的特质

其实，纵然有些组员会尝试刻意掩饰，不愿意在团体咨询过程中显露自己，但他们这种努力往往会在团体某一阶段变得无效。各人习惯的行为模式，在团体的进程中会逐渐出现。例如，在我负责的一个周末成长团体中，组员A在第一次聚会下半部分的表现，与起初的一个小时截然不同。在起初的一个小时中，他的回应跟其他组员差不多，相当适切。但在下半部分，他滔滔不绝地讲个不停，别人根本没有机会表达。到中午大家刚坐下来准备用午膳，碗筷还未摆妥，他又打开了话匣子，于是在整个进餐过程中，大家就只有听的份儿，他则在唱独角戏。在随后的一天半中，组员A成为团体中有问题的组员之一，他是一个会破坏团体效能的垄断者。

垄断者往往是一个抗拒者，例如，在我的观察中，组员A是在大家的交流渐趋个人化时产生垄断行为的。为什么呢？因为他要保护自己，不让别人接触他的真我。垄断者有许多特质，包括下列各项：

○ 自我中心

因为他们的世界中只有自己，故此不会顾念其他组员亦有分享与处理问题的需要和权利。

○ 感觉迟钝

由于他们自我中心，只专注自己，故此通常没有能力察觉其他人对他的反应，亦不知道自己的垄断行为严重影响他与别人的关系。

○ 永远要做明星

垄断者其实很不安全，一旦众人不注意他，他就会产生恐慌，感到自己有问题，不被人宠爱（Ohlsen, 1970）。同时，他们常常不能忍受别人被重视，为了避免被忽略，他们会先发制人，口若悬河。由于是他们抢先发言，他们在自己选定的话题上，自然不愁没话可说，况且他们所说的属于资料性信息或者是城中热话，消息多得很。有一些垄断者会将自己的悲剧性遭遇作为垄断团体的武器，他不但可得到其他组员注意，还可赢得许多同情与爱顾。可惜的是，他的目的只是倾诉，只想别人聆听，当别人协助他具体处理问题时，他就会巧妙地逃掉，而他的悲剧又会成为下一次的话题。

○ 不能容忍沉寂

很多时候，团体中的沉寂都是有价值的，可惜垄断者由于内心焦虑，不能忍受片刻沉寂，会第一时间打破沉默，故此对团体很具破坏力。

○ 打断别人的话语

垄断者不但不会与团体分享自己的内心世界，同时，当他发现有人会影响自己的领域和权力，或者有组员表达的范畴触及他的伤口时，他就会及早截断话题。事实上，由于垄断者只想以说话来控制大局，所以往往会在不适当的时刻带出不相干的话题。

○ 是技巧纯熟的演说者

垄断者能够控制团体的大局，他优越的演说能力往往是一个主要原因。他懂得用适当的语调和方法来吸引各人的注意，懂得设法滔滔不绝地令他人无参与讨论的余地，甚至在某种程度上，懂得如何透过说话来控制其他组员的情绪和反应。

❷ 垄断者的破坏力

垄断者在团体中的言行，往往令组长和部分组员感到头痛，却帮了那些不想参与的组员一个大忙。例如，沉默者相当欢迎垄断者，因为后者令团体成员没有发言的机会，沉默者自然就不必显露自己。不过，总的来说，垄断者的话会令组员或早或迟出现厌烦情绪，只不过大家是基于礼貌、客气，或者是不敢表现，甚至是以看表演的心情来对待他而已。心理咨询师千万要留意，组员这种消极反应对团体的发展会带来很大的破坏，倘不及时处理，会产生许多流弊。轻者令团体凝聚力减弱，导致组员惯性迟到、缺席并分化为不同的亚团体；严重者令部分组员在忍受不了却又无力干预及改变的情况下选择退出，最终令团体解体。面对垄断者，团体中较为敢于自表者可能在忍无可忍时主动攻击他们；另外一类就是团体中公认的领导者，他们在责任心驱使下也会挑战垄断者。

不过，以上两类人有时会选择较为间接的途径来处理。但无论多间接，矛头若是直指垄断者，他立刻就会警觉。如前所述，由于垄断者是以不断讲话来处理内心的不安与焦虑，故一旦发觉有人洞悉他的毛病，觉察到团体的气氛变得紧张，感觉到别人对他的愤恨时，他的焦虑便会随之增强。结果随着焦虑增加，他会被迫越说越多。换言之，这种迂回的攻击不但于事无补，反而会导致恶性循环（Yalom，1985）。我建议心理咨询师要设法在适当时间干预，以期有效地协助垄断者面对和处理自己的问题。倘若任由各种情绪酝酿，代价很大。例如，在我的学生负责带领的成长团体中，就曾出现以上问题，由于我的学生处事欠缺决断力，因信心不足一直无法肯定自己应何时介入，结果在他仍很犹豫的时候，团体中一位女士已忍不住主动斥责垄断者，情绪十分强烈。结果是我的学生无法调停和适当处理，垄断者悻悻然退出团体。我举这个例子，是想说明心理咨询师干预垄断者的行为未必一定有效，但若心理咨询师不作适当处理，类似上述的火爆场面出现时，就可能产生恶劣后果，给垄断者和其他组员带来负面的影响。故此，在处理时一定要小心。反之，若心理咨询师处理得宜，组员在他的协助下，在具体谅解与尊重的情况下直接与垄断者对话，甚至对质，效果就会截然两样。纵然大家都有压力，但这却是一个很有意义的学习过程。

3 巴赫的建议

为了谨慎起见，巴赫（Bach, 1954）建议团体只能为垄断者提供试验性的组员身份，而组员亦要承诺对他作出忠实回馈。事实上，我相信一位垄断者愿意参加团体，已显示他有改变的意向，心理咨询师应抓紧这一信念，不要轻易被他的多言与垄断行为激怒，应耐心地运用专业态度和技巧来帮助他。在这个过程中，几个具治疗功能的条件，如尊重、同感与真诚等都要兼备。在我的经验中，这始终是最重要和关键的法门。当垄断者经历到安全而温暖的关系，焦虑与防卫就会降低，之后我们要继续与他交流，协助他具体面对自己的毛病，所有这些都必须建基于尊重、同感与真诚之上。可惜，在我督导初学心理咨询的学员时，不少人由于不能处理自己对垄断者的反感，在交流中往往出现很严重的责难与批评，火药味很浓，结果形成敌对情况，双方的防卫都不断增强。团体一旦出现这种场面，后果不堪设想。

❹ 组员的责任

从团体咨询理论来看，垄断者的各种行为之所以出现，团体其他成员都有相当程度的责任。故此，心理咨询师要鼓励组员们在有需要时主动面对。记得在一个团体中，我就这个重点邀请组员向垄断者作出回馈。我在该垄断者长篇大论地演说时请他暂时停止，然后询问组员为何允许垄断者独霸团体，同时亦建议他们分享过程中的感受。结果，在我与大家的支持下，有人表达自己敬畏权威的怯懦，有人不够有信心对质却满腔愠怒，有人落得清闲却发觉组员之间很疏离，亦有人趁此机会控诉垄断者浪费大家的时间，令团体成员都变得意兴阑珊……我一方面带领组员对各人的回馈作出回应，另一方面表达自己对各人努力尽了组员责任的行为表示欣赏，同时亦指出各人的回馈有效地协助垄断者更加清楚和具体地面对问题。在那次过程中，我很开心看到垄断者的进步，同时更开心看到各人在参与过程中经历的自我肯定，这对各人建立自己很有帮助。

事实上，心理咨询师若能适当地帮助组员高度地积极参与，必定能增强团体的成效。可惜，有些心理咨询师只懂得个人运作，忽略了组员是宝贵资源，结果团体成效难达理想。亚隆与霍茨（Yalom & Houts, 1965）亦建议团体成员为垄断者提供持续的回馈，帮助他看清楚自己。我做心理咨询时，往往透过这些机会，促使垄断者尝试体验听到不同回馈时的感受，同时鼓励他将当时的经验与日常生活挂钩。倘若处理得好，心理咨询师会有较大机会协助垄断者面对内心的伤痛与软弱。正如一位女性垄断者在部分组员给予回馈后，情绪变得很激动，歇斯底里地哭诉："……我很不开心，因为我完全没有朋友……

故此每当我与别人一起时我就先发制人，当我控制了大局，我才有一点安全感……我一直以为自己口才好，想不到原来大家最讨厌我多言，难怪人人都避开我。我觉得很难过，也觉得很丑，原来自己一直在做傻瓜……"她这番话与一直以来在团体中说的话完全不同，这是她第一次具体回应组员的回馈，第一次很个人化地分享心声，第一次透露个人的软弱，是真情流露的表白。随着各人衷心地协助她学习与人相处之道，她与团体之间的围墙也逐渐被拆毁。

第五节

沉默者

❶ 沉默同样具破坏性

亚隆（Yalom, 1985）曾指出，虽然沉默的组员不像垄断者那样具破坏性，但他们带给心理咨询师的挑战却相等。面对沉默者，心理咨询师要先尝试了解他沉默的原因，因为有些沉默者是有问题的组员，需要特别留意和协助，但有些沉默的组员却完全没有问题。处理过程中的关键，是心理咨询师的观察和判断是否正确有效。

例如，在我多年前带领的一个成长团体中，我在开始不久就留意到其中一位女组员表现得异常沉默，于是我开始特别留意她的一举一动。不过，由于团体只是在最初阶段，一如以往我没有作出任何干预。有趣的是，这位组员虽然不说话，却透过许多非语言的途径跟其他组员交流，透过她耐心、专注的聆听，组员看来很能感受到她的关注和尊重。在聆听中，她会不时点头，时而配以欣悦的微笑，时而配以愁苦的叹喟……当我看到她借此种种能力与其他组员达致有效的沟通，加上我体验到她在团体中表现出的从容与自如时，我就变得很放心，因为组员都接纳她的沉默，况且她也是一位活跃组员。事实上，在两天的聚会中，她总共发言不到五次，最长的一次才不过三四句话，那是她在团体结束前的分享，她告诉团体各成员自己很享受那两天的团体经验，自己亦获益良多；同时，她还告诉大家她很欣赏两天以来彼此的交流和那种协调亲密的关系。

的确，有极小部分的组员既可以保持沉默，亦能从中得益。原因是什么呢？倘若一个沉默者在团体中能够认同另一位活跃参与者，其认同是基于大家有相似的问题，那么很可能他会从活跃参与者的言行过程中获得启发，然后采纳作为自己解决问题的蓝本。不过，这种行为改变和冒险态度，通常不会在团体内发生，只会令他在团体之外的人际关系出现改变（Yalom, 1985）。若我们详细分析这个过程，会发觉沉默者视其他人为他的代言人（Ohlsen, 1970）。

❷ 沉默的不良影响

不过，我要强调，上述所提及的组员情况颇为独特，千万别视为常规。事实上，虽然沉默的组员不一定会为团体带来坏影响，但一般来说，因为他们往往无法或较少得益于团体，所以被视为有问题的组员。他们的沉默减弱了他们与其他成员的交往，结果令他们很少能从团体中充分得益。研究显示，在一般情况下，越活跃、影响力越大的组员在团体中得益越大。无论他们所表达的内容是什么，组员说话越多，则团体经验会令他产生越多的积极改善（Lundgren & Miller, 1965）。至于在长期的团体治疗中，沉默者在团体经验中难以获益。因为组员越肯用言语表达和参与，他们的投入感越大；同时，别人会因此对他有较高评价，最终他亦会因此重视自己（Yalom, 1985）。

❸ 沉默的原因

为什么一个人参加了团体，又出席每次团体聚会，却保持沉默呢？在我领导团体的经验中，这一类组员往往自我形象偏低。他们由于欠缺自信，而觉得自己的参与和意见没有任何价值。例如，曾经有一位沉默者告诉我："我为什么要浪费团体的时间呢？况且，别人一定不会有兴趣聆听我肤浅的看法。"他的想法可说是很多沉默者的心声。在这个错误观念背后，他们往往还有其他的恐惧。例如，怕说错话冒犯了他人、怕显露自己内心世界、怕自己发言离题、怕自己干预和延阻了其他人表达等，数之不尽。这些往往是他们个人非理性、基于恐惧情绪的假设。或者，可以理解为他们尝试用各种理由将自己的行为合理化，目的是让自己保持沉默。组长一旦协助沉默者表达上述任何一个理由，最好不要独自处理，应该趁此难得机会善用团体。组长可以重复一次沉默者的忧虑，然后邀请组员个别作出回应。虽然不一定每位组员都要作出回应，但越多人回应，效果会越好。为什么呢？因为沉默者提出的理由是假设性而非理性的，没有事实基础，故此当各组员一一作出表达时，在理念上可以协助他矫正错误的思想；对他来说，在情绪上也是一个有力的支持。况且，团体的目的之一是强化组员的相交，当沉默者有机会和每位组员相交时，已经是一个突破、一个新的经验。在我带领的团体中，这个过程往往是团体的一个转折点，相当关键。

❹ 文化的因素

我尝试比较自己在中国和美国的组员，发现文化因素经常扮演着重要角色。例如，美国人一般较中国人勇往直前，甚至经常争相发言。相比，中国人就表现得较内向、谨慎和怯懦，但这些组员却往往会将自己的怯懦美化为谦让和客气，在我看来，这实在是自圆其说。不过，我们实在不要轻看中国文化中被推崇的谦和与忍让的特质，而且要警觉人们对谦和通常有错误的观念，以致在生活中不愿意把握自己的权利，宁愿委屈自己。更甚者，做人处事亦欠缺进取，结果生活的质量很差。这一类人在团体中通常亦表现得退缩和沉默，不过由于他们很有礼貌，很客气，容易赢得部分组员好感，组长若要干预他的沉默，务必留意并明智地处理那些"欣赏"他的组员的反应和他们可能作出的保护行为。

沉默者往往是相当谨慎小心的人，很怕会冒犯和伤害其他人。他们自信心不足，于是相应地认为其他人亦很脆弱。他们不想被别人挑战，故此亦尽量避免挑战他人。其中一部分人，由于敏感，亦可能把别人不同的意见解释为一种否定或挑战。基于各种原因，他会有意无意地选择不发一言，因为这对他来说是最安全的处理方法。谨慎的人也是完美主义者，经常要保持完美的形象，害怕在说话中表现自己的不足。同时，他们要求自己事事完美，以致在团体中经常花时间尝试作出最完美、最理想的回应，可惜这个动机不但延误了回应的时间和机会，亦令他们的表现欠缺真诚与自然，阻碍他们投入之外，也使他们无法和其他组员真诚沟通，建立关系便变得困难重重。

5 对权威的恐惧

有些组员，无论是有明显原因，或是出于过往经验，甚至是直觉，会对某位组员产生恐惧。较常见的例子如对权威形象的莫名恐惧。在我多年前领导的一个团体中，就有一位男组员由于一位女组员在说话和态度上表现得很权威和霸道，对他造成强烈威胁，令他不敢发言。有趣的是，在第五次聚会中，由于该女组员没有出席，他不但神色自若，还多次向组员作出回馈。由于他的转变相当明显，令一位很率直的组员忍不住询问他当日积极的态度与该位女组员缺席的关系。作为心理咨询师的我，一方面要很小心注意这个尖锐问题会否引起他的不安，另一方面，实在很感激该位组员直接发问。由于当时团体的发展相当成熟，各组员亦彼此支持，结果该位男组员在我的协助下，不但承认两者有关，同时还主动要求团体帮他处理难题。值得一提的是，事后我要求他在下次聚会中向该位女组员叙述自己的经历，结果，该次交流不但令他有更大的进步，甚至该名女组员亦有机会初步处理自己的主观和蛮横态度，结果相当令人鼓舞。

6 自信不足的沉默者

在团体中，另外一种沉默者可能就是最迟投入团体的人，他们基本上自信心不足，往往需要较长时间观察和分辨，直到对心理咨询师和组员有足够信任，对他人接纳自己有把握时，他们才会一步步开放和表达自己。对于这类步伐缓慢的组员，就如对待前述的谨慎或内心有恐惧焦虑的一群一样，心理咨询师需要有效地促进其表达，亦需要在团体中创造和维持一种充满同感、接纳、尊重和真诚的关系，以期让沉默者较易感受到各人对他的关爱和重视。在团体中，心理咨询师通常希望组员投入，亦重视团体发展，故经常有意无意促使组员表达自己并与人交流。在此我要提醒组长，要尽量克制自己，不要让期望影响自己对沉默者的容忍。事实上，我们要努力让组员自主来决定投入和开放的程度，因为对某些组员，包括沉默者来说，我们作出的鼓励与引导，往往成为一种压力，而这种压力由于未能配合组员的心理准备，结果反会迫使他们更加退缩，甚至更强烈地孤立自己。

沉默者不发一言或很少发言，其中一个原因是要与团体、与各人保持距离。心理咨询师应看准这一点，致力促进他缩短与其他人的距离，改善他与其他人疏离的关系，鼓励别人与他接触。例如，对步伐缓慢的沉默者，当心理咨询师看到他们经过三四次聚会后已较为自如时，可以邀请组员分别具体表达对他的看法，接着要求他叙述听完意见后的感想。倘若时间足够，这种较为直接的处理往往能助沉默者一把，打破他长期缄默的习惯。除了表达对他的看法外，要求组员讲述自己面对这位沉默同组者的感受，可能更有效和更安全。虽然所表达的感受经常包括负面感受，但这种表达反映组员们重视和关心那位沉默的组员，并有效将两者的距离拉近。例如，在一个社工团体中，一位女社工很激动地对沉默者说："我觉得很心急，我看到你在这两次聚会中都有很多澎湃的情绪，虽然你没有说出来，但我几次看到你偷偷抹眼泪……你知道吗？看到你不开心，却又不知道你为什么不开心，令我感到很无助，沮丧得要死。"她说话的语气虽然相当重，却产生了积极的作用，沉默者尝试开金口了。根据沉默者的自白，那位女社工表达的心急和紧张、内心的无助和强烈的沮丧，其中传达了对方的关心和重视。我还记得她最后说："我在家每逢感到痛苦时，就会躲起来哭，十多年来从来没有人留意和发现。我在团体中亦很有技巧地遮掩自己掉眼泪，居然你会留意，对我来说，我只感到和你很接近，感到很温暖……"

⑦ 组长的角色

前面曾经提到，我们观察要准确，千万不要强迫组员说话。不过话说回来，对于沉默者，我经常会抓紧一些自然时机具体说出我对他的关注，或是我观察到的他的转变和特质，目的是要把对方包括在团体中，并尝试和他建立关系。记得我的一位组员罕有地沉默，但每当其他组员在某方面找到解决方法，或成功地面对自己一些问题时，她就会露出欣悦之色。有几次我都将看到的情况说出来，强调她这种行动的支持作用。随后我邀请她具体讲出内心感受时，她感到很不习惯，却努力地说："我实在感到很开心。"在此例子中，我是在努力协助沉默者，将他们沉默的参与和贡献具体化。当处理有效时，沉默者会较易肯定自己不是局外人，并肯定自己对其他人的帮助，那种觉得自己有价值的感觉和由此而来的满足感，很具治疗功能，会增强他对团体的归属感和投入感。

如果在尝试了各种方法后，沉默者仍没有改变，怎么办呢？在困境中，我会请他简单讲出沉默不言的原因，或者要他告诉我们他参加团体的目的。有一次，我要求一位沉默者告诉我们该做些什么才可以令他参与其中，结果他腼腆地说："不要理会我，当我准备好，自然会加入交流的。"结果，我们尊重他的决定，亦由于他的坦白，令我们肯定他有心参与，心情也舒畅得多。他也信守诺言，在倒数第二次聚会中他第一个发言，身为心理咨询师的我实在感受到他曾作出的准备和努力，并感到欣慰。不过，有时我们的努力不一定有效。有部分沉默者，如果他们不发言是基于一些复杂、根深蒂固的个人因素时，他们很可能一直维持沉默。时间一久，这会对团体造成破坏。原因是，组员会因他的沉默而逐渐增强不安与沮丧感，甚至有些人会产生疑惑和愤怒，他们或会忍耐不住而攻击沉默者，或强迫他说话。心理咨询师要设法避免这种情况，因为这样会令环境变得很混乱，容易使沉默者受伤害，特别是他无力用语言来申辩和保护自己，只能消极地接受批评和责难，后果颇难预料。故此，我在无计可施的情况下，会征得团体的谅解和同意，在团体以外为该沉默者进行个别心理咨询，一旦有突破和进展，亦会与团体分享。当然，要预早让沉默者知道这种处理方法，让他明白那是处理问题的其中一个步骤。亚隆指出，倘若这个方法亦无效，应该郑重考虑劝告该沉默者退出团体（Yalom, 1985）。不过在我的经验中，倘若沉默者愿意配合个别心理咨询，也显示他期望改变的意念，照常理通常会有转机。反而是那些不肯接受个别心理咨询者，在拒绝心理咨询师的安排后通常会悄然退出。

第六节

自卫者

❶ 恐惧的自卫者

自卫者内心藏有许多恐惧：他害怕面对自己软弱的一面，故此努力隐藏个人的不足和限制；他害怕承认自己有问题，因为他害怕自己无力处理；他害怕被别人看到自己的真面目，因为他害怕别人不接纳他；他不肯对任何事情作出让步，因为他害怕因此证实他比不上别人。总而言之，基于各种恐惧不安，他千方百计防卫自己。

❷ 不同的防卫机制

在本章讨论的需要特别留意的组员，往往会使用不同的防卫机制。的确，人遇到不如意的事，遇到打击和挫折时，会努力面对，尝试克服困难，但事实上这并非易事，有时需要有极大的勇气和决心才可以做到。故此不少人会不知不觉地选择较容易的途径，以消极方法躲避问题，以免引起个人情绪上太大的困扰，同时亦保持心境在一定程度上的稳定。这种心理防卫机制是在无意识层面进行的。事实上，我们每个人都会在生活中应用这种方法，这是面对复杂人生所需的一种调整。不过，不少人由于自信太低，往往不敢面对自己的遭遇，逐渐便滥用了这种防卫机制，最终令个人与现实脱节（林，1992）。这些人在团体中的防卫行为很快会显露出来，若团体能促使他正视与改变这种习惯，将可帮助他重踏积极的人生路。

基于每个人的经历和问题有异，组员所采用的防卫机制亦有异。有些人会经常运用同一种防卫机制来隐藏自己，而另一些人可能就会在不同境况利用不同功能的防卫机制。但无论如何，他们都为自己营造了许多假象，目的是要逃避现实。可惜，他们的生活因此变得很消极，生命的素质亦日走下坡。

例如，我曾在团体中帮助一位很痴心的男士许先生，他是一位专业人员，有相当好的社会地位，未婚。从他的分享中，团体各成员知道他很渴望组织小家庭，但同时亦奇怪他多年来都没有与异性交往。有一次他终于在团体中诉说了他的"罗曼史"。原来九年前他赴美国念书之前，曾经有一位谈得来的女性朋友小盈，他多年在外，经常写信给小盈，小盈亦很乐意给他复信。在他念完大学的那个夏天，他回港与小盈度过了一段甜蜜时光。在他念硕士的第一年，两人书信很频密，更初步探索结婚的可能性，不幸在往后一年，小盈的书信变得十分疏落，更在许先生毕业前一个月结了婚。

组员与我都感到奇怪，许先生口口声声说自己仍然深爱小盈，小盈虽已嫁作人妇，但从许先生言谈中却听不出一丝悲痛与失望。不过，我留意到虽然事隔三年，许先生仍然亲昵地称呼小盈为"我的女朋友"。对小盈离他而去，他并没有半点责怪，却为她作了许多推想与解释，强调她一向听父母的话，与世交之子结婚，一定是父母的意思，他实在很明白她的难处与委屈，虽然感到失望，但也无可奈何。可贵的是他肯定小盈心中最爱的仍是自己……团体中有人无法忍受他自圆其说地将整件伤心事加以否定，纷纷引导他正视自己只是用种种解释把假设合理化，以逃避小盈变心带来的悲伤。当一位组员说到这一点时，许先生情绪很激动，十分不满地斥责他的说法毫无根据。然后便很陶醉地告诉大家他每周日在教堂一定会见到小盈，而小盈总会亲切地与他交谈；就算没有机会交谈，小盈也一定含情脉脉地看着他……

许先生的故事，乍一听来似乎难以置信，但事实上我在心理咨询专业中的确碰过不少跟他类似的人。当然，事件的内容不一定是男女感情问题。其共通处是这些人通常没有能力亦害怕面对残酷的现实。他们会运用不同的防卫机制来编造美梦与惬意的故事，可惜这种处事方法只会将他们的精力消耗在毫无意义的白日梦中，逐渐令他们"钻牛角尖"。他们的生活因此变得消极，他们只怀缅过去，没有现在，甚至将来的生活质量亦受到影响。更极端的是，若一个人沉溺在这种虚幻的日子里太久，最终就会与现实脱节，甚至发展成精神病，实在令人唏嘘。就如许先生，他的生活相当消沉，他看上去欠缺生气，不苟言笑，终日若有所思。在他防卫自己立场的过程中，有一次他还从口袋里拿出小盈早年给他的定情信来证实小盈对他的爱，可见他对现实的抗拒及在时空上出现的混淆，我心中实在为他惋惜与难过。

❸ 心理咨询师要有耐性

在帮助人的工作中，心理咨询师切忌对成效有过高期望。就以自卫者来说，倘若长久以来他都是以这种方法生存，短暂的团体疗程不一定能促使他改变。毫无疑问，在帮助他们的过程中，当团体成员出于关心的对质和基于爱护的坦诚回馈都落空时，大家都会感到很沮丧。在一试再试之后，大家最后或会放弃，甚至在团体中对他们采取视而不见的态度。不过，我们要承认，对某些人来说，当他们经历的伤痛太沉重时，纵使心理咨询师和团体都乐意帮助他们，但他们仍然无力改变，令大家失望和沮丧。但这就是现实，我们要暂时接纳和学习面对（Shulman, 1979）。

若要有效帮助自卫者，心理咨询师要有耐性。正如上文所言，自卫者的习惯根深蒂固，一旦要他改变，会造成很强的抗拒。而且，有些自卫很强的人，运用的防卫机制层出不穷，令人疲于奔命，结果却一无所成。在我的经验中，协助这类人处理问题时，由于他的防卫机制属无意识的运作，故此纵使他表面上很乐意接受帮助，但往往要纠缠一段相当长的时间才稍见眉目。所以我常常提醒我的学生和初出道的心理咨询师，在面对自卫者时要尽量保持韧力，还得对自己有信心，否则难以成功。

从某种角度来看，自卫者很愿意合作。例如，前述的许先生，当有人提醒他小盈无疑曾经爱他，但那已是好几年前的事了，他不应该再称呼她作"女朋友"，应该称呼她为"前女友"，因为她如今已是别人的太太了。许先生在回应时却会说："我知道，我完全明白，她现在是白太太了……不过，既然她爱的仍然是我，我称她为女朋友是天经地义的事……"许先生说话中经常出现"对，我同意你的说法……不过……""我清楚，我知道你讲的是真相……不过……"的固定说话模式，而这种模式亦反映他当前的生活模式：他以为自己很理性，事实上却是无意识地活在虚幻世界中。在团体中，自卫者差不多都会出现这种情况，心理咨询师要针对他们的这种说话和行为模式作出妥善处理，同时亦要有耐性，如此才能有效帮助他们面对和处理那种意识与无意识变得混淆不清的生活方式。

第七节

代罪者

❶ 希望被人接纳

在现实生活中，我们会发现某些人常常被人捉弄和苛待，旁人会很气愤，但当事人则似乎甘之如饴。在团体中亦常常出现这种人，细察下你会发觉别人选择他作代罪者，他自己也经常故意成为这一角色。其极端是所谓被虐狂者，他们在被侮辱、被侵袭、被戏弄和被苛待时会产生快感。在心理咨询团体中较普遍出现的，是那些不懂得与别人建立关系和交往的人。他们通常缺乏自信，不相信自己像别人一般值得被接纳、尊重和爱；亦有人虽在偶然机会下经历屈辱，却仍被集体容纳，结果他们相信做代罪者是唯一能与别人建立关系的途径。当然，其中反映他们在受伤害时不懂得应对，久而久之变成习惯。有人认为这是代罪者的个性使然，但我却有所保留。我看这是他们在自信不足下选择的社会角色，想起来令人伤感。

记得在一个青年的团体中，志强经常有意无意令自己成为其他组员讥讽侮辱的对象。每次当他被人以难堪的话针对时，我感到很不安，但发觉他表现得若无其事，有时还很愉快似的。这情种况在团体中偶尔就会出现，直到第四次聚会开始不久，他又重施故伎。可是，团体早已因他的行为感到难受，其中小美个性较率直，终于按捺不住向他提出质询。为避免他在强烈对质下难以承受，我转而协助他表达内心的感受。在一段长时间挣扎后，他很努力地告诉大家其实他很害怕没有朋友，很孤单，很不喜欢自己，同时亦发觉别人似乎不大欢迎他。直到有一天他无意中采纳了代罪者的角色，居然发现这是与人相交的桥梁。自此以后他就一直扮演代罪者，其实内心经常感到很难受和恼怒，却苦于不敢发作。在大家的协助下，志强尝试具体地表达在组中被玩弄和侮辱时的真实感受。对他来说，那实在是一个新的试验，看着他诚惶诚恐的样子，我体会到他内心的战栗和忧虑。幸而，几位曾经伤害他的组员的反应令人鼓舞，他们承认当时实在觉得"过瘾"，如今却感到当时的行为很无聊，表示惭愧，亦要求志强宽恕……看见志强可以像平常人一般与组员对话和沟通，我实在感到安慰和喜悦。最令我兴奋的是，在团体最后一次聚会大家总结经验时，志强喜不自禁地说："原来我不让人取笑玩弄，别人也肯接纳我，当我是朋友……"我实在高兴那十次团体聚会成了志强人生的转折点。

❷ 转移攻击的对象

从另一个角度看，代罪者是转移攻击的对象（Ohlsen, 1970）。学者认为这往往是团体中最难处理、最令人苦恼的问题，影响巨大（Garland & Kolodny, 1967; Shulman, 1979）。当组员找到一个代罪者来替罪时，通常攻击的问题是他们对自己最感懊恼和不满的课题。例如，在一个专业人员团体中，小芳表示丈夫与自己决定要在加拿大获得居留权。因此，很可能几个月后她就听丈夫的话带孩子离港，丈夫则在香港继续谋生。不过，她不但舍不得香港的工作和亲友，而且对夫妇分处两地亦有许多焦虑。小芳刚住口，团体中另一位组员玛利立刻很愤怒地对她说："既然舍不得香港，又怕影响婚姻，为什么要走呢？你根本不知道自己在做什么！"其后，她还口若悬河地列出许多理由，劝阻小芳千万不要按丈夫的计划而行。在整个过程中，她十分投入，愤慨之情溢于言表。

为什么玛利会如此激动呢？后来我了解到原来她就是当时香港移民潮中的受害者之一。她一向婚姻幸福，夫妻恩爱，但因对九七过渡的恐惧，五年前携同儿子到加拿大定居和办理入籍手续。事前，她亦有与小芳相似的挣扎与忧虑，但由于关系到整个家庭的前途，加上丈夫不断保证，卒之成行。不幸她离港刚满一年，曾对她作过百般承诺的丈夫就变了心，最后两人离婚。在团体中，小芳的分享击中了她的伤处，挑起了她对自己的各种悔恨，以致她将小芳当作代罪者，对她作出强烈的责难。对于玛利的言行，我基于对她的同感没有责怪她，反之我告诉她，亦协助组员明白，小芳倾诉的其实就是玛利昔日作抉择前的翻版。如今事实证明，玛利昔日的忧虑正确，玛利在面对小芳时，仿佛在面对自己的错失，痛苦难受之余，便将小芳转移为攻击的对象。

❸ 组长的自觉

在团体中，有时会出现几个人同时把某一组员当作代罪者的情况。在众人的攻击下，代罪者往往受到伤害。不过，心理咨询师不要因此偏帮代罪者，而要同时帮助双方适当处理事情。要知道，当上述情况出现时，心理咨询师亦有可能对代罪者产生愤怒，以致会表现得很消极，还会不着痕迹地支持群众加诸代罪者的攻击。故此，心理咨询师首先要知道自己站在哪个位置，倘若发现自己偏袒任何一方，应马上调节，否则就会产生流弊。

第八节

自义者

在有问题的组员中，有些人的问题颇为个人化，不一定对其他人产生强烈、直接的影响，故此其他组员对他们的接纳和容忍度较大，沉默者就是其中的例子。但另外一些人，由于他们的问题在本质上牵涉其他人，因此往往较易引发别人产生激烈反应，自义者就是其中之一。

❶ 自命不凡的自义者

由于自义者一定要坚持他的信念高超，有异于他的信念和做法的——被他视为低下，故此他言辞中的批判和责难都很强，加上他在团体中不断推销自己的信念，往往成为讨论过程的关键人物，俨然以超人自居。他在表扬自己的同时，会有意无意地贬抑他人，而且永远不会承认错误或作出让步。团体中其他人很自然会对他产生抗拒与反感。在我的经验中，这类人不易处理，由于他的自我防卫性很强，稍一疏忽都会令团体陷于僵局，最终当他无法说服别人时，为了保持个人优越感，也为了要组员知道他耻与他们为伍，他会以很遗憾与很不屑的态度退出团体。当然，他在告别之前又会对大家作出一番教导和批评。

不少组员对心理咨询师通常有份莫名的尊重，心理咨询师的一言一行，以及他的价值观与信念，都会对组员产生某种程度的影响。不过，对自义者来说，情况很不同。由于自义者所坚持与宣告的信念通常趋于极端化和理想化，心理咨询师多数难以认同，故此心理咨询师也成为他要对付的人。尤其当心理咨询师说话的内容直接或间接地跟他的信念有关时，他就会视之为一种论断和挑战，于是会向心理咨询师作出价值上、信念上或道德情操上的挑战。

❷ 陈先生的例子

自义者在团体咨询开始时，通常表现得冷静和自信，他自义的言行亦相当明显。心理咨询师稍为留心观察，就会发现他在不断证实自己的对和别人的错，尤其当交流中涉及道德课题时，他这种表现更加显著（Rosenthal, Frank & Nash, 1954）。为什么一个自义者会对道德课题特别敏感呢？他是否真的具有高尚的道德情操？对自义者来说，他的确是自以为高尚，可惜他内心有许多矛盾与冲突。例如，在我负责的一个团体中，一位已婚的陈先生对任何与婚姻、男女关系有关的问题都反应强烈，尤其会抨击团体其他成员对配偶不忠的问题，并作出冗长说教。此外，他还会以自己与妻子的幸福婚姻作蓝本来勉励组员。在开始的三四次聚会中，他的言行令组员禁不住肃然起敬。不过，当他持续不断教训别人和自我炫耀的次数太频密时，我发觉有部分组员在他演说时变得无动于衷，漠不关心地在休息。到了第八次聚会，他又抓住一个机会表现自己和指责组员的过错。在他稍作停顿的一刹那，一位组员蓦地冲着他大声喝问："你说够了吗？我告诉你，我早就给你闷死了！"当他被这个突如其来的干预弄得手足无措时，另外两位组员亦"起义"了，分别表示了不满和恼怒。我看着他稍一定神，然后强作镇定地用他惯常的教训语调，叫众人不要因他指出各人的错失而动气，但他想不到此话一出，连其余的组员亦按捺不住，群起而攻之。

其实，在我的观察中，组员对陈先生的观感早已有所改变，只不过当时团体成员大多相当含蓄，亦欠主动，似乎一直在等待有人带头发难。在我记忆中，每一位组员在团体中都曾经被陈先生责骂和教训，而每次责骂中，陈先生所持的准绳完全是他自己那套极高、极严的信念。而且，他也不容组员有申辩解释的机会，完全没有半点体谅。故此当组员愤慨地反击时，我并不感到奇怪，只是在适当时间强化他们之间的交流。而我反而较少向他对质，因为当时我清楚团体发展得很成熟，虽然陈先生间歇地有自义的言行，但一般来说，大家仍然有相当紧密的关系。换言之，团体的内聚力很强，所以我决定交给组员处理该情况，因为这是一个难得的学习机会。不过，这种紧张情况一直维持到下一次聚会，结果，我知道不用再等待一个适当的机会，我蛮有同感、很真诚地告诉陈先生，我一直都感受到他的不快乐和他内心那份矛盾与冲突，故此，我对他言不由衷地说话感到很伤感之外，亦盼望他可以信任团体，尝试表达真正的自己。与此同时，我鼓励组员们学习体会陈先生不敢显露自己的痛苦……可能组员在一轮反击后情绪已较为平伏，以至他们对陈先生的对质已较为温和，沟通亦有效得多。

最后，陈先生终于放下自己的防御，在我与众组员协助下，作出了很宝贵的表白。而他叙述的经验，的确可以解释他那种自义的行径，其中包括当时他正在经历一段令他无限挣扎的婚姻。陈先生说他结婚九年，在婚姻踏入第四年之后，他开始了一段婚外情，当时他打算与妻子离婚，再跟该女子结婚，后来因为觉得对不起贤妻而临崖勒马。不过，他至今仍深爱那位女子，面对妻子总是没有感觉，日子过得很痛苦，经常有冲动想找那位女子再续前缘。在一拖再拖下，当他准备行动时，别人已嫁作人妇……陈先生说到这里，突然流泪狂哭，边哭边骂自己没用、优柔寡断；责备自己对妻子不忠，亦有负于那位较自己年轻十岁的女子，感到很羞耻。他不断说自己很失败，不单婚姻失败，连整个人亦很失败。聆听他的哭诉，看着他激动的样子，我可以感受到他那份压抑多年的伤痛。不过，我亦为他当日的突破感到欣慰。

❸ 同感的理解

正如亚隆建议，在我协助陈先生面对自己时，我努力投入他的感受中，亦引导组员对这位自义者内心深处的怨愤和痛苦产生同感，以使他们对陈先生的反应变得富建设性（Yalom, 1985）。此外，我尽量只作感受上的回应，设法避免组员与他的交流趋于理性化，因为我相信在此阶段理性的讨论于事无补。

　　我碰到的自义者，固然每人都各具特质，但亦有一些共通点。例如，他们往往来自管教较严谨、不容犯错的家庭；或他们是宗教狂热者，有强烈要改变世界，以及批判信念、价值不同的人的意欲；或思想褊狭，性格不成熟；或曾经犯错，却一直不曾处理，只运用各种方法压抑，却同时宣讲高尚道德，俨然以道德家自居。

第九节

依赖者

1 欠缺自信的依赖者

选择依赖者角色的组员，在团体初期往往很容易被人接受，因为依赖者欠缺自信，很少有攻击性，初接触时会给人一种温柔和善良的错觉。对于那些期望别人器重自己的组员来说，依赖者是理想的照顾对象，当这两种人接触时，一个找到可以为他出主意、作决定、计划一切，甚至在必要时保护他的人，自然感到舒服和轻松；另一个则可以找到愿意听话而不驳斥，乐意被带领、被视为弱者的对象，这时会出现如鱼得水般的畅顺关系。尤其是一般团体聚会不会太长，不像在日常关系中，当时间过去，被依赖者总有一天会感到无力负荷而对彼此的关系产生质疑。不过，倘若在团体中出现以上那种彼此强化问题的情况时，心理咨询师和部分组员都会觉察到，而到了某一阶段，依赖者和他的最佳配搭往往会被团体要求改变。

❷ 依赖性的表现

心理咨询师在团体中要留意依赖者的情况，因为每个依赖者的问题严重性各有不同。有些人对自己完全没有信心，不敢作任何个人的表达、争取与决定，故时刻都像婴孩般需要人呵护和照顾。但亦有些人只是在某种处境下，或面对某些人和某些问题时才需要依赖他人。对前者来说，他可能不需任何刺激都会表现出依赖性。但对后者来说，倘若心理咨询师小心观察，会发现团体中某些人的言语和行为会促使依赖者的问题浮现。换言之，有些人需要甚至可以说是喜欢别人依赖他。别人的依赖是他们证实自己的根据，故此他们说话的方式、内容和他们的行为往往独树一帜，可以催化别人对他们的依赖。正如前文所说，扮演导师和顾问角色的组员，由于习惯担任家长角色，就算在团体中也不例外。除此之外，习惯扮演教师、权威、兄姊和长辈等角色者，都较容易促进他人对自己的依赖。

依赖者由于事事需寻求别人协助，当遇上适当对象，就会经常寻求保护和照顾。他们不但没有主见，也没有个性。可是，他们颇懂得生存之道，他们最擅长的是用不同方法来操纵他人。例如，他们会表现得很无助，迫切地需要别人帮助；令自己落在困境却无力作出适应；称赏别人的智慧、能力与成熟，然后引诱别人为他承担责任（Ohlsen, 1970）。令人担忧的是，他们手法纯熟，不但经常蒙骗别人，甚至连自己也被迷惑。有几次我协助依赖者面对自己时，他们似乎都深信自己无法独立自主地生活。

团体里的问题人物中，依赖者往往是令较多人感到厌烦和难以忍受的一类人。其实，一般人在团体中对别人的接纳度都相当大，可是在依赖者一而再、再而三地运用操纵手段驱使别人支援他们时，组员的反感便会逐渐增加。倘若刚巧配合其他有关因素，可能会触发一些强烈情绪。例如，在一个中学教师成长团体中，组员佩雯很明显表现出她是依赖性强的人。由于她在团体中表现得很封闭，防卫性很强，说话不尽不实，因此不断引起组员对她作出对质。在这种情况下，她会不发一言，表现出怯懦、很彷徨无助的样子，等待别人营救。结果每次都有人挺身而出为她解围、辩护和处理问题。同时，对于任何发生在她身上的事，她永远不肯负责任，一定会归咎他人。而要作决定时，她只会望向那些她认为可以为她提供答案的人以寻求援手，而她每次都能得心应手，这情况一直维持到第七次聚会。

意外在第七次聚会中段发生。当佩雯再次使用惯常手法取得他人的保护时，组员志强大声地喝止她，激动地对她说："够了！够了！你的把戏我看得快要作呕，请你不要再继续下去了！"由于他的用字和语气都相当沉重，不但佩雯感到惊愕，连我与其他组员都感到震惊。幸而那大声的喝骂已消减了志强大部分的激动情绪，其后他用颇具关爱的语调对佩雯说："两个月来你多次提到不知道为什么朋友们似乎都避开你，不愿意与你接近。其实，我早已有答案，只是不敢告诉你。你知道吗？每次看到你好像小孩子般迷惘，向人求救的样子，我的心就绞痛，因为你的行为令我想起与我离了婚的妻子……老实说，我是一个有点大男人主义的人，故此在谈恋爱时女朋友的事事求问和没有主意，满足了我的自大狂。可是结婚之后，夫妻日夕相处，年年月月，不到一年我已被她的依赖性压得透不过气来。要求她改吗？她说做不到。要我接纳吗？我的确努力尝试，可是当我发觉她昔日的千依百顺其实是千斤重担时，我实在承担不起了，终于离了婚。"透过志强含泪的倾诉，我着实可以感受到他内心那份沉痛与遗憾。再看神色凝重的佩雯，似乎志强的话对她是当头棒喝，各组员亦看得出志强给佩雯所带来的震撼，随即针对问题，促进她具体作出改善。

❸ 协助依赖者改变

若依赖者愿意学习改变，心理咨询师在往后的团体过程中可以不时提醒他们观摩其他组员独立成熟的做人处事方式。同时，当他们的依赖行为又重现时，其他人亦需立刻委婉地指出，要求他们代之以正确方法。此外，我们在有必要时亦可以协助他们改变一些对自己的看法以及错误的观念。例如，不少依赖者不相信自己有能力独立处理事情，更害怕独自面对人生；亦有部分依赖者认为自己不能表现得独立自主，因为他们相信依赖性的言行会吸引人，是讨人喜爱的因素。这类人中女性较多。当我就这个课题与女性组员作深入探讨时，许多人都指出在她们的概念中，女性不宜有主见，更不应妄作主张；女性不宜独立自主，否则会显得男性化；女性应该温柔驯服，最好只做跟随者；女性是弱者，根本无法独自承担人生各种重责；女性也有各种限制，丈夫是其婚后最佳的依靠……每次我听见女性组员们细说以上各种信念时，实在感触万分，妇女解放、传统文化等复杂课题，纷纷涌现眼前。

最后值得一提的是，心理咨询师在整个处理过程中除了帮助依赖者外，不要忽略那些乐于成为他们依赖对象的组员。组长应该协助他们探讨行为背后的原因，和一些他们可能忽略的个人需要。这个过程若处理得宜，对他们固然是一个学习和改变的机会；而对依赖者来说，很可能亦会带来不同的提醒和启迪。

第十节

操纵者

❶ 虚伪的操纵者

操纵者善于观察，很懂得利用人的弱点，故此往往能找到一些不自觉受其摆布的人。为了避免面对自己和问题，操纵者在团体中的表现可说千变万化，是最多姿多彩的一类。操纵者为了达到目的会不择手段，也不计较自己的形象。

操纵者其实很虚伪，组员一旦发觉这点，可能会对质他甚至进行攻击。不过对他们来说这不是问题，操纵者有很多"法宝"协助自己逃避。例如，他会忽然变得很怯懦，一副无助的样子，必要时还会配以眼泪。结果正如他所预期，他"可怜虫"的伪装必定会赢得一些组员的同情，总有人为他出头。他甚至还可以煽风点火，使为他出头的人与向他进行对质的人产生冲突和矛盾，而他早就悄然引退，置身事外。

由于不想面对自己的错失和伤痛，操纵者对于那些热心帮助他的组员，会表现得很好合作。由于他长于察言辨色，他经常可以顺着别人的意向作出回应。例如，当别人发现他的错失时，他会很快承认错误，表示无限懊悔；当别人促请他改变时，他会马上作出新的承诺和计划；当别人对质他时，他会真诚地接纳和表示谢意。故此，他处理问题的过程往往很快，令帮助他的组员很有满足感，亦很舒畅。可惜，他只是虚应一招，目的是转移大家的焦点。

由于操纵者对自己的言行根本没有任何承诺，故此他通常不会按照承诺改变。不过，当组员因他不守诺言而质疑他时，他可能仍然沿用上述的一套，扮作很乖很听话的小孩。纵使这种招数不再灵光也不成问题，因为他的"百宝袋"中还有许多把戏。例如，他可能放弃乖巧形象，一下子变得很暴烈，向组员发恶，甚至会以离开团体来作威胁。这种欲擒先纵的方法，通常很有效。此外，他会在团体中选定一个或多个组员，用尽方法令他或他们成为自己的助手，或担任拯救者。当我在团体中看到操纵者运用各种可恶的手段，及因此无意义地耗费团体的时间时，虽然我知道大多数是操纵者无意识的行为，但仍禁不住感到愤怒，最终要很努力才能处理好自己的情绪。

❷ 组长的应变能力

心理咨询师一方面要对团体全然投入，另一方面却不能忽略组长的职责，故此个人自觉和稳定情绪十分重要。心理咨询师在团体中有多重身份，他是组长也是组员，但由于他也是一个有血有肉的人，所以往往会因一些事件和话语而产生包括正面和负面的强烈情绪。组长要加倍小心处理，不要让这些情绪影响自己与团体，或自己与个别组员的相处，否则就会损害自己在团体中的专业运作，减低团体的成效。在面对操纵者的过程中，倘若我不及时觉察和处理自己的情绪，可能就无法有效帮助他们改变。一不小心，或会演变成欠缺治疗功能的责备与攻击，后果会很糟糕。另外，由于团体中不是每个人都有能力洞悉操纵者的把戏，我的动怒与情绪激动就刚好中了他的圈套。我虽然身为心理咨询师，却被他操纵了我的情绪。还好我通常能及早觉察，才不致被他利用。不过，在我训练心理咨询师的经验中，不少初学心理咨询者，或经验尚浅的心理咨询师和社工，无论在个别心理咨询或团体咨询中，都经常被一些技术高明的当事人操纵。针对这个难题，经验固然重要，但心理咨询师本身的自觉能力、成熟度和情绪稳定性也是关键。

爱操纵别人的人通常不相信自己有能力处理问题，也害怕面对问题，只是不断用操纵手法暂时搁置问题。可惜，他忽略了这种行为模式无法根治问题，只会令问题日益恶化，令他的自信越来越低。对这种人实在别无良方，主要仍是协助他感到被接纳和重视；无论是组员或心理咨询师对他的体谅和支持都很重要。一旦彼此间有了信任和关心，加上众人坦诚地回馈，团体就有机会帮助他看清楚自己，否则他只会看到批评与贬抑，出现反效果。心理咨询师也要协助组员在适当的时候具体表达他们被操纵，或看到别人被操纵时的感受。此外，我发觉最擅于操纵行为的人也会有真诚和自然流露的言行，尤其当他感到安全自在的时候，就会逐渐与人有真正的接触。心理咨询师要看准时机，表示欣赏这些正确行为，并配合其他组员，鼓励他继续采用这种沟通方式取代坏习惯。

拯救者

在发展良好的团体中，通常存在一种具建设功能的张力，促使组员作出个人探讨、面对自己和促成改变等有意义的活动。故此，心理咨询师在带领团体的过程中，不但要创造和维持一种具治疗功能的关系，还不能忽略营造和保持这种张力的要务。可是，在团体中时常出现一类组员，他们的行为会令张力减弱，大大阻碍治疗过程的发展。不过，对于那些不大愿意面对自己或在团体中仍想逃避问题的人，这类组员无疑是救星。

❶ 何谓拯救行动

什么是团体中的拯救行动呢？一位组员正在经历一些负面感受，而另一位组员设法为他掩饰和消解他当时的压力，这就是拯救行动

（Riley, 1988）。拯救者用的方法很多，有时会用一个新话题引开焦点；有时会用安慰的话企图减弱当事人的情绪；有时会用一些戏言，嬉笑式地作注释。有些拯救者会第一时间替代当事人回应其他组员的问题；亦有拯救者甚至向对质当事人的组员或向促进当事人继续探讨感受的组员作出挑战和质询，有意无意地帮助当事人避过具体面对问题的痛苦。令人惋惜的是，在助人过程中有些机会千载难逢，一旦消失了可能永不再现。对当事人来说，拯救者的行动表面看来是让他轻易渡过难关，可是实质上却剥夺了他宝贵的改变机会。

❷ 拯救行动的动机

在拯救行动的背后，往往有许多不同的动机，包括有意识和无意识的动机。例如，有些组员本身有未完成的事情却不自知，一旦团体中有人倾诉相似的经历令他感到伤痛时，他可能会不自觉地用拯救的方法协助当事人掩饰；其实，他是在保护自己，避免自己面对压抑在心中的伤痛。有些拯救者本身可能相当单纯、脆弱，害怕面对人生痛苦，他们会因此及时阻止当事人更具体深入探讨负面感受和经历。拯救者亦可能是一些喜欢保护别人的人，为了防止当事人经历更多悲伤，害怕当事人承担不起更大的伤痛、内疚或自责，所以会义不容辞替别人掩饰。甚至有人会存着侠义心肠，无论任何人有困难，都会伸出同情之手。总的来说，拯救者在团体中拯救人的原因和频密度，通常与他的背景和经历有关，心理咨询师在协助他们面对这个问题时要留意此重点，以便能针对个别独特因素作出妥善处理。

例如，在一个周末成长团体中，我花了很多心血才能鼓励王女士探讨自己十多岁时受性侵犯的创伤。当我看到王女士努力在追忆二十年前的事故，情绪仍然极度激动，欲言又止地在抽搐饮泣时，我推想她的经历一定相当可怕……王女士哭了一次又一次，持续了整整十分钟，终于在定过神后以颤抖的声音说："我的父亲经常喝酒，喝醉了就打人骂人。有一天晚上，他喝了几杯酒之后，竟然趁家中没有其他人就强奸了我……"王女士的话还未说完，团体中一位女组员阿安已经抢白着说："王女士，那已经是二十年前发生的事，不要再提了，再提也没意思啦。"她这突如其来的拯救行动，令整个团体的张力骤然减弱。我在懊恼之余，只能好好控制情绪来面对当时复杂的场面。

为什么阿安会有上述的拯救行动呢？总结她在团体随后两次聚会过程中的表白，显示她行动背后的原因颇不简单，相当独特。阿安较王女士年轻，二十三四岁。在青少年期，她的表妹曾获得单程证从广东移居香港，多年来寄居阿安家中。表妹年纪较阿安小约四岁，但二人却十分谈得来。阿安告诉我们，她在十七岁那年夏天，突然发觉向来活泼开心的表妹变得很沉郁，心事重重。在她多次追问下，表妹才哭着诉说自己被阿安的父亲污辱，而且他是经常性地侵犯她。阿安诉说到此，无限痛苦和追悔地说："你们要知道，自我懂事以来，父亲就是我的偶像，他有学识、有教养，又疼爱我，根本就是一个完美的人。故此当表妹说父亲强奸她时，年轻的我竟毫无同情心地责备她造谣生事，亦禁止她、恐吓她不要破坏父亲的名声。结果表妹真的没有张扬，但她整个人都改变了，自暴自弃过日子，不到一年就借故搬走了……多年以来，我常会问自己：她在说谎吗？但我永远不敢再想下去，因为我害怕，也不相信父亲会向一个年幼的亲人施暴……可是，当王女士坦诚地告诉我她可怕的经历后，七年以来我一直避免面对的事终于摆在眼前，我实在无法忍受，无法面对……"

正如前述，阿安基于个人的经历，无意识地拯救了王女士。事实上，世界上没有两个人完全相同，心理咨询师一定要视每个人都是独特个体，以期经常保持开放的头脑和心灵，以有效帮助别人。

❸ 心理咨询师的引导

在团体中，心理咨询师在有需要时要对组员进行教导，例如上文提及的，心理咨询师在团体咨询初期若发觉组员不清楚或不习惯组里深入分享、分担和坦诚对话的形式，应该找机会向他们解说。习惯上，除非被安排参加团体的人完全或大多数是专业人士如心理咨询师、社工和医务人员，否则我在团体的定向活动中，会预先用文字和口头教导以协助组员明白团体交流的重点和独特之处。另外，在第一次聚会前，或团体发展前期，有需要时我会再解释。因为事实上，我们在日常生活中与别人交往时，人们习惯采用的交谈方式通常偏于浮浅、疏离与非人化。在团体中，心理咨询师努力的方向之一，是促使组员在交流时产生具治疗性的功能，其运作偏重彼此间深入、会心的接触，个人化地作生命的交流与互助。团体中有些拯救者的行为有其具体原因，但其中一部分人只是运用了惯常社交式的对话，却意外地扮演了拯救者的角色。为了预防这种对团体具破坏力的情况，心理咨询师要预先作处理。

看门者

1 看门者的行为

看门者的行为与前述的拯救者有相似的地方——他会有技巧地引开话题。当团体中的话题触及他未曾处理的伤痕时，他会有技巧地引开话题来避免面对问题所带来的痛苦和困扰。不过，看门者主要的特征是他感受团体中的矛盾情绪较其他人来得强烈，他在某种程度上成了团体的发言人。他亦担任守卫工作，任何问题似乎都要通过他才能在团体中作深入探讨（Shulman, 1979）。

在我接触过的看门者中，我发现他们通常有强烈的责任感，在团体中表现得任重道远，其他组员往往视他们为非正式领导，同时很尊重他们。这个观察与施瓦茨（Schwartz, 1968）描述的颇为吻合。他指出看门者在团体中扮演着重要角色，例如，勇于表达他人不敢言及的意见，催化众人关注的课题和将需要审查的负面事情和感受提出、促使大家共同面对等。从团体的发展和效能来看，看门者的影响可分正负两面。正面是他敢言和直接的表达，促进团体有效沟通，增强透明度；他不忌讳的表达能协助组员面对一些需要处理却倾向逃避的问题，同时也帮助心理咨询师更清楚团体的情况，有机会及时作出适当处理。可是，倘若他在时间上选择不当，催化作用便不会出现，反之更会对一些人构成压力，导致负面结果。至于他的勇于出头，对一些依赖性强的人会产生强化作用，甚至无形中引诱他们对他产生依赖，剥夺了他们学习独立处理问题的机会。另一个负面影响则是，若碰上某些事情，矛盾情绪直接或间接与心理咨询师有关时，倘若看门者不够成熟，很可能会造成组员与心理咨询师对峙，影响会变得很恶劣。不过，最后一种情况出现的机会不多。故此，心理咨询师要小心，不要对守门者存有抗拒和敌意，因为他们主要不是为了私利，而是为团体的整体利益着想而行动。当我从中国人的思维习惯来看时，我很欣赏他们可以肯定自己，愿意作出冒险行动，勇气相当可嘉。尤其是中国人较西方人敬畏权威，但他们却可以直接向心理咨询师提出各种要求，积极争取和挑战，为自己和全组表态，实不容易。

❷ 组长适切的处理

不过，看门者倘若不是由大众推崇，只是一厢情愿作众人的代言人，就会出现问题。例如，他的行为会相当容易引起众人的不满与反感，因此向他提出质询。又或者他的能力有问题，或在观念上落伍和欠缺代表性，组员亦会对他提出质疑。遇到这种情况，组员之间便会产生矛盾，甚至冲突。不过，心理咨询师切忌妄加制止，反之，若有适当的易化，这类接触会为组员带来学习处理冲突和矛盾的机会。不过，不少组员都没有能力和勇气干预这些问题，所以遇到这种情况时，心理咨询师无法不出头。不过，应该留意，我们并非要打击这种有问题的看门者，而是在兼顾两方面的情况下，促进大家坦诚直接沟通，并透过处理冲突的过程加深认识自己，以至有具体改变行动。

第十三节

讲故事者

❶ 讲故事者的特点

有些组员习惯作冗长发言，滔滔不绝、长篇大论，可惜内容往往欠缺吸引力，令听众感到厌烦。有些组员为了表现自己，或证明自己投入，无论任何人分享，他们都会设法争取机会"回馈"。可惜由于他们并非真的有感而发，结果那并不是真正的回馈，而只是一些空洞字句。组长一般很快就会察觉这些组员，但由于他们通常感到某种程度的不安全，故此处理时要小心。比较安全的做法是由组长诱导组员对他冗长和空洞的发言作出回应，尝试帮助他认识自己的毛病，然后作出改善。

❷ 如何处理

一个擅长讲故事的组员，通常不介意别人的反应——或者准确地说，是他们往往没有能力知觉旁人的反应，只是一味地讲述，对于枝节事件绘声绘色，却欠缺焦点。他们甚至在回应其他组员时也会讲故事，结果令当事人的情绪骤然被搁置。遇到这种情况，组长宜作出适当干预。例如，在一个单亲支持团体中，玛利回忆和丈夫离婚前的片段，当她讲到自己发觉丈夫的情妇原来是自己的好朋友时，表现得很激动，泣不成声。就在此刻，同样刚离婚的安妮开始发言。虽然她一开口便说"玛利，我很明白你的痛苦……"，但随后她就开始讲述自己丈夫多年来如何在外拈花惹草，如何迫使她到加拿大办移民签证的故事。由于她说话相当急速，而事实上她亦十分伤感，一下子我颇难制止。但在六七分钟后，由于我发觉玛利完全无法听到安妮的话，依然在默默流泪，于是我决定中断安妮的故事。我说："安妮，我相信玛利的遭遇触动了你的伤痛。不过，你可否暂时停下来，让我们看看玛利现时的感受如何，好吗？"当安妮停止讲故事后，我与组员继续协助玛利处理她面对好友夺去丈夫的哀怨与愤恨。在告一段落后，我重新邀请安妮完成她的故事。

有人可能会问，为何要等待六七分钟之久呢？这是个很好的问题。不过我要说，那不是一个标准。事实上，我在安妮开始讲故事一两分钟后，就已经准备干预。可惜由于她叙述时口若悬河，情绪亦相当不稳定，所以我虽然顾念玛利，但也不能不体谅安妮，故此一拖再拖。在此我要指出，团体中有两人或两人以上同时爆发情绪，往往给组长带来困境，令组长取舍困难，这时临床判断力十分重要。在这个例子中，由于我看到玛利纵然出现强烈情绪，但其表现较静态，只是在默默地流泪。我当时判断，既然安妮需要情绪宣泄，就姑且趁此机会让玛利处理一下自己的伤感；而且，我肯定她不会因此出意外，亦肯定这一段流泪的时间有价值。不过，倘若我发觉玛利因安妮的中途介入而气愤，或者她可能伤害自己时，我必定会作出不同的处理。

在我的经验中，说话冗长的人并不单单是基于坏习惯，或是基于不懂说话。主要原因是他们内心可能有许多尚未处理的事项，一旦触及就一发不可收拾；或者可能是害怕无法控制自己的表述。对于前者，我们可以适当地在征得他们同意后，让他们在大家的提醒与教导中作出改进。至于后者，就需要适当地诱发他们勇敢地直接处理，不要再逃避。

第十四节

抗拒者

🔳 何谓抗拒?

一位组员不愿意或未能与心理咨询师、其他组员合作，又或者他的行为与态度阻碍其他组员在团体中成长，这就是抗拒的表现（Ohlsen, 1970）。事实上，当一个人面对改变时，抗拒是无可避免的反应。在心理咨询中，组员在性格方面准备作出改变的部分，会尽量设法维持故我。于是，就出现了组员一方面尝试改变，另一方面却抗拒改变的矛盾现象（Redl, 1948）。

🔳 常见的抗拒行为

组员的抗拒态度和行为多样化，较常见有以下多种:

- 经常迟到、早退，或干脆不出席；

- 质疑心理咨询师的能力，或挑战其权威；

- 质疑团体的功能；

- 在团体中防卫自己，例如不但坐姿很封闭，同时对团体任何事务都不回应；

- 说话时，会有很多表情，如愤怒、失望的表情；

- 通常会将交流的焦点带到不适切的课题上；

- 对话停留在一些普通社交题目上，如天气、流行曲、时装、潮流等；

- 说话时尽量避免显露个人内心的感受；

- 在触及内心深处一些创伤与痛苦事件时，会作出扰乱行为，以避开话题；

- 尽量表示自己完全没有问题，只做旁观者；

- 很焦虑、不安，并有情绪冲动的情况；

- 若任何人尝试促进他参与，都可能成为他攻击的对象；

- 表现得很不自然，经常在强迫控制自己；

- 喜欢对其他组员提出意见或建议；

- 垄断整个团体，独占全部时间；

- 对保密表示有保留；

- 不愿承担组员的责任（正常情况下，每位组员有责任参与及促进团体发展）；

- 挑战心理咨询师的权力和能力。

❸ 为什么会出现抗拒呢？

正如个别心理咨询一样，当一个人不是自愿，而是被迫参加心理咨询时，抗拒自然出现。有些组员基于过往一些负面的团体经验，对团体失去信任，甚至产生恐惧。尤其是一些曾在过往团体经验中受过伤害的人，在团体咨询中的抗拒会很强烈。不过，这类组员，除非是被迫参加团体，否则从他再参加团体这一行为来看，他对团体的看法是矛盾且复杂的。在几年前的一个团体中，一位身为社工的组员起初抗拒性很强，但在最后一次聚会中，他诉说对团体又爱又恨，他说观念上很欣赏团体的功能，但在某次团体咨询过程中，由于组长处理不当，他受了很深的伤害，以致不但不再信任团体，甚至还影响了他的社工职务，故他要再试一次，希望能有个突破。还记得他在结束时面露惶恐之色说："盼望这次团体经验对我有帮助，否则我就会永远否定团体。"

基于对团体的运作不够清楚，有些组员会因此产生抗拒。不过，倘若心理咨询师在团体过程中处理得法，而其他组员亦自然地开放倾诉和交流，对抗拒者会产生一种教导和典范作用，从而令他们学习投入团体。

对一部分有抗拒的组员来说，他们的抗拒来自个人的不安全感。组员自我形象偏低、自信心不足时，会很害怕显露内心世界，同时会设法隐藏自己。由于他们自卑，不但对自己不信任，对他人亦欠缺信心，所以常常认为别人不尊重自己，不接纳自己，甚至轻视自己。于是他们在团体中的防卫性很强，尽量避免与其他人接触。同时，由于欠缺自信，他们很介意别人对自己言行的评价。由于他们通常假设别人会给予负面评价，所以抗拒自然就产生了。

除了自我形象偏低的组员害怕被别人否定外，一些认为自己犯了错，做了一些自己亦感羞耻不安、难以接纳的事的组员，其抗拒也会很强烈。原因是他们害怕别人不齿其行为，会唾弃他们，于是他们会有很多伪装，说话亦不着边际，目的是避免其他组员发现其真面目。

❹ 组长的处理

团体咨询与个人心理咨询一样，想要有效果，就需要组员自愿与乐意参与，否则往往会出现许多流弊，而抗拒就是其中常见的问题。组员产生抗拒时，不但无法在团体中得到帮助，同时亦会令团体的发展停滞不前。更甚者，还会破坏团体的内聚力，最终令团体解体。由于组员的抗拒会导致上述种种严重问题，心理咨询师千万不能掉以轻心。不过，心理咨询师要作出干预和处理实非易事。经验证明，有些抗拒者在有机会表达内心的负面感受如愤怒、不满与贬抑后，抗拒往往会降低，对组长、组员的接纳亦会增强。可是，他们畅所欲言地表达不满，很可能会导致团体其他成员的不快，或引起组员的反感。这时心理咨询师会感到矛盾，难以取舍。对于这一点，我认为不宜厘定一个准则，心理咨询师一定要及时对抗拒者、对团体的发展状况，以及对团体各成员作出清楚的评估，然后按个别团体的特性作决定。

抗拒者的表现往往是基于内心的不安全与恐惧感，除非有特殊理由，否则心理咨询师不宜作出对质与强烈反应，以免情况恶化。反之，心理咨询师要特别留意该组员，在言语及态度上亦需尽量表达对他的接纳与尊重。事实上，对抗拒者来说，心理咨询师的友善与真诚态度，往往能有效化解他们的抗拒。其实，心理咨询师在面对抗拒者时，先要有效地与他们建立关系，最重要的是尝试达到同感的了解。当抗拒者体会到被接纳，亦明白心理咨询师对他没恶意，并感到有人体谅他的难处时，他往往就会放松防卫。在一个具治疗功能的安全环境中，抗拒者逐渐明白其他组员或多或少都拥有与自己相似的惶惑不安与恐惧，不同的只是其他人敢于表达，勇于讨论，甚至随之在行为上作出改变。鲍特麦赫与法兰克（Powdermaker & Frank, 1953）基于对门诊病人研究的结果，建议组长在面对团体出现抗拒者时，可采取以下对策：

- 不作干预，让团体自己处理该情况。

- 在一个新成立的团体中，心理咨询师不应要求一位退缩的组员表达自己，他应该等候其他乐意参与的组员主动表达，有了先例后，抗拒者会较易开放。至于在一个成熟的团体中，心理咨询师更不必担心，因为其他组员自会邀请或要求抗拒者积极投入。

- 倘若组员们都表达与抗拒者相似的感受，特别是彼此间或对心理咨询师有不满和恐惧时，心理咨询师就要警觉地及时作出适当处理。

- 心理咨询师若发现抗拒者对团体咨询过程中任何回应与他的感受相关时，就要机灵地抓紧和善用那些难得的机会，协助抗拒者面对自己的困难。

- 在新成立的团体中，倘若组员没有给予抗拒者适当支持，心理咨询师明确的支持对抗拒者便很重要。不过，在一个成熟的团体中，心理咨询师对于组员对抗拒者的攻击，不应插手纾缓，亦不应公然给予支持。

事实上，心理咨询师不必过虑，因为倘若他懂得善用团体的功能，往往能事半功倍。例如，对于选择保持安静的抗拒者，组员们通常会自己发现，并随之要求抗拒者面对自己的问题。对于垄断团体的抗拒者，组员慢慢会产生反感，根本就不需要心理咨询师担心（Bry, 1951）。不过，在处理抗拒的组员时，组长要同时留意和照顾其他组员的反应。在一般情况下，由于抗拒者通常会阻碍团体发展，破坏团体协调合作的气氛，令组员之间或组员与组长之间出现不信任和反感，故此其他组员对抗拒者的反应往往是负面的。固然，由于个性、背景不同，各人的反应强弱会有差异。对于反应轻微的组员，影响不大；但倘若组员出现强烈反感时，很可能有人会对该抗拒者产生敌意并加以指责与攻击。这一行动有时会间接地协助心理咨询师处理抗拒者的问题。不过，要警觉这种责难往往会强化抗拒者的一些错误观念，例如"别人否定他"和"人是不可信任的"等。故此，心理咨询师要明智地善用当时复杂的动力，在兼顾各方面的情况下作出适当处理。

在成长团体中，心理咨询师可以透过另一种间接方法协助抗拒者。心理咨询师在团体咨询过程中，可避免对焦抗拒者，代之以对焦另外一位乐意投入的组员，让抗拒者从旁观看而作出学习。面对抗拒者，心理咨询师应留意时间因素，避免因此浪费其他组员宝贵的时间（Jacobs, Harvill & Masson, 1988）。

总结

　　甄选组员是心理咨询师在准备阶段必定要下的功夫。不过，就算心理咨询师谨慎甄选，上述各类组员的毛病总是难以洞悉，很难预早防备。况且，就算可以看到他们的问题，也不应该因此将其拒之团体之外，因为他们在团体中的表现，往往是无知觉的，都是他们日常生活中个性与问题的重现。心理咨询师应趁机透过团体咨询协助他们面对和处理。而这一点正是团体功能的独特与宝贵之处。值得一提的是，我发现有些心理咨询师轻视组前甄选工作，以致在普通团体中接纳了一些情绪极不稳定的精神病人，结果不但令自己永无宁日，亦会影响全组的效能，对该病人亦可能导致不良的影响，甚至带来不必要的危机。

　　对每位心理咨询师来说，难以处理的组员会为他们带来挑战与压力，这实在是团体工作不可忽略的一个重要课题。

第七章

团体中的作业

使用作业的利弊

❶ 反对的意见

对于在团体中应否采用作业，人们有不同看法。有人认为只有欠缺经验的心理咨询人员和初学者才需要依靠作业来协助团体运作。换言之，他们以为使用作业较容易，而那些不使用作业的团体则会艰难得多。亦有人认为使用作业往往限制了组员的自由，会将团体内的交流分享局限于组长所采用的作业主题。而更糟糕的是，这种交流与分享纵然很活跃，但由于组员多欠缺主动，以致个人分享常常欠缺深度。基于上述原因，他们对团体作业的评价偏低，亦不鼓励组长采用作业。

学者基于不同的理论信念，对团体作业的看法亦有异。罗杰斯（Rogers, 1985）极为强调组长要给予组员最大的自由度。当事人中心理论既然是非指导式的心理咨询，组长在团体中自然就不应采用作业，以免取代了组员在团体中应负的责任。罗氏亦指出，团体发展既然已经有了自然产生的十四个阶段（第五章），团体作业就会干扰那个自然发展的程序，故此他会设法避免在团体中运用任何预先计划的活动。罗氏不主张在开始阶段运用团体作业促进组员投入，在他领导的会心团体中，他在开始时会保持沉默，等待组员有需要时才主动发言，这个方法被证实很有效。

❷ 适当使用作业

不过，其他许多学者却不同意罗氏的主张。针对上文最后一项，贝茨等（Bates, Johnson & Blaker, 1982）承认，罗氏的处理固然有效，同时也同意沉默是有用的技巧；不过，他们却指出这并非唯一的技巧。其他学者则普遍认为，组长在团体中适当地使用团体作业是明智之举，他们认为这是促进团体达到成效的有效方法之一（Trotzer, 1977; Dyer & Vriend, 1980; Yalom, 1985; Corey, et al., 1988; Jacobs, Harvill & Masson, 1988）。巴克（Back, 1973）除了采用一般作业外，还很强调在团体中应配合体能性的作业和体操，协助组员对自己的身体更加敏感，这样他们对自己的存在感亦有更实质的把握。

我相信不但初学者可以运用团体作业，纵使是经验丰富的组长，如果认为情况适当，也可透过团体作业加强团体成效。例如，如果整个团体咨询的时间有限，不少组长就可能会选择作业，若运用得宜，则效果颇佳。同时，组长在团体咨询中采用作业，不一定比不用作业来得容易。其实，运用作业能否收到成效，关键在于组长本身的胜任力。例如，对于作业限制分享交流深度这一点，我觉得问题往往不是出于团体作业，而是因组长能力不足，或根本过份依赖作业，而忽略了自己要设法诱发和促进，故此未能透过作业强化组员的探索。事实上，我在督导工作中，经常发现在使用同一作业时，由于组长能力不同，会导致截然不同的结果。至于作业是否限制了组员或整个团体自由，我的意见是，当组长未能弹性而灵活地使用作业时，限制的确是可能出现的；倘若组长在使用作业时，把重点放在此时此地，不过多重视作业程序，而是对焦组员本身，那团体的自由并不会受到限制。

❸ 结构性团体

人们常常会问："使用作业的团体，是否称为结构性团体？"我建议大家不必太着意团体的称呼，反而应专注如何在每个独特团体中协助组员得到最大的助益。就以结构性团体来说，有些组长不但为团体咨询的整个过程制订了主题，而且每次聚会都有具体的主题和仔细设计的活动。他们在执行上只墨守成规地尽量跟随计划进行，不容自己及组员有任何超越计划的行动。这种处理方法相当极端。反观另外一类组长，虽然采用作业，而且团体也有一定程度的结构，但由于组长采用作业的最主要目的是引发团体成员自我探索，组长重视组员此时此地的个人选择、需要和意向，以至组长会随着团体的自由流放动程而作出回应与诱导，并非刻板地坚持预先的计划和作业。这种机敏和弹性，是成功组长必备的特质。相反，无论采用作业与否、带领结构性团体与否，那些一成不变、过分严格和欠缺灵活的组长，往往会阻碍团体效能。

上述第一种结构团体的处理方法，对初学者来说有其价值。因为若他们在组前做足准备功夫，团体运作就会较有把握。在团体咨询过程中，因为已有既定轨道和活动安排，故在某种程度上可减轻组长的焦虑。故此，在培训工作中我会让学生自由选择。倘若他们认为没有信心带领一个基本上欠缺活动设计的团体，那么他们便可选择结构严谨的团体。因为这种设计会令他们较有把握，亦较有方向感。不过，当学生踏出第一步后，我会鼓励他们作其他尝试，避免因依赖团体作业，而未能在个人领导团体的能力上建立信心。况且，若初学者永远只是带领结构性团体，这不但会限制个人发展，同时也令其没有机会体会其他性质团体的独特之处。事实上，我认为不同性质的团体各有所长，亦各有限制，初学者宜作不同尝试，以便日后能就团体特性、组员人数、组员年岁、组员身份背景和团体时限等各种因素，作适当设计。

❹ 非结构性团体

不过话说回来，当初学者第一次带领非结构性团体时，我一定会为他们作好准备。而且在督导工作中，我通常也会要求他们作出评核与反省。学员一些典型的自我反省，包括：

- 第一次带领非结构性团体，实在是一项挑战。

- 在过程中，尤其是开始时，往往有较长时间的沉默，令我很不安……最令我懊恼的是，通常是自己忍耐不住，先打破沉默。结果却阻延了组员主动投入，亦限制了团体的发展。

- 由于团体过程中有很多不肯定，我的确很焦虑，但有趣的是，组员一旦主动发言，往往都是相当个人化的，不像在结构性团体中，组员可能会热烈发言，却经常未能积极地作出个人分享。

- 由于我与组员都在等待，表面看来似乎是浪费了一些时间；不过，整个团体过程结束之后，我发觉这些时间并没有浪费掉。因为大家需要时间观察与探测，需要时间来建立信任。反观在结构性团体中，当我严格地根据计划中的活动要求组员参与时，他们表面看来很活跃，但实际上有些人根本没有投入，参与流于表面化。

- 带领这个新的团体，由于没有什么可以依靠，的确有点害怕，心力消耗很大。不过，在十二次团体咨询完结后，我发觉对自己带领团体的能力增强了信心，实在很兴奋。

组长若能对带领结构性团体和非结构性团体都有信心，不但能就团体不同的因素作出妥善选择，还可以避免受这两种团体的规限，作出灵活的运用和调配。例如，有些组长在带领非结构性团体的过程中，会因应某一组员的需要，或某些团体的特质，加入简单的作业以作辅助，效果很好。不过，要做到如此机敏与有弹性，组长首先要对团体作业有相当的认识和准备。组长在临场时，也要有能力作出正确评估，然后按情况和需要即时选择适当的作业和活动。就这一点，我曾经将其定名为"手中无作业，心中有作业"。虽为戏语，却相当贴切。

5 使用作业的目的

为什么在团体过程中要使用作业呢？雅各布斯等（Jacobs, Harvill & Masson, 1988）认为，组长最低限度可以透过作业达到以下七个目标：

- 促进讨论和参与；

- 令团体对焦；

- 令团体的焦点改变；

- 提供一个经验性学习的机会；

- 为组员提供有用的资料；

- 增加团体舒适程度；

- 提供乐趣和松弛感。

巴克（Back, 1973）则指出，体操和运动其实是心理与生理治疗的一部分。他认为作业不但在团体咨询开始时可以促进团体成员相交，而且在整个团体咨询历程中，组长可在不同时间透过不同作业推进团体发展，以达到成效。

为了方便读者，下面列举一些我与专业同行常常采用，亦发觉相当适宜和有效的作业。其中一部分是由我设计的，其余则选自或参考不同论著（Stevens, 1972; Back, 1973; Pfeiffer & Jones, 1974; Merritt & Walley, 1977; Bates, Johnson & Blaker, 1982; Jacobs, Harvill & Masson, 1988; Corey, Corey Callanan & Russell, 1988）。由于社会文化上的差异，我尝试为作业作出不少调节与修改，以期真正适用于中国人。不过，组长选用时仍然要小心考虑团体的特征、目的、时间长短、设备和组员的年龄、身份，在必要时作出修改调整。此外，还要考虑个人的团体领导能力与经验，再作出适当选择。

第二节

促进自我探索和增强自觉的作业

在心理咨询过程中，促进组员自我探索，以期达到自我认识和增强自觉能力，是最主要的课题。故此，在团体中这方面的需求亦最强烈。以下是一些按此重点而设计的作业。

❶ 自画像

目的： 透过自我素描，协助组员强化对个人的认识和促进自觉。

程序： 组长为每个组员预备一张12英寸×8英寸或更大的图画纸，以及颜色齐全的粉彩颜色笔（若有可能，用水彩更好），然后请组员在画纸上画出自己。组长可告诉组员，他们可以随自己的意思，用任何形式画自己。例如，可以很具体，亦可以很抽象。

我要强调，组长不宜给予太多指引。上述的引言已相当足够，否则会影响组员的思路。错误的处理方法往往是由于组长太过热心，例如，有一位初学者在带领组员进行此项作业时，除了说以上的话外，还加上"如果你们喜欢，可以用一棵树、一朵花，甚至一块石头来代表自己……"，结果，他所带领的七位初三学生中，三位选择了画树木，两位选择了画花，一位选择用石头来代表自己。可见不适当的指引，会大大局限组员个人自由表达和自由流放的反省历程，严重影响作业的效能。

其实，自画像这个作业看似简单，但若运用得宜，是十分有意义的。例如，有一位社会工作者在团体咨询结束后对我说："一直以来我对自己的认识很模糊，只能知觉自己性格上的一些特点。但透过这个作业，我可以整理一些片段，使一些可能隐藏在潜意识层面上的我浮现出来。能对自己有一个较具体的掌握，感觉很好、很舒畅。"相信这位组员的表白道出了许多人的心声。事实上，这个作业的确可以协助我们不知不觉地对自己作出评估和内省。在这个过程中，不一定每个人都会像上述组员般感觉开心，有时甚至可能会带来伤痛，但无论如何，有机会强化个人的自觉，总是一件值得庆幸和有意义的事。

组员的自画像千差万别，为了帮助大家对此作业有更多掌握，以下我列举一些例子来作简单阐释。在此我感谢组员让我采用他们的自画像，并准许我在此分享他们自我追寻的历程。我在采用自画像这个作业时，通常会协助组员作相当深入的探索和解释。不过，由于篇幅所限，以下组员的自我探索和解释只属撮要，并不附详细描述。

以下是绘画图1至图7的组员的自我探索和解释。

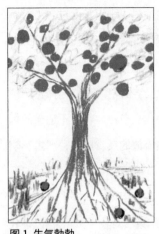

图1 生气勃勃

我是一棵枝干强健茂盛的果树。主要由于我的根很粗壮，也植得很深，故此可有足够养分滋润整棵树。你们可以看见树上果实累累，其中橙色的是我的学生。我很喜爱我的工作，故此在工作中很快乐，也很投入。作为教师，我很开心可以有机会培育年轻一代。事实上，刚才一个个地绘画那些橙子时，内心很兴奋，也实在有一份满足感——相信你们现在也看到我兴奋的样子，对不对？

不过，在教学中我亦往往有挫败感。有些学生的家庭实在复杂，这类学生容易结交损友，因无心向学就干脆辍学……在地上的三个腐烂果子，就是过去两年我曾帮助但无法帮他们得到改善的三个学生。现在想起他们，还是感到很不安和难过。

不过你们可以放心，我想起那些辍学的学生虽然会不开心，但由于基本上我是很乐观的人，生命力亦很强，故此我不会因此气馁和放弃。反之，我会更努力教好我的学生。你们看，果子大的是高年级学生，小的是中一生。但由于他们都觉得我友善亲切，一般都喜欢我。至于那几个红色的果子，最大的一个是我的妻子。她是我生命中最重要的人。至于其他四个红果子，一个是女儿，一个是儿子，其余两个，是我的父母。我很爱他们，也开心自己有一个快乐家庭。

图1的作者实在是相当健康的人。他在团体中的表现就如图1一

326

样：积极、充满生机、很温暖，容易与人建立关系。若对图画作分析，无论从颜色、构图和着笔上，处处显出其生命力和自信。

我是一棵大树。不，我应该说，我希望自己是一棵大树，有浓密的树叶，可以荫蔽其他有需要的人……

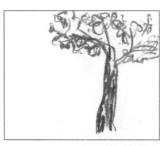

图2 孤独无依？

图2的作者所说的，根据其后我和团体协助他自我探索，原来只是他对自己的期望，完全不是事实。正因如此，他在整个探索过程中表现得很沉重，也流了许多眼泪。事实上，大家看他所绘的图画，树相当大，却完全没有根，亦找不到土地。根据他的解释，由于父母长年累月争吵不和，家庭名存实亡，他亦从来没有得到照顾与爱护，因而觉得孤单和痛苦。当讲述到此，他痛哭着说："我常常觉得很害怕、很不安。当他们打架时我会吓得躲在床底下，内心不断担心有恐怖事情发生，很想有人保护我……我想做一棵大树，因为我相信世界上还有许多像我一样的青少年需要人帮助。倘若我是一棵大树，就可以将他们安放在我的树荫下安然睡觉，不必受阳光的曝晒。"

基于他个人的经历，他很想帮助人；同时令人痛心的是，他也知道自己无能为力，因为他的大树是悬空的，没有根，也没有可生长的土地。

当我们将图1与图2作比较时，相信大家马上可以感受到两位作者生命的差异是何等之大；而且图2在用色和构图上，与生气勃勃的图1对比差异亦十分强。

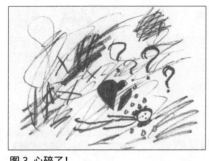

图3 心碎了！

我现在虽然坐在这里，是活着的，但在图画中的我已经死了。我坦白告诉大家，我上个月底失恋，我和男朋友谈恋爱已经三年半，已经讲好了年底结婚，想不到他忽然间抬出另外一个女朋友，就这样与我分手了。我哭了大半个月。你们看，那破碎的心旁边就是我的眼泪，好大好大一滴。从前我哭的时候，男朋友会呵护我、疼我。想不到如今我就是为了他哭死了自己……大半个月以来，我在想许多问题。我见过她的新女朋友，她样子比我差，身材胖胖的，学历也比不上我，为什么他居然会因为她而抛弃我？为什么？为什么？他说我脾气不好，说我任性，不懂体谅他。他认识我的时候我就是这样子，为什么到现在才嫌弃我？我觉得他为了要离开我，就乱批评我……

图3令人感到心寒，也可以从中感受到作者内心的紊乱与苍凉。当组员问到图中仅有的一片黄色时，她苦涩地说："我哥哥常常提醒我黑夜之后有黎明，有阳光。但我觉得太阳不再属于我，已经被层层乌云盖住了。"

我很喜欢自己，最喜欢的就是自己的笑容，其中包括两只特大的兔仔牙。很多人，包括我的朋友和学生，都不约而同地告诉我，他们很喜欢我的笑容和门牙。我的眼睛很细小，但我也很喜欢我的眼睛，尤其是当我笑的时候，会眯成一条线。朋友认为很有趣很可爱……

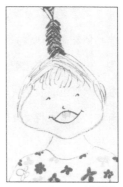

图4 可爱的姑娘

作者在其余的叙述中，一直充满积极和正面取向的字眼。而事实上，她的个人、她在团体中的态度和行为，都像图4一般，充满着令人喜悦的色彩，也蛮有生机与乐趣。

我的生活出现了许多问题，所以近来很不开心。内心有许多疑问，也有许多愤怒。我对一些人很失望，很不齿他们的作为，也觉得社会很黑暗，没有公义。唉！讲起来也令我很痛心。故此，

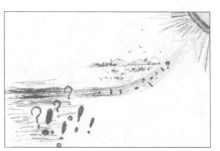

图5 失望？迷惑？

在图画中你们可以看见我是用黑色和褐色来表达自己现在的情况……不过，基本上我是一个快乐的人。你们看，这远山，这树木花草和在天空中飞翔的鸟儿就是我。我是很开朗的人，有很多的兴趣和爱好。我最喜欢旅行，因为可以增广见闻。同时，我也很爱自由，喜欢透过接触新事

物来刺激自己。故此，我爱和几个好朋友谈天说地。我们常常说要操练自己能够高瞻远瞩。图画中的一群小鸟，就是我和好朋友在一起展翅飞翔……幸好我有几个好朋友，也幸好我的性格并不悲观，故此虽然我现在仍然很沮丧和不快乐，但我相信我会慢慢克服。这里的颜色逐渐变得鲜艳，箭嘴也指向太阳，其实是我的期望。同时，我也相信自己能渐入佳境。

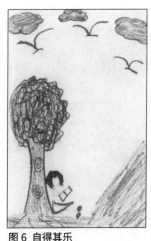

图6 自得其乐

我是喜欢安静的人。我性格较为内向，最喜欢大自然。图中我有机会坐在树下看心爱的小说，这是我最大的喜乐。而且在这个环境中没有人打扰我，只有蓝天白云，只有飞鸟和海洋，真正好得无比。

根据组员的自我探索，她眼中的自己似乎没有什么不好的地方。不过，透过其他组员的协助，她发现自己有时太过以自我为中心，甚至有点孤芳自赏，需要作出改进。

我是一个很幸福的人。我父母只有我一个女儿，他们什么都肯给我，真是很爱我。我丈夫是大学时一起念社工的同学，对我很好，很迁就我。我的同事，可能知道我身体不是很好，故此在工作上也给我许多帮助和照顾。总之，我周围的人对我都很好，很爱护我。至于我的朋友，虽然有时怕我动不动就哭，但对我还是很好。不过，我觉得挺有趣的是，原来许多人都怕别人哭。我一哭，别人就会怕了我而向我让步。

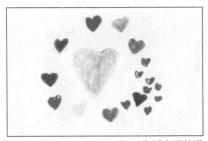

图7 生活幸福美满

故此，当我碰到解决不了的事情时，马上就会哭，而很快问题就会得到解决。嘻嘻！

这位组员的自我分享触发了其他人向她提问。其中包括协助她看清楚自己由于人生太顺利往往得意忘形，流于自我中心。正如她的自画像一般，她是中心。众人包括父母、丈夫、朋友和单位同事，大家都迁就她、服侍她、听她的话，甚至任由她操纵。对她来说，这个探索过程实在不简单，也很痛苦。不过，经过冗长的探索过程，她对自己有了较清晰的评估。令人安心的是，她本身有其他良好的特质，所以大家最后仍然肯定她是可爱的。

至于图8至图27，除了供大家参阅之外，亦建议初学者用来作为团体讨论的资料，借助绘画，协助组员在团体中提升自我认识的能力。讨论的重点可以包括图画的色彩、笔触的轻重粗细、构图和内容等。由于每个人的自画像都很独特，若能详细讨论分析实在很有趣，这也是很有意义的学习活动。

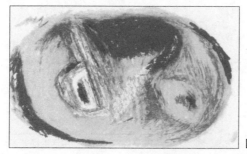

图8 "我的生活很充实……"

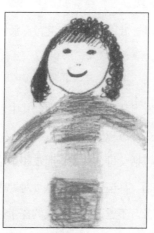

图9 脸上的微笑、自信与身体其他部分有明显差异，为什么？

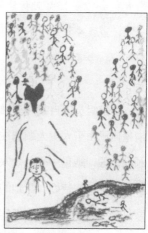

图10 试对比图中上、下两个部分的色彩与人物

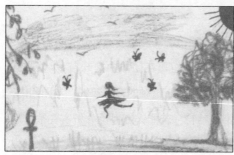

图11 "这是我，在大自然中翩翩起舞。"

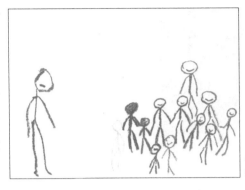

图12 "我羡慕人人都很开心，也有很多朋友，但我却……"

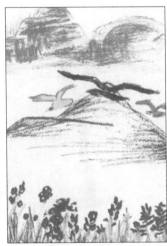

图13 "我就是那只紫色的鸟，有时很霸道，也常常想超越周围的人。"

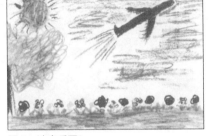

图14 冲出乐园？

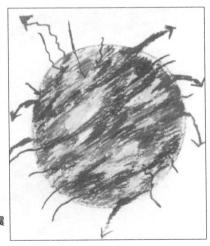

图15 噢！好复杂，却又具动力和震撼力的一个人

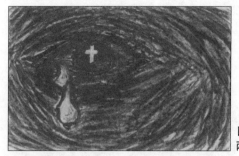

图 16 "这就是我的眼,黄色的两滴是我的泪水……"

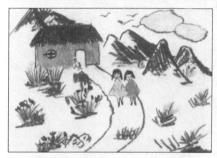

图 17 手拉手,多开心

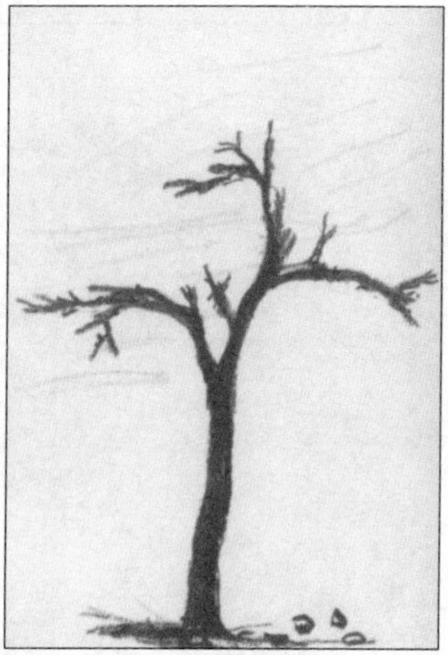

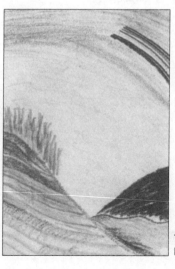

图 18 说下个月会结婚,怎么却是满目的苍凉枯槁?

图 19 "很开心自己有草原般的生气和彩虹般的灿烂,更期望有海洋的深湛。"

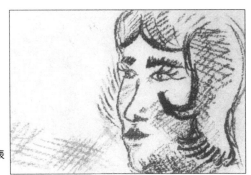

图 20 无神的双目，欠缺表情的嘴巴……

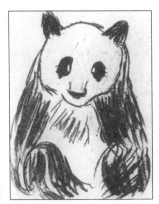

图 21 "熊猫是罕有动物，我……"

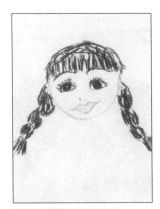

图 22 身体怎么不见了？

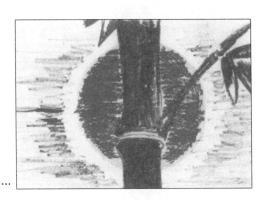

图 23 宁静、和谐、舒畅……

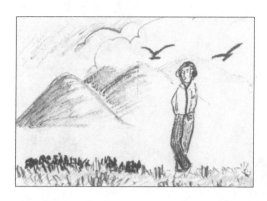

图24 空中的两只飞鸟是谁?

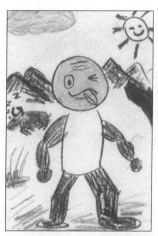

图25 "我累死了，但我仍然会坚持下去的。"

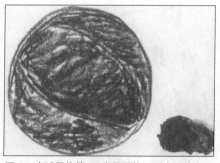

图26 皮球是软的，石头是硬的。到底是什么?

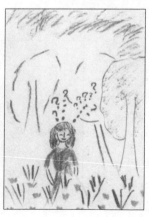

图27 "生命中有许多疑问，所以我感到……"

❷ 我的素描

目的: 促进组员的自我认识,对自己作出全面审核与反省。

程序: 组长预先准备好作业纸表7.1,请组员填写之后,大家一同分享交流。为了节省团体的时间,同时也为了让组员有充分的时间做作业,组长可以让组员带回家做功课,在下次聚会时再一起分享与讨论。

❸ 我重视的信念、价值与事物

在带领讨论时,下列各项值得注意:

• 组员对哪个人的看法最重视?原因是什么?

• 最难填写的,或资料最少的是哪部分?原因是什么?

• 对于男性组员,宜对"父亲眼中的我"一栏加以注意。至于女性组员,"母亲眼中的我"是注意重点。

• 假设组员很努力填写,却始终资料贫乏,组长宜留意其整体人际关系到底如何。

• 除非有充分理由,应探索全栏出现空白的情况。

• 各栏所填写的,若是协调和谐又具正面取向,反映组员有统整健康的自我。若不幸各栏资料出现矛盾,或资料倾向负面取向,组长与团体就要努力协助该组员面对自我,并作出相应改进。

这个作业看似简单,但组长若处理得好,能协助组员对个人作一次全面反省。对于反省的结果,不少组员喜不自胜,因为他们很

表7.1　我的素描

1. 父亲眼中的我	8. 我重视的信念、价值与事物	7. 自己理想中的我	6. 我自己眼中的我
2.母亲眼中的我	3. 兄、弟、姊、妹眼中的我	4. 朋友眼中的我	5. 知己/爱人/丈夫/妻子眼中的我

开心再次肯定一个积极而可爱的自我。身为组长，亦可分享到他们的快乐。不过，这个作业亦会引发组员忆起一些长期压抑的感受，或一些未完成的事项。例如，一位男组员在"父亲眼中的我"这一栏是完全空白的。在团体中，面对组员问他为什么时，他号啕大哭，之后呜咽着说："我只知道我很喜欢妈妈，但做这个作业时才知道原来我对父亲有很深的畏惧。小时候我逃避他；而现在我已步入中年，对他居然还是望而生畏……唉！我实在不知道父亲眼中的我是怎样的。事实上，这么多年来我们从没有一次真正的沟通……"在另外一些团体中，亦多次出现组员要面对父母对自己的恶劣评价，甚至是具羞辱性的标签时，实在表现得很痛苦。面对这些情况，组长要设法作出有效处理。

一般来说，组员对这个作业的反应很好，往往很认真地做。其中有些人甚至具体访问有关人物，以印证事实与自己所了解和判断的是否一致。

面对不同年龄、身份的组员，组长可以修改以上表格。例如，在学校使用时，我认为可以加上"老师眼中的我"和"同学眼中的我"两栏。此外，若不想作业太复杂，可以删除其中第7栏和第8栏，即"自己理想中的我"和"我重视的信念、价值与事物"。至于在教会或宗教团体中，组长可以加上"神眼中的我"。曾经作此尝试的组长认为很有意义，值得继续采用。此外，若时间有限，组长可将作业分开来做，待最后一次再作全面处理。

4 谁塑造了我?

目的: 协助组员探索个人的发展历程,增强自觉性。

程序: 组长以简短的话阐释何谓人生中的重要人物,同时解释在每个人的成长历程中,其塑造与成形往往有根可寻。然后,将已准备好的表7.2分发给各人填写,十至十五分钟后,全组一同分享交流。

5 我是一个独特的人

目的: 帮助组员具体界定个人的长处和限制,亦学习接纳和欣赏自己。同时,肯定自己是独特的人。

程序: 组长将预先准备好的表7.3在团体中分发,并请组员填写。正如前一个作业,若想节省团体的时间,让组员能详细探索,可让他们带回家做,然后在下一次团体咨询中,大家一起讨论分享。

在分享交流的过程中,组长固然要协助组员在感性上有较多交流,同时要把重点放在各人面对自己的弱点所产生的反应。在我的经验中,自我形象低的人,往往基于错觉而对自己的长处视而不见,甚至否定。故此,倘若组长发觉组员所填的长处太少,就要设法帮助他们具体地发掘、界定和作出肯定。在限制方面,组长宜帮助大家分辨一些不能改变和可以改变的限制。对于后者,在探讨之后可以确定改进的计划和方法。

在团体一同分享时,我往往鼓励组员帮助其他人增添所列的项目。重点是请各人根据在团体中的相处,彼此发掘更多长处。这种面对面的肯定和赞赏,对不少人来说是一个创新的经历,建设的功能很强。至于限制和缺点,除非团体成员的内聚力很强、关系很深,否则

表7.2 谁塑造了我?

请在各栏中简单描述不同人物对你的看法、评语，以及任何难忘的正面和负面经历:		
父亲	神 （适用于有宗教信仰的人士）	自己
母亲	一位重要人物	一位重要人物
	请注明：＿＿＿＿	请注明：＿＿＿＿

表7.3 我是一个独特的人

	我的长处		我的限制	
A				
B	当我再次看清楚自己的长处和限制之后，我感到：			

342

我会避重就轻地省略掉。

据以往经验来看，组员所填的表格，经过全组的帮助和引导，其内容中长处往往多过限制。故此，若处理得宜，这个作业很可能为组员带来一个新的、积极的自我形象，能逐渐增强自信和自爱。

6 三个"我"协调一致吗?

目的: 协助组员自我反省，促进协调整全的自我。

程序: 组长为每位组员预备三张卡纸。首先请他们在第一张卡纸上描述"理想的我"，时间为七八分钟。然后请他们将已写好的第一张卡纸搁在一旁，暂时不准观看。接着照此类推，在第二张和第三张卡纸上分别具体描述"别人眼中的我"和"真正的我"。而每次亦给予七八分钟。当各人都完成此部分之后，组长请各人将三张卡纸放在桌上，各自对三张卡纸上的三个"我"作出检核，主要是看看三个"我"是否协调和谐。若否，则看看差异何在，并尝试找出原因。

组长亦可请大家留意另外一个重点:"理想的我"和"真正的我"是否协调一致? 透过此重点，组员可以发现两者之间的差异，甚至矛盾之处。同时，亦往往会使各人发觉自己对人生产生的一些深层感受和渴求。

在各人默想告一段落后，组长可邀请组员在团体中自由分享作业过程中的心路历程，以期达到更深的探索。

除了上述的处理，组长亦可运用表7.4，请组员填写和默想后，全组再一同深入分享和交流。

为了达到更积极的行动，在使用这个作业时，我通常会请组员一

表 7.4 三个"我"协调一致吗?

理想的我:			
别人眼中的我:			
真正的我:			

同探索，看看如何可以使三个"我"更加协调一致。在个人层面上，也帮助组员就各人不同的情况，厘定个人的、可促进三个"我"更协调一致的方案。有了具体计划，组员会较易在生活中落实，并作出改进。在分享和交流过程中，组长可以指出，心理健康的人的三个"我"是协调和谐的。若一个人自己眼中的"我"和他人眼中的"我"差距不太大，个人理想也没有脱离现实，他就是自我形象明确而健康的人。但当三个"我"不协调时，就该问自己：别人为何不了解我？我是否不能表里如一？

在总结时，组长宜说明一个重点，那就是我们不必期望自己的三个"我"百分之百协调一致，因为那是不切实际的期望，只会导致负面影响。

7 根的追寻

目的： 协助组员探索整理人生的重要范畴，认真审察个人的根，看看是否稳固。

程序： 组长简略作开场白："在自我追寻的过程中，人生是否有植根的感觉，是一个十分重要的课题。植根的感觉是由被接纳、被承认、被尊重而产生的一种归属感与安全感，也是因个人的投入与参与而达致的满足与愉悦。对表7.5中的各项"根"，组员是否能确定呢？"

组长采用这个作业时，可就组员的年龄、身份特性作出适当删改。例如，面对中学生时，应删去婚姻和工作/事业两项。至于人际关系，可改为"同侪关系"，相信效果更好。

表 7.5 根的追寻

	很不肯定	不肯定	肯定	绝对肯定
个人形象：	——	——	——	——
家庭：	——	——	——	——
婚姻：	——	——	——	——
学业：	——	——	——	——
工作／事业：	——	——	——	——
人际关系：	——	——	——	——
香港：	——	——	——	——
中华民族：	——	——	——	——
世界与人类：	——	——	——	——
信仰：	——	——	——	——

346

为了强化此项作业的功能，在此表后面还可以加上：在"根"的探索过程中，试简单描述个人的感受。让组员在写完之后，在团体中共同分享。固然，在探索根的过程中，组员会感到很大的压力，不过我相信世上没有人能够不问生命意义，就可以真正快乐地过活。我们要反省活着的意义，尤其是在家庭体制动摇的现代。我曾看见不少组员在面对家庭的植根时，往往交织着迷惘与苍凉的感觉。每个人都不应忽视个人植根的问题。因为无根的人只有飘浮的感觉，当一个人在许多关系中，或在许多人生重要领域都无法植根时，他就会极度欠缺安全感，这会严重影响他的人生。

在我的经验中，透过这个"根的追寻"作业，组员如果能对个人有较全面和深入的探索，不但可以促进他们的个人认识，甚至对个人当前生活的许多抉择都会有很大的帮助。尤其是当面对家庭、婚姻、事业的植根时，组员纵然有许多伤痛与眼泪，但得益却很大。

❽ 三个形容词

目的： 促进组员的自我认识。

程序： 组长请组员用三个形容词形容自己的性格，然后组员彼此交流和分享。

在带领组员完成此项作业时，组长要提醒组员不要为别人选择形容词。换言之，各人务必自己选取适当的三个形容词，目的是避免组员随意给别人贴标签，产生负面感受。不过，在进行讨论和分享时，自然会涉及一些"为什么"的问题，因而引发负面感受，但这是在所难免的。不过，与前者不同的是，后者是具有积极意义的探索。

⑨ 优点与限制

目的: 协助组员认识个人的优点与限制, 同时让组员学习赞赏别人、接受赞赏、表达负面看法、对质别人和接受别人对自己负面的看法等。

程序: 当团体成员彼此认识后, 组长可邀请各人说出彼此欣赏对方的地方(程序A)。不过, 在过程中, 各人要用事例支持自己的看法, 不允许凭空作出结论。组长在采用这个作业时, 可以用不同的方法。组长可以任由团体成员自由地向任何一个人表示欣赏, 亦可以全组对焦一个组员, 分别向他说出欣赏的地方。进行这个作业时, 我通常会用后者。因为当一个人连续地获得别人赞赏时, 积极的震荡会较有力, 以至对他产生的建立功能深具意义。事实上, 许多组员事后都向我表达这个经历实在地建立了他们。例如, 其中一位对我说:"在短短的二十多分钟内, 我居然感到自己长高了, 也强壮了!"

当团体已成熟发展, 组员之间的信任已稳固建立之后, 组长可邀请大家彼此道出对方的限制(程序B)。在进行时, 也要与程序A一般, 要有事实基础地说出自己的看法, 也可以如程序A, 除了自由表达外, 亦可对焦某一组员。不过, 纵然组员间已有信任和良好的关系, 但由于要表达的是负面事物, 组长宜预先提醒大家留意措辞与态度, 切勿带有攻击、侮辱和嘲笑成分。组长在必要时要及时协助甚至干预和制止。

在进行程序A时, 组长固然要协助组员设法表达感受, 无论是给意见或接受意见者; 至于在进行程序B时, 组长就更加要谨慎, 也要尽力促进组员多表达感受, 以期在一种真挚诚恳的关爱气氛中,能充分使作业产生预期效果。以下志明向大江所表达的，是正确的例子："我觉得你的自我防卫很强。因为自团体开始以来，在好几件事，包括与妻子的相处和与同事不和的事情上，大家都曾指出其实除了他们有错外，你也要承担很大的责任。但每次你都有技巧地否定了，也带开了话题。这令我很不安，也有点担心。因为倘若经常如此，你就无法认清自己的问题以作出改正，而在人际关系上也无法有所改善。"大家会留意到，志明之言有根据，也包含了感受，让大江明白这是他基于关心和爱护而发出的肺腑之言。同时，亦请留意志明是以"我觉得"三个字作开始。换言之，他并没有采用"你的自我防卫很强"这种肯定的语调。对当事人大江来说，听起来会较为舒服，抗拒自然会减少。

其实，在这个作业中，组员也在学习在爱的基础上积极地对质。虽然不是易事，但在事后评核中，组员往往表示无论是对质别人或接受对质都十分有意义，两者是成长路上艰巨却又必须学习的功课。不过，由于这个作业相当敏感，考虑到身为组长，在某程度上始终存在权威人物的形象，很可能成为一种评核，结果会很难控制，故此我通常只参与程序A。至于程序B，我向组员解释原因后，会避免给予个人看法。

在团体结束前的最后聚会中，组长应该尽量指出团体对组员的积极意义。为了达到此功能，采用程序A颇适当，至于程序B则不宜采用。

⑩ 与父母的关系

目的：促进组员认识个人与父母的关系，以及他们对个人所产生的影响。

程序： 组长要求组员安静、闭目，并以最舒服的姿势坐好，然后说："请你们继续闭目安坐，并尝试集中精神于内在的情绪和身体的状况。稍后我会简单说出一些人物，请听到之后，仍然保持安静，尝试界定一下那些人物所引发的思想和情绪。五分钟后，我会请你们睁开眼睛，大家一同分享。"组长检视团体，认为大家都准备好之后，简单地说："一个人的父母，往往是他生命中的重要人物。你的父亲与母亲，在你的生命中地位如何？"

在我的心理咨询经验中，我发觉不少人的困扰都来自他们与父母的关系。而其中较强烈的是儿子与父亲的关系，通常是恨恶敌视，关系恶劣；或是敬畏退缩，关系疏离冷漠；甚至是不齿与讨厌，以致敬而远之。采用这个作业时，组长要预先计划好探索深度。倘若要借此作业协助组员对父母或任何一位重要人物作出深层探索与处理，就要考虑组员的情绪可能很强烈，那么就要相应地预备充足时间。

🔟 排行次序

目的： 促进组员认识排行次序对个人的影响。

程序： 首先请组员按其出生次序再分成团体，如长子长女一组，次子次女一组，照此类推。然后大家在组中分享因其排行次序而出现的好处和困扰。约二十分钟后，所有人再会合进行交流。由于近年来年轻夫妇往往有相当好的家庭计划，故在儿童或青少年当中，以上的分组应该没有问题。在成人当中，倘若在团体中出现太多排行次序时，组长可以将全体组员分为排行最长、排行最小和排行中间三组。

在进行此作业时，组长宜协助组员对焦个人感受，促进大家集中在此时此地个别组员对各种问题的看法与感受上。

至于时间方面，倘若组长主要在开始阶段采用此作业，重点是让大家学习交流分享和表达感受，可在四十分钟内完结。不过，如果组长期望团体具体协助组员处理问题，时间就要长得多。

⓬ 当生命只剩下一个月

目的：协助组员认识个人的人生价值观，并对人生作出反省。

程序：组长将表7.6分发给组员，让其个别填写，约十分钟后，全组一同分享和交流。

⓭ 生命线

目的：协助组员评估人生，并探索人生期望。

程序：组长将表7.7分发给组员各人自行填写，约十分钟后，大家一同分享和交流。

在探讨过程中，组长可参考以下重点作出适当引导，可令这个习作达到更佳效果：

• 满意过往的人生历程吗？

• 人活着有什么意义？

• 认为自己生命的素质如何？有价值和意义吗？

• 请大家仔细再看看这条简单而有意思的生命线，亦尝试留心内在的反应。

表7.6 当生命只剩下一个月

A. 今天发觉自己只剩下一个月的生命，最期望做的和完成的是什么？

_____
_____
_____
_____

B. 在此时此地地评估过往的日子，满意吗？若有机会让人生重头再开始，会作出修改吗？修改些什么？原因何在？

_____
_____
_____
_____

表 7.7 生命线

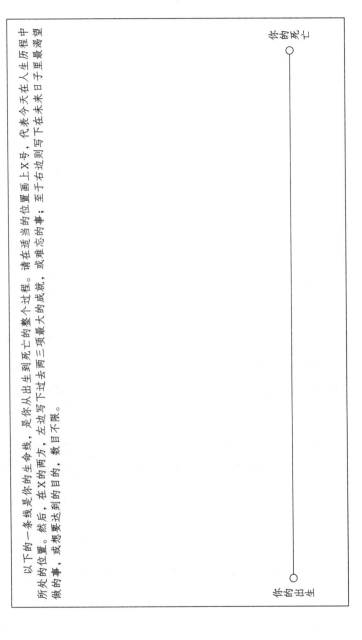

以下的一条线是你的生命线，是你从出生到死亡的整个过程。请在适当的位置画上 X 号，代表今天在人生历程中所处的位置。然后，在 X 的两方，左边写下过去两三项最大的成就，或难忘的事；至于右边则写下在未来未来日子里最渴望做的事，或想要达到的目的，数目不限。

你的死亡

你的出生

🔟4️⃣ 人生最后的二十四小时

目的： 协助组员增强自觉，尤其是在个人的人生价值观方面，作出具体探索。同时，亦协助组员在生活中作出明智抉择。

程序： 组长告诉团体，基于各种原因，大家只剩下最后一天的寿命。假设各人身体如常，可自由思考与行动，各人会如何运用那仅有的二十四小时？

这个作业看似简单，但可以协助组员清晰整理自己的人生观和价值体系。

🔟5️⃣ 我的价值观

目的： 促进组员探索个人价值观，更深入地认识自己，以期在人生各种抉择过程中，有较具体的参考。

程序： 首先，组长分发给组员每人一张卡纸，然后请他们写下个人生命中最珍贵的五项事物。这些事物可以是人物，也可以是事件；可以是已过去的，也可以是未来的；可以很具体，亦可以很抽象。书写时不必排列次序。五至七分钟后，大家分享所写的内容。其次，组长告诉组员，现在面临一个特殊环境，各人不能全部拥有这五项珍贵东西，一定要放弃其一。组长待各人决定后，鼓励各人在团体中叙述放弃过程中的感受，并作彼此的交流。如此类推，组员在组长要求下逐次放弃一项，直到只剩下一项为止。每次都以分享作结。

使用这个作业很方便，无论在团体初期或任何阶段，组员都很容易投入。在带领过程中，我发觉有些人会痛苦挣扎至痛哭流泪，或索性临时退出。遇到后面这种情况，组长千万不要动气，相反若处理合宜，该组员可有更多机会清楚认识自己。

这是我最喜欢采用的作业之一。经验告诉我，这个作业可以协助组员对生命作出反省。例如，到底自己的人生是宏观的，还是微观的？曾经有一位组员写下以下五项：世界和平、中国富强、香港社会稳定、诚信和幸福家庭，换言之，他具有宏观的人生观。不过，无论是成年人或青少年，具宏观人生观的人极少，一般来说都偏向以个人为中心；而家庭则始终是中国人最珍视的一项。

为了避免任何不良的影响，在运作过程中我会提醒组员，主要是对焦自己，以便可以更认识自己，千万不要与人比较，同时更不要批判别人。

16 你对自己熟悉吗？

目的：协助组员界定并评估个人生活的重要范畴。

程序：组长将预先准备好的表7.8分发给组员，并请他们各自填写，然后大家一同分享和交流。

17 幻想的我

目的：协助组员透过幻想认识自己，增强自觉。

程序：组长请组员安静，然后各人幻想自己可化成一只动物，如飞鸟。组长宜给予稍长时间，要求组员默想，包括：选择的原因和个人对该动物有什么喜爱或羡慕之处。

这个作业看来所需时间很短，但倘若时间充裕，从选择的因由入手，往往可以引发许多深层而极具意义的个人探讨。不过，这当然要

表7.8 你对自己熟悉吗?

请以最简简洁的文字描述 1~10 项，并随即作出评估：

我的

	非常满意	满意	不满意	非常不满意
1. 外 表	—	—	—	—
2. 家庭背景	—	—	—	—
3. 性 格	—	—	—	—
4. 能 力	—	—	—	—
5. 学 历	—	—	—	—
6. 职 位	—	—	—	—
7. 价值观	—	—	—	—
8. 人生观	—	—	—	—
9. 行事为人	—	—	—	—
10. 生活方式	—	—	—	—

356

视组长的能力而定。

在使用这个作业时，我通常会容许组员自己创作独特的动物，或甚至可选择死物，效果很理想。主要原因是撤除所有限制，领域和选择就更个人化了。

这个作业的另一形式是请组员尝试用一种动物来代表自己，组员也很容易掌握。

幻想作业在团体中很有效，可以协助组员发现自己的感受、期望、疑虑和恐惧。在我的经验中，无论是如这个作业一般的简单幻想，还是一个完整的幻想旅程，通常都能有效协助组员作出深层的个人探索，其中包括不少他们一向否定、逃避的事物与感受，及其他许多在潜意识层面的事物。

18 选择家人

目的： 协助组员检视和探讨自己与家庭，以及与家中不同成员的关系。

程序： 组长请每位组员在团体成员中选择自己的家人——父亲、母亲、兄、弟、姊、妹、丈夫、妻子和儿女等。如时间有限，每次聚会可选其中一个。组长可按所领导团体成员的年龄特性作出调节。如在中学生组，我建议只要求他们选出父亲、母亲和最年长、最年幼的兄弟姊妹。为了令组员有较多选择，进行此作业时可声明不用理会组员性别，把重点放在组员的性格、态度、行为特征上，以作选择根据。当大家选定后，共同分享选择的原因。在这个过程中，倘若期望达到良好效果，组长宜鼓励各人从选择中查验自己的需要与问题，以及与不同家人的关系。

19 我的秘密

目的： 协助组员内省，清理个人未完成的事项，以至被束缚的能量得以释放，生活更有效和快乐。

程序： 组长给予每个组员一小张纸，请大家静坐默想三至五分钟，尝试界定个人最大的秘密，找一个角落自己将该秘密写于纸上，然后折好。大家写秘密时，不必写上名字。组长收集所有折好的纸张后，放在一个袋子或小碟上，然后随意抽取一张，在团体中朗读出来。团体成员可以自由表达聆听秘密后的个人反应，包括把理性和感性的反应说出来，并且彼此交流。

"我的秘密"是会引发强烈情绪的作业，故此组长要预备充分时间来作有效处理。在过程中还要留意需要干预的情况，尽量避免负面结果。例如，在一次团体过程中，我发觉部分组员似乎有许多罪疚感，活得很不自由。故此在一次周末的整天团体聚会中，我就选用了这个作业。虽然大部分人在过程中都很尊重他人，很支持别人，也彼此欣赏对方能够勇敢面对自己。但可惜其中一位道貌岸然的男士，频频用很强烈的字眼作出道德批判，态度也很恶劣。但由于他口才很好，大家都无招架之力，团体的气氛亦因而变得灰暗和负面，我唯有作出干预。在一番纠缠后，那位男士最后痛苦地放下个人防卫，承认自己很难面对的个人错失。况且团体中各人坦诚而毫无保留的个人分享，实在带给他锐不可当的压力，他的内心挣扎得很厉害，故此唯有用尽防卫机制试图处理……

从以上例子可以看到，倘若团体发展得好，这个作业可以诱发一些隐藏于组员内心深处的个人问题和伤痛，组长需要谨慎处理。有一点要强调，除非组员主动承认某一项是他的秘密，否则任何人都不应作出揣测。不过经验告诉我，在一个已有彼此信任和尊重的团体当中，组员们彼此很支持对方，而在过程中，"大家同坐一条船"的感受通常具有治疗功能。

⑳ 人生中的重要时刻／事件

目的：可协助组员明了过往经历对当前生活的影响，并且作出处理。

程序：组长要求组员闭目安静，然后寻索一个对他们当前人生仍具影响力的重要经历。在大家静思约五分钟后，组长邀请大家向团体作出陈述。在这个过程中，组长就着团体此时此地这个重点，鼓励组员因着过往经历所产生的刺激，讨论和探索各人当前不同的生活处境和问题。

这个作业很可能触及组员内心深层的感受，组长在使用这个作业时，务必预备充足时间，以便能对组员的情绪和问题作出适当处理。组长在过程中要留意组员叙述的经历中的事和关键人物。

㉑ 最快乐的时刻／事件

目的：协助组员明了个人对快乐的界定，并重温快乐经历，以期增强个人的内在力量。

程序：组长请组员安静闭目，然后寻索一个人生中最快乐的经历或时刻。五分钟后，大家分别向团体汇报自己的经历，而组长与其他组员则协助他具体界定叙述期间的内心感受，并分析快乐的因由。组员在这个过程中往往对自己有一些新的发现。

若时间许可，或组长希望有更深入的探索，可请组员尝试讲述该快乐经历对现今人生和生活的影响，这也是一个有意义的环节。例如，在一个团体中，女组员小敏在团体中告诉大家，她最快乐的经历就是与已去世男友共处的那一年。经过一段时间探讨后，当组长邀请她讲述那段快乐的经历对当前生活的影响时，小敏沉默了好一会儿，然后好像恍然大悟，开心地说："对啦！虽然他已去世一年多，但当我现在忆起当日的欢乐时，还会感到很温暖，而他许多鼓励与支持的话，亦推动我积极地生活下去。"

🔢 最哀痛的时刻／事件

目的： 协助组员界定和探索个人最哀痛的经历，并作出处理。

程序： 方法大致与上一个作业类似。不过，由于这个作业经常触及内心深处的感受，故组长要预留充裕时间，千万不能草率行事。对于哀伤，不少人的处理方法是将其压抑，而且不惯于表达，其中以男性较为常见。由于这个作业具体要求各人发掘和界定经历，故很可能会出现不同的防卫机制。组长要很敏锐机灵地作出适当处理和协助。由于哀伤事件很可能牵涉羞辱与罪疚感，所产生的压力极重，故组长务必小心处理，设法避免负面影响。

🔢 需要和想要

目的： 协助组员界定个人的需要，并分辨需要与想要的东西。

程序： 第一步，组长请组员两人一组，面对面坐下，然后轮流说出自己的需要。表达的句子以"我想要"作开始。时间为五分钟，各人都有机会列出自己的需要。第二步，大家以"我需要"取代"我想要"，将曾开列的清单重复一次，但不能作出任何更改。组长在过程中提醒组员留心察看内心当时的反应，亦尝试分辨到底哪些事物是个人实在需要，抑或可有可无，只是个人欲望而已。组长宜举例说明，在我们人生中有些东西是必需的，如食物、水分、睡眠等；至于其他许多东西，在人生中能拥有固然很开心，不是必需的，就算缺少了依然可以活下去。第三步，请组员以"我想……，不过，既然不是必需的，故此我……"的句式轮流分享。最后，全组人聚合一同分享在整个过程中的经验。

组长可就以下重点作出诱导：当发觉过去一些想要的事物并不是必需时，就算不能拥有依然能生活，这个领悟可有带来轻省和自由的感觉呢？在整个过程中印象最深和感受最强烈的经验是什么？

24 我的事业／工作

目的：协助组员了解工作与事业对个人的重要性和影响。

程序：组长预先准备表7.9，供每人填写，然后一同分享和交流。

根据专业心理咨询的研究，在成年人的生活中，其工作与事业往往是人生快乐与否的决定因素，影响力甚至可以超越家庭与婚姻。可惜，不少人纵然在工作中不开心，却很少作系统的评估。这个作业可以在有限的时间内，在团体中帮助组员对人生中此一重要范畴作深入探究。组长在过程中要留意其中经常出现的价值观、人生观与生活方式，设法促进组员对此时此地的自我有所自觉。事实上，我发觉不少人在工作中度日如年，基本上是因为工作与个人的人生价值取向不协调，或者由于自己的人生价值观已改变而不自觉，结果在工作中苦不堪言。

组员通常对这个作业很有兴趣，也很认真。有些人甚至在获得新的领悟、新的自觉后，作出调整岗位或转行的决定。

表 7.9 我的事业／工作

事业／工作名称：_____

抉择的原因：_____
_____
_____

满足与喜乐来源：_____
_____
_____

烦恼与压力根源：_____
_____
_____

不同功能的作业

团体咨询除了可以促进组员自我认识外，还可以产生许多其他功能，以下是几个简单举例。最后一部分"完成句子"是相当有效的工具，它带来的变化可以很大。除了我举的例子外，组长还可以因着所带领团体的独特性，自行厘定不同作业。

❶ 开始阶段的作业

○ 彼此认识

目的： 协助组员在一群陌生人中彼此认识，并在有限时间内与不同组员接触。

程序：

A.请组员随意在团体内寻找谈话对象，两人一组，每人用两分钟时间概括地介绍自己，并告诉对方一项个人较为独特之处。当两人彼此介绍完后，再主动与其他团体成员接触，配对继续进行上述之程序。全部时间约为十五分钟。

B. 请组员在团体内自选配对进行交谈，谈话内容可自行决定。十分钟后，组长指示组员自行转换交谈对象。整个程序约为三十分钟。

C. 请组员在团体内自选配对进行交谈，谈话内容由组长预先作出指示。内容宜具体，并且配合大家共同参与团体这个重点，例如：分享参加团体的动机与期望、叙述对参与团体的感受和讨论参加团体最关注的问题等。十分钟后，组长指示组员自行转换交谈对象。整个程序约为三十分钟。

以上A、B和C三种不同的程序，虽然目的相同，但在沟通深度和其中牵涉的感受方面却有所不同，从A至C出现了程度上的进深。换言之，程序C带给组员的压力较大，故组长要按情况选择。

○ 自我介绍

目的：透过轻松的气氛与活动，让组员在第一次聚会时彼此认识。

程序：组长请组员介绍自己名字的同时，在名字之前加上一个称号，如"我是紧张大师陈彼得""我是慢郎中方小明""我是懒猪李玛利""我是书虫王美芬""我是大哥大许志明"等。每位组员讲完后，第二步可以有不同的处理方法：第一种是继续下去，大家尽量发掘生活中其他人曾经形容或称呼自己的字眼，看看谁的称号最多；第二种是在各人描述自己之后，再邀请大家分别解释为何会得此称号，同时分享感受。

以上处理手法不同，效果亦有异。第一种方法较为轻松，各人在某种程度上是在分享自己，同时亦达到团体热身的功能。至于第二种方法则较为认真，有时甚至会触及组员一些深层的感受，如伤痛或羞耻等。组长必须仔细计划，清楚自己所期望的目的为何。

○ 冻结团体

目的：阻止团体过程中无意义的活动，引导组员表达此时此地的感受。

程序：在团体开始阶段，由于大家未熟悉，团体成员之间的交谈往往流于表面化，如社交场合中的无边际闲聊。这是团体发展的自然现象。组长固然要容许这个情况，不过如何引导团体迈进讨论有意义的内容，往往是组长感到困惑的课题。在我多次运用这个作业的经验中，我发觉这个作业通常能相当有效地令团体发展转向。方法相当简单，组长只需简单地说："我们的团体咨询已经开始二十多分钟了，现在请大家暂时中止交谈，每个人尝试安静，界定一下现在的感受。"随之，让大家静默沉思两至三分钟才作分享。一般来说，经过此步骤后，由于大家开始表达感受，并讨论较有意义的内容，因此人际关系的课题就会逐渐显露。换言之，团体发展会跨进一大步。

❷ 团体过程中的作业

○ 组员心声

目的：探索组员对团体的看法和感受，同时提供资料协助组长作出评估和及时的处理。

程序：在团体聚会结束前，组长可以请组员完成以下句子："身为团体的一分子，我……"这个作业可用两至三分钟供组员独自写作，然后在团体中向其他人讲述。由于完成句子的作业可以不动声色地引导组员写出个人心声，故此往往可以从组员的自白中，看到他们对团体的投身情况、参与程度、期望、评核和感受等，对组长和组员都有裨益。

由于每次聚会时间有限，若组长考虑时间因素，并只想借着组员的回馈更有效处理团体咨询过程，可以向组员坦白说明，邀请他们简单完成句子后先收集好，组长在团体咨询结束后才整理。

○ 颜色卡纸片

目的： 透过组员自选的颜色卡片，协助他们界定和表达此时此地的感受。

程序： 组长预先准备不同颜色的卡纸，剪成不同形状，如大小不同的圆形、方形、三角形、菱形、长条形等。组长展示各卡片后，请组员闭目安静，尝试感受和界定内心的情绪。两三分钟之后，请他们睁开眼睛，在卡纸堆中选出自己认为最能代表个人当时情绪的一张。选妥后，组长请各人自由地解释个人为何作出该选择，并尝试形容此时此地的感受。

运用此作业时，组长不一定要用以上描述的卡纸片。若求省时方便，用几盒颜色笔以供选择亦可。不过，无论使用什么东西，不能只提供一件同一颜色的物件，因为这会限制后来者的选择，影响作业的效能。

○ 乔迁之喜

目的： 协助组员了解个人的行为及其背后的动机与感受。

程序： 团体咨询进行一段时间之后，例如一个三天日营已进行到次日上午的十一时；或一个连续十二次、逢每周三进行的团体咨询已踏入第五周时，组长可以请组员转换所坐位置，然后分享一下当时的感受。组长在过程当中可协助组员探索一直以来选坐位置的隐藏动机与需要，这能帮助他们进一步认识自己。例如，有一位组员安琪，在这个作业当中发现自己原来自信很不足，故此从团体一开始，就坐在一位"慈母"型的组员旁边。有趣的是，该位"慈母"也是第一次发觉自己很需要透过保护他人和照顾他人来肯定自己，而这更是她唯一觉得自己有价值之处。若组长能有效引导组员将所学的新行为，以及由此产生的新领悟延伸到日常生活中，意义就更大了。

❸ 团体结束阶段的作业

○ 大团圆

目的： 透过身体接触带来的温暖和力量，让组员在团体结束前实质地肯定团体的团结作用，以至更具体感受到"我们同在一起"的力量与支持。

程序： 在团体最后一次聚会上，所有分享、惜别的话都完结后，组长请大家站立，围成小圈，将两手搁置于两侧组员的肩膊上，然后聚拢静默三十秒。组长亦可请组员按韵律全体摇摆，若有大家熟悉而合适的曲调亦可轻轻哼唱。这可令团体咨询在一个很温馨甜蜜而又具内聚力的情景中结束。在我的经验中，组员对这个作业的反应非常好，认为是难忘的经验，极具象征意义。

❹ 适用于各阶段的作业

○ 完成句子

目的： 透过完成句子，引导组员思考有关课题，并作为团体分享与讨论的焦点。

程序： 组长按着所设计的团体性质、组员特性、团体咨询整体目的或某一特定聚会重点，设计若干未完成的句子。把句子打印在纸上后，每位组员分发一张，让其自行填写，然后在团体中讨论。以下是一些例子：

A. 为团体开始阶段设计的未完成的句子：

1. 对我来说，参加团体是＿＿＿＿＿＿＿＿＿＿＿＿＿＿。

2. 我期望在团体中＿＿＿＿＿＿＿＿＿＿＿＿＿＿＿＿。

3. 在团体中，我最怕＿＿＿＿＿＿＿＿＿＿＿＿＿＿＿。

4. 当我进入一个新的团体，我感到＿＿＿＿＿＿＿＿＿。

5. 当人们第一次见我，他们＿＿＿＿＿＿＿＿＿＿＿＿。

6. 当我在一个新的团体中，最希望＿＿＿＿＿＿＿＿＿。

7. 当人们都沉默不言时，我感到＿＿＿＿＿＿＿＿＿＿。

8. 我信任的人是＿＿＿＿＿＿＿＿＿＿＿＿＿＿＿＿＿。

9. 我最大的优点是＿＿＿＿＿＿＿＿＿＿＿＿＿＿＿＿。

10. 我是＿＿＿＿＿＿＿＿＿＿＿＿＿＿＿＿＿＿＿＿＿。

B. 为离婚人士团体设计的未完成的句子：

1. 对我来说，离婚是＿＿＿＿＿＿＿＿＿＿＿＿＿＿＿。

2. 在整个离婚过程中，最困难的是＿＿＿＿＿＿＿＿＿。

3. 每次想到离婚，我＿＿＿＿＿＿＿＿＿＿＿＿＿＿＿。

4. 当我想到未来的日子，我＿＿＿＿＿＿＿＿＿＿＿＿。

5. 在整个离婚过程中，我发觉自己＿＿＿＿＿＿＿＿＿＿＿＿＿。

6. 参加这个团体，我期望大家＿＿＿＿＿＿＿＿＿＿＿＿＿。

C. 为认识自己的团体设计的未完成的句子：

1. 我是＿＿＿＿＿＿＿＿＿＿＿＿＿＿＿＿＿＿＿＿＿。

2. 我最大的优点是＿＿＿＿＿＿＿＿＿＿＿＿＿＿＿＿。

3. 我最大的限制是＿＿＿＿＿＿＿＿＿＿＿＿＿＿＿＿。

4. 我最喜欢的是＿＿＿＿＿＿＿＿＿＿＿＿＿＿＿＿＿。

5. 我最憎恶＿＿＿＿＿＿＿＿＿＿＿＿＿＿＿＿＿＿＿。

6. 我最重视＿＿＿＿＿＿＿＿＿＿＿＿＿＿＿＿＿＿＿。

7. 认识我的人对我的看法是＿＿＿＿＿＿＿＿＿＿＿＿。

8. 我个人需要改进的是＿＿＿＿＿＿＿＿＿＿＿＿＿＿。

9. 我遗憾＿＿＿＿＿＿＿＿＿＿＿＿＿＿＿＿＿＿＿＿。

10. 我最害怕＿＿＿＿＿＿＿＿＿＿＿＿＿＿＿＿＿＿。

11. 我最大的成就是＿＿＿＿＿＿＿＿＿＿＿＿＿＿＿。

12. 我最大的期望是＿＿＿＿＿＿＿＿＿＿＿＿＿＿＿。

13. 我最开心的时刻是＿＿＿＿＿＿＿＿＿＿＿＿＿＿。

14. 在我人生中最痛苦的时刻是＿＿＿＿＿＿＿＿＿＿＿。

15. 对我来说，人生是＿＿＿＿＿＿＿＿＿＿＿＿＿＿＿。

16. 对我来说，爱情是＿＿＿＿＿＿＿＿＿＿＿＿＿＿＿。

17. 对我来说，婚姻是＿＿＿＿＿＿＿＿＿＿＿＿＿＿＿。

18. 对我来说，家庭是＿＿＿＿＿＿＿＿＿＿＿＿＿＿＿。

19. 工作和事业，对我来说是＿＿＿＿＿＿＿＿＿＿＿＿。

20. 与其他人比较，我觉得我＿＿＿＿＿＿＿＿＿＿＿＿＿＿＿＿＿＿＿。

21. 回想过去五年，我＿＿＿＿＿＿＿＿＿＿＿＿＿＿＿＿＿＿＿＿＿。

22. 展望未来五年，我＿＿＿＿＿＿＿＿＿＿＿＿＿＿＿＿＿＿＿＿＿。

23. 我需要＿＿＿＿＿＿＿＿＿＿＿＿＿＿＿＿＿＿＿＿＿＿＿＿＿＿＿。

D. 针对社会学童自杀成风，以下是为学童成长团体设计的未完成的句子：

1. 我认为自杀是＿＿＿＿＿＿＿＿＿＿＿＿＿＿＿＿＿＿＿＿＿＿＿。

2. 遇到失败与挫折，我＿＿＿＿＿＿＿＿＿＿＿＿＿＿＿＿＿＿＿＿。

3. 我最怕＿＿＿＿＿＿＿＿＿＿＿＿＿＿＿＿＿＿＿＿＿＿＿＿＿＿＿。

4. 我最想＿＿＿＿＿＿＿＿＿＿＿＿＿＿＿＿＿＿＿＿＿＿＿＿＿＿＿。

5. 我认为生命是＿＿＿＿＿＿＿＿＿＿＿＿＿＿＿＿＿＿＿＿＿＿＿。

6. 我认为死亡是＿＿＿＿＿＿＿＿＿＿＿＿＿＿＿＿＿＿＿＿＿＿＿。

7. 当我有心事与困扰时，我＿＿＿＿＿＿＿＿＿＿＿＿＿＿＿＿＿＿。

8. 当我生活中遇到困难时，我最希望＿＿＿＿＿＿＿＿＿＿＿＿＿＿。

从以上四组例子，可以看到完成句子的用途相当广泛。组长可以按需要自行增删，或创出适合所带领团体的句子。不过，要注意句子之间要有协调，每次选用的句子不宜过多，若选择恰当，五至六句已能产生预期效能。我建议每次不宜选超过十句，以令分享达到一定深度。

第八章

团体咨询的
专业道德问题

组长的专业责任和道德

❶ 严肃的专业

我经常强调："心理咨询是一个极之严肃的专业。"的确，无论心理咨询师知觉与否，他在心理咨询过程中的态度、语言和行为，往往左右接受心理咨询者的人生。故此，心理咨询师的个人素质、专业态度与能力，都是不容忽视的课题。

当心理咨询不能帮助他人时，反而会带来负面结果（Truax & Carkhuff, 1967）。故此心理咨询师需要经常内省，勇敢地面对自己，改过迁善，积极面对人生，努力迈向成长。我们既然承担了心理咨询这个严肃的助人专业，就要有能力自我探索："我有什么权利为别人提供心理咨询？我可以为那些在困扰中挣扎的人提供什么帮助？我能否在实际生活中做到我要求别人去做的事？"（Corey, Corey &

Callanan, 1988）。换言之，心理咨询师和教育工作者一样，既要言教，亦要身教。他要努力实践自己在心理咨询过程中要求别人做的事，愿意也要努力改变和成长，成为接受心理咨询者的典范（Rogers, 1980; Patterson, 1985; Van Hoose & Kottler, 1985; Corey, Corey & Callanan, 1988）。成功的团体咨询师拥有特别素质，在本书第一章已有讨论。

团体咨询是否有效果，关键在于组长本身的修养，这已是不争的事实。组长除了需要性格成熟外，所要求的修养也包括他在心理咨询专业上的资历和能力。不过，要强调的是，徒具专业资历和技巧，却欠缺成熟性格的人，无法成为一位成功的心理咨询师，反而会危害当事人，阻碍心理咨询事业发展。

2 专业培训的问题

美国心理学会（APA, 1981）和美国心理咨询与发展协会（AACD, 1981）都强调，心理咨询师需要接受正规的专业教育训练，其中包括实习和接受适当督导。不过，要提供正规的专业教育训练课程，在现实中却存在困难。首要困难是，许多不同专业的人士都在扮演专业团体咨询师的角色，包括心理咨询师、心理咨询学家、心理学家、精神病学家、教育心理学家、医生、社会工作者、临床社会工作者、牧师、神父、修女、传道人、教师和教师辅导员等，不胜枚举。不过，各人所接受的专业培训可能不尽相同，其培训重点亦可能因各专业的工作性质和工作对象等而有颇大差异。故此，实在不易详细厘定培训课程的内容、训练年期和学位要求。有人可能会问："在学位上作出要求，是否较简单可行呢？"表面看来似乎可行，但即使是美国亦无法以此作准绳。因为美国的培训课程众多，各具特色，颁发学位的要求亦很不同。故此，一个持有硕士甚至博士学位的心理咨询师，由于课程限制，亦可能无法成为成功的团体组长，所以不能单就所持学位作准。

在此，我绝对不是贬低学位价值，更不是认为任何人都可以担任组长。事实上，有人仅参加过几个团体，本身完全没有接受过正式心理咨询训练，只不过在参与团体咨询后觉得有用，也觉得很有兴趣，甚至主要是觉得团体咨询的过程令人兴奋，团体动力千变万化，极具挑战性，于是就贸然招收组员，自称专业组长。这实在是必须正视的问题。

上述各种问题显然很复杂，不是任何一个人或机构可以独立处理的。重要的是，每位从事培训的人，要经常教导和提醒受训者，重视心理咨询这个严肃的专业；强调心理咨询师的责任、专业精神和资历。无论所教的课程属正式或非正式，课程是专业或非专业，培训者都要努力帮助初学者学习对自己、对接受心理咨询者负责。因为专业标准与守则之外，最关键的仍是心理咨询工作者的态度和抉择。

❸ 心理咨询培训与学员个人成长的整合

心理咨询是一个严肃的专业，为了确保接受心理咨询者的福祉和权利，组长本身的素质十分重要。组长能否持守心理咨询专业的道德伦理守则，往往与他个人息息相关。故此，一个良好的培训课程，除了要具备良好的团体咨询科目和实习之外，还要重视受训者本身的素质。我很欣赏科里等（Corey & Corey, 1992）将组长的培训和个人的团体经验整合地作出讨论。他们建议，在训练中必须包括三个重要项目：为组长提供个人的心理治疗；为组长提供个人探索团体；为组长提供训练团体。

我在训练团体组长时，通常会努力提供以上三项。不过，由于时间和人手不足，往往出现力不从心的情况。其中值得一提的是，在香港中文大学的培训课程中，从学员入学不久，我就经常举行个人探索性质的成长团体。在一年多内，大家都有机会在某种程度上加深对自己的认识，也促进了各自的自觉能力。同时，各学员在团体中有时会自然触及个人的问题和伤痛，以至在团体中得到适当的治疗和处理。此外，当学员有需要时，也可以主动要求我为他们提供心理治疗。凡此种种，都有助他们达致个人成长。而且，他们所经历的团体过程，亦帮助他们对团体动力和团体发展有较多认识。学员的回馈具体显示以上活动的效能，证明这类活动值得继续进行。

❹ 临床实习经验

在临床实习的范围里，美国的团体工作专业人员协会（ASGW, 1983）强调培训过程中必须包括以下各项督导经验：

- 对团体咨询过程的录音录影等作评论。

- 对团体咨询的进行过程作直接观察。

- 以组员身份参与团体。

- 在有督导的情况下和其他学员合作带领团体。

- 实习经验——这是指个人独自带领团体。事后自己将团体咨询过程作出严谨的分析，同时亦从导师处获得回馈。

- 见习经验——实际地带领团体，同时也在工作中得到导师的督导。

保密的例外情况

❶ 保密例外

美国心理咨询与发展协会（AACD, 1981）警告心理咨询人员，必须对团体咨询的参与者在团体咨询中所揭露的事物建立一个保密准则。但在团体咨询专业标准中亦有例外情况。例如，"在当事人的情况显示他本身，或其他人的确是在危险边缘时，心理咨询师应采取合理的个人行动，或通知有关当局。在可能的情况下，心理咨询师可以咨询其他专业人士。"

在心理学者需负责任地尊重当事人的保密原则方面，美国心理学会与美国心理咨询与发展协会的立场基本一致。美国心理学会（APA, 1981）对这个立场作出了以下声明：心理咨询师只会在得到当事人，或他的法律代表同意后，才向别人提供资料。事实上，除非在某种不寻常的情况下，心理咨询师才会作出例外处理。因为他们明白若不如此，很可能危害当事人或其他人。而心理学家应该在适当时候，告诉当事人有关保密的法律限制。

❷ 科里等关于例外情况的建议

根据以上讨论，可见保密固然十分重要，又并非绝对。心理咨询师伦理守则（AACD, 1981；台湾中国辅导学会，1989）指出，若当事人的情况显示对他本人，或对别人出现明显而迫切的危险时，心理咨询师就要采取适当行动，甚至通知有关当局。对未成年的儿童或青少年，就要通知其父母或监护人。不同学者对于保密的例外情况曾作出建议，科里等（Corey, Corey & Callanan, 1988）综合如下：

- 当事人的问题涉及刑事案时；

- 当事人的问题涉及刑事案，而有关资料成为法庭判决的主要问题时（Everstine, et al., 1980）；

- 当事人年龄未满十六岁而心理咨询师认为当事人是受害者时；

- 心理咨询师被法庭任命执行任务时（DeKraai & Sales, 1982）；

- 当事人显示犯罪意向，或心理咨询师在评估后认为他会危及自身或社会时；

- 心理咨询师确定当事人因心理失常而需要住院时（DeKraai & Sales, 1982; Schutz, 1982）；

- 心理咨询师评估当事人的自杀危险性大时（Schutz, 1982）；

- 当事人控诉心理咨询师时；

- 在任何民事诉讼案件中，当事人以心智情况为理由作自卫时（Denkowski & Denkowski, 1982）。

3 灵活的做法

牛格正（1991）建议，心理咨询师在心理咨询开始前，最好把各种保密限制告知当事人，让他自行决定透露多少隐私。不过，我对此说法有保留。固然，我们在心理咨询前要让接受心理咨询者知道各种限制，这绝对是他们应有的权利。可是一旦我们需要将以上各种限制，逐项在团体准备工作期间的组前会面中跟组员分享时，相信会很费时间。况且，各项目不一定适合每位接受心理咨询者。倘若作口头叙述，我担心会令接受心理咨询者产生心理障碍，甚至难以预期的后果。故此，我认为较好的办法是将各种限制印制在有关文件上。例如，接受心理咨询者与我们一同签订的协议书，或服务机构的团体咨询规条等。此外，若心理咨询师认为接受心理咨询者的问题可能涉及上述重点时，则可摘取要点作出强调。在团体咨询过程中，心理咨询师一旦警觉有必要重申要点时，也可以随时再作陈述，以让组员有机会预先或及时作出考虑与选择。

心理咨询的效果维系于组长与组员和组员之间的信任上，故此组长要小心保护各人的隐私。研究显示，大多数人认为心理咨询过程中所有的情况与资料应该完全保密，不可以有例外（Miller & Thelen, 1986）。那么，若告知接受心理咨询者前述的保密例外情况，会否影响他们呢？令人欣慰的是，当事人在知道有关保密限制后，并不会影响他们自我开放，换言之，并不会影响彼此的信任（Muehleman, Pickens & Robinson, 1985）。

第三节

职守与法律保障

❶ 怠忽职守的原因

在团体组长要留意的道德课题中，其中有部分与法律有关。无论从当事人的福利，或从团体组长的自我保护来看，都不容忽略。故此，导师在培训课程中要在这方面作好准备，协助学员对自己的专业工作培养一种认真、严肃而负责的态度，并对有关方面的专业守则有所认识，以免在工作中怠忽职守，令当事人受害，或自己受控诉。科里等（Corey, Corey & Callanan, 1988）很重视这个问题，指出倘若团体组员能够证明自己的伤害或是心理创伤，是由于组长疏忽或大意所引致时，组长就可能受到怠忽职守的指控。他们列举了下列各项导致怠忽职守的情况：

- 侵犯当事人的隐私权；

- 团体的活动引致身体损伤；

- 以人身攻击作为一种治疗方法；

- 和当事人发生性关系；

- 错误地引用专业训练；

- 为未成年组员提供生育控制的办法或提供堕胎服务；

- 给当事人提供不适当的药物；

- 在当事人自杀前，没有作出及时帮助；

- 未能对受恐吓的当事人作出及时的保护和提醒。

❷ 法律保障

怠忽职守令组员受到伤害，组长需要负责，并且可能会被当事人提出控诉。这类情况在团体工作发展较早的美国，是专业同行最关心的课题之一。事实上，美国的专业同行在这方面惹上官非，情况亦相当多而恶劣，同业们都十分关心自己在专业上的法律保障问题。科氏认为，最有效的办法就是实行合理、惯常和审慎的工作，并根据《法律和服务工作》（Woody & Associates, 1984）、《心理治疗的法律责任》（Schutz, 1982）、《心理咨询师与法律》（Hopkins & Anderson, 1990）、《心理咨询与心理治疗的道德和法律事项》（Van Hoose & Kottler, 1985）和《心理咨询中的法律与道德》（Hummel, Talbutt & Alexander, 1985）等重要文献，整理以下各项要点，作为团体组长具体地解释"合理""惯常"和"审慎"等字眼的指标，以便能有效而切实地执行以下几个重点：

- 知会团体各成员有关团体咨询的进度，包括政策和程序。

- 在团体咨询开始时就采用书面形式的同意书，例如采用合同，由组长和组员共同签署。

- 有一个明确的程序，并清楚地向各组员解释。

- 对组员的关心和服务，要有清楚的标准，亦要让组员清楚知道这个标准。

- 在处理较困难的法律和道德问题时，应找有关导师或同伴商量。

- 避免与组员发生社交关系。

- 避免处身于法律上可能会破坏保密守则的环境。

- 假如效力于研究所或其他机构，便应与雇主订下合同，注明雇主在其职业上要负的责任。

- 忠于受雇机构的政策，若有不满，便应先找出不满原因，并尝试在这些政策下工作。要知道，不一定要在认同的政策下才可有效地工作。假若真的非常不满，又或是它阻碍工作，才想办法改变它。

- 不要违反国家制定的法律。

- 尝试估计团体咨询可能做到或不可能做到的事情，不要向组员许下不能实践的承诺。

- 养成评估团体咨询进度的习惯，并教导组员如何评核自己的进度，以求达到各人的目标。

- 提高警觉，在适当时候转用另一种治疗形式，或是当团体治疗开始失效时，更换治疗形式。

- 在进行团体咨询工作时加上道德标准，把有关道德指引介绍给各组员，并在适当时候和他们讨论。

- 经常翻查与团体咨询工作有关的最新资料和研究进展，并要经常充实自己的领导技能，要时常把学识、技能和经验与业界专业指标作比较。

- 购买怠忽职守的保险，否则对于怠忽职守的控诉，学员没有保障。

- 若工作对象是未成年者，设法获取他们父母的书面同意。

第四节

关注并避免团体咨询过程中的心理危机

❶ 生命改变的危机

在我培训心理咨询师的工作中，无疑有很多喜乐，尤其是目睹学员在课程中不但学问上得到充实进深，同时透过上课和团体经历，在个人修养与素质上亦有成长时，我内心实在有说不出的愉悦。可是与此同时，无形的压力和忧虑却时常浮现。因为一个人在经历团体后的改变和成长，可能会极大地冲击他的生活，特别是那些与他关系紧密的人，如父母、配偶、恋人和兄弟姊妹等。他们有时不但不欣赏其改变，甚至还会否定与抗拒他们，导致当事人产生许多困难与不安。这种情况，同样经常出现在团体组员身上。例如，在我督导的一个团体中，一位少妇在整整一年的团体过程中，经历了生命中突破性的改变，逐渐变得自信和勇于自表，整个人变得健康和快乐。我和全组成员都十分欣赏其勇气与努力。但在最后一次团体咨询中，她泪盈于眶地告诉团体，她的丈夫近期经常无理取闹，并责怪她意见太多，对她有许多不满。最后她总结说："我知道他过去爱我，是因为我毫无个性。我驯如小猫地听命依从，如今我稍为独立自主，对他就成了一种威胁……"

的确，类似上述的情况经常出现。故此，美国的团体工作专业人员协会（1980）有以下的指引："组长应该强调在任何组别中所存在的个人危机。尤其是对生命改变所潜存的可能性，更加要清楚说明。同时还要帮助组员发掘面对这些危机时的可能途径。"在个人处理中，无论在培训期间，或团体咨询开始前的准备过程，我都会提出以上重点，让组员有所知觉，也有机会作出自决。我在必要时会与全组成员在团体咨询过程中协助当事人作出有效处理。此外，在特别情况下，我会建议当事人在事前知会有关人士，在征得其同意下才正式加入团体。事实上，这也是部分专业同行带领团体的程序之一。

❷ "公审"的心理伤害

在团体中另一个可能出现的心理危机，就是组员在不能自主的情况下，被侵犯隐私权。在我督导的团体中，我经常发觉组员被人进行集体盘问。固然，我相信组长和组员不是出于恶意，反之往往是出于好意，一心想协助当事人更深入地自我探索。可惜，因为徒具热心，未能准确估计时间和考虑当事人的准备心态，以及忽视个人的态度和语调，以致出现难堪的"公审"场面，使当事人遭到心理伤害。

操练观察力和评估能力对组长来说十分重要。初学心理咨询的学员，要经常操练个人的敏感能力，以至在团体中能够有效衡量当事人的准备心态，然后在最适当时刻，提供合宜的诱导。因为倘若当事人准备不足，组长所作的所谓"诱导"，通常没有促进作用，反而成了一种催迫，强迫当事人剖白和显露自己。诱导的功能是积极的，会产生正面的改变，促进成长，但催迫与强迫往往令组员在不自愿的情况下作出分享，这样可能导致负面的结果，并因此带来伤痛。甚至令当事人感到羞愧，因而退缩和脱离团体，对人失去信心。故此，组长要协助各组员认识两者的分别。一旦组员之间出现不适当的催迫和盘问时，组长要第一时间进行干预，尽量避免这种行为可能导致的心理危机。

❸ 盘问背后

有人可能会问，盘问和催迫的背后可有特殊原因？除了热心之外，的确还有其他原因。例如，团体中不乏冲动和心急的组员，他们缺乏耐性，会一厢情愿地催迫他人。组员之间个性的冲突，或其他事件和因素，亦可能不自觉地令其中一些组员对别人产生特殊情绪，又或者对个别组员有偏好，影响彼此的互动。例如，在一个团体中，当一位约二十五岁、性格优柔寡断的男组员大卫再一次欲言又止时，另一位三十余岁的男组员亨利马上全力推动，催迫他剖白。由于我知道当事人仍需要时间挣扎，故此马上作出干预。然后邀请亨利检视一下自己的行为。结果，他发现由于自己弟弟的性格与大卫很相似，而这种性格令弟弟本人在工作和事业上很失败，身为大哥的他于是经常悬念在心，以致在团体中对大卫作了投射。

与以上一点很近似的另一个危机，是当团体错误或过分强烈地运用团体压力时，不但会失去对当事人自主权的尊重，同时还会减弱团体的安全气氛，构成破坏性威胁。组长需要留意，团体中存在建设性的紧张状态固然十分重要，但当这种积极的紧张状态变得过分时，就会产生种种流弊，足以摧毁团体已建立的亲密关系和良好气氛。故此，组长应该担当把关人员，监察组内紧张状态的程度是否恰当，是否适合组员开放、坦白、诚实、勇敢地面对自己、正视危机、公开私隐和尝试新行为。若发现这种紧张和压力趋于不健康和具破坏性时，就要马上作出干预，及早作出适当调节。

如何分辨建设性和破坏性的紧张状态呢？大致来说，无论组员在团体中如何友善，但要在团体中改变、更新、开放、分享自己，以及面对其他人的忠告等，都自然带给组员或多或少的紧张和压力。由于大家彼此有信任、尊重、真诚、同感与关爱，纵然有紧张情绪，各人也知道要彼此负责和交代。团体的气氛仍然是融洽、舒畅而自由的。因此，组员明白自己有自主权，可自行决定是否分享、是否改变，以及分享与改变的程度、分享的时间等。这种因团体内聚力和各人紧密关系而产生的复杂互动，就是建设性的紧张状态，它可以促使组员改进与迈向成长。相反，倘若团体中出现局促不安，彼此有戒心，说话浮泛虚假，或充满批评、轻视、评核、教导和说教时，那种紧张状态无论对整个团体或个别组员而言，都很具破坏力。组长务必小心防范和干预其发展。

❹ 使用对质的条件

论到团体咨询中可能出现的心理危机，当然不能不提对质的运用。在我的观察中，不少人包括心理咨询师和社工有时也会有错误观念。

常常听见人们用"骂人"或"将他骂醒"等字眼来取代对质，可见其误解之深。我经常提醒初学者不要乱用对质，而事实上在心理咨询中使用对质，要有先决条件。那就是在大家的关系中，已经有接纳、尊重、同感、真诚的因素出现，这时才可以适当地运用对质。帕特森（Patterson, 1985）认为，当心理咨询师发觉当事人的行为有不一致时，向他指出和提问便是对质。对质有以下三类（Truax & Carkhuff, 1967）：

- 当事人形容的自己和他心目中理想的自己出现不一致或矛盾时，运用对质以助其澄清；

- 当事人口中所形容的自己，或者他所自觉或所拥有的自我认识，和他实际的行为（心理咨询师观察到，或当事人自己报告）出现不协调时，运用对质来作出整理；

- 当事人的自我体验，与心理咨询师对他的体验和印象不一致时，运用对质以作澄清。

除了以上三项之外，帕氏还指出，倘若当事人对自己或对别人的体验的叙述，内容前后有出入或有不协调时，也可作出对质。他相信透过对质，可以协助当事人觉察自己的感受、态度、信念及行为不一致和欠缺协调和谐的地方。同时，也可以令当事人明白自己对别人的感受和态度所存在的矛盾和冲突之处。

通过以上的分析，可以清楚看到在心理咨询过程中对质的独特性，并没有任何仇恨或敌意存在，也完全不是源于组长与组员之间，或组员之间的不和与冲突。相反，那是基于对当事人的关注和爱护，大家是为他好，才作出建设性的对质，目的是协助他澄清矛盾，正视问题和改变自己。

不过，由于对质本身具有一定程度的威胁性，故此有可能导致危机出现。故组长除了要对前述的先决条件加倍留心外，还应该因应团体发展过程中不同的阶段来作出准确判断，敏锐地观察组员互动中对质的强弱程度，看看是否与团体咨询的进程和各人之间的关系相匹配。倘若发觉两人关系尚未建立，就要适当地干预；若干预不成，亦可帮助该位作出对质的组员运用一些较温和与尝试性的对质。例如，"我可能听得不很清楚，你一方面在告诉大家你不在乎结婚才一年的丈夫见异思迁，强调离婚倒是一大解脱，很畅快。但你的容颜憔悴得令人心寒，声音也很苦涩，似乎十分痛苦。"这位组员在开始说话时，声明自己可能没有完全掌握对方的意思，再以"似乎"的字眼作结语，是充分地为当事人留了空间。万一当事人不愿意面对，亦可避开发问者的焦点，以作缓冲。

5 "穷追猛打"实属不智

在培训工作中，我常常看到有些心理咨询师或社工以自己有能力"穷追猛打"而自豪。事实上，这是相当不智的行为。严格来说，这甚至是不专业和不道德的行为。若当事人在团体中的准备心态妥当，组长和其他组员的协助和诱导，往往很顺畅自然，目的是在过程中维持适当程度的建设性紧张。若要做到"穷追猛打"，显然是走了极端，正是上文所指，属于具破坏力和杀伤力的紧张。故此，一定要设法避免。当然，其中牵涉一个很复杂而艰深的问题：组长要有能力辨别当事人的行动究竟是未具备妥当的准备心态，抑或抗拒？甚至是种操纵他人的手段？

一个修养差和失败的心理咨询师，个人特征之一就是自觉偏低和不懂得控制情绪，以致滥用对质来留难或羞辱组员，作为控制对方和处理自己情绪的手段。故此，组长应以此为鉴，努力提升个人修养，保持身心均衡健康及具有良好的自觉和自律。组长在团体中亦要密切留意，不要让组员用对质来发泄敌意和愤怒。的确，若对质不是建立在亲切温暖的基础上，就会像真诚一样被人滥用来攻击和伤害别人。基于这点，我在团体的准备及开始阶段，会适当地教导大家记着"用爱心彼此对质"，结果相当有效。

❻ 谨守保密诺言

另一个常常存在于团体的危机，是保密的原则受到破坏。固然，负责任的组长一定会强调保密的重要性，但问题是全体组员能否尊重保密组内的事情？倘若组员在团体中的言行不幸外泄，就会为当事人带来极大的打击，令他自尊受损，不但对团体中的成员失去信任，甚至会延伸到不再相信任何人，后果可能十分恶劣。为了尽量预防这种情况，组长除了在预备工作中强调保密、在团体开始和结束时提出保密外，若有必要亦可在团体过程中一再提醒保密的重要性。有些组长还会设计保密合同，在团体咨询开始前由组长与组员分别正式签署，作出书面承诺。这一步骤往往有助大家谨守保密的诺言。

写于罗杰斯去世三十周年

❶ 罗杰斯简介

虽然负面取向的心理学依然是世界主流，唯超过半世纪，罗氏仍然是心理学界最有影响的一个人。早前创始的人本理论，对人的那种尊重、信任和对人性的本质、真善美、向上和向高的看法，实在是石破天惊的创见，彻底改变了大众对人性的看法，极其震撼。其人格理论充分表现他对人的生命充满开明、开放和无尽的激情和信任，同时，他所用的自我实现（self-actualization）清楚显示了他对人的尊崇。故此，他被称为"伟大的人本学者"。在实践工作上，他亦成为心理学第三力量的骨干成员。事实上，在他的眼中，生命不是封闭的，反之，每一天都是开放的，以至可以迎接新事物，甚至挑战。罗氏不但在工作中态度开放，在生活中亦不断在实践这信念。以至在八十高龄时，他仍持续参与不同国家与国际性的工作，并在过程中享受和体验新事物。

罗氏经常与学生讨论开放的心灵，并强调生命是一个持续不断的历程，不是封闭的。他的学生很喜欢形容他是一个一生对生命抱持开放态度的伟人。大家亦敬仰他的身体力行，以及他不但对人真诚，同时要求自己做一个真实的人。学生们形容他时刻都尝试依赖自己所思想和所感受的，去生活和做人，不容对自己有半点虚妄。

固然，罗氏在学术与专业上的成就是不容置疑的，除了200多篇极有分量的学术论文和15本著作，他在研究方法上的创新，以及部分著作曾被翻译超过12种语言之外，罗氏独特之处，是他不但获得心理学界的尊崇，不少业外人士亦对他的学说很感兴趣并作出推崇。不过，由于罗氏是个谦厚而具内涵的学者，他不好名利。虽然多年来他不断致力于人本心理咨询和人本教育，学术研究亦超卓，但在1963年美国人本心理学会正式成立、大家都推举他为主席之时，他却坚决拒绝了。

❷ 反传统的罗杰斯

要整理罗杰斯一生的成就，就要先谈1940年12月11日这个重要日子。当天，罗氏应邀在美国明尼苏达大学宣讲了题为"心理治疗中的若干新观点"的论文。他在讲座中严辞批判和攻击传统心理学中直接指导和劝告方法的错误之处。其后，他在介绍自创的新疗法时，清楚地说明对受助者的认知和解决问题不感兴趣，反之是当事人的情绪和感受，以及如何促进当事人的改变、发展和个人成长是他的着重点。

此外，在治疗过程中，他关注的并不是当事人的过去，而是他们的现在。更重要的是，他提出了一个石破天惊的论点：心理咨询师与当事人的关系，是一个具治疗和促进成长的关键因素。当时罗氏的学说可说未臻成熟，但他是在宣示跟长期称霸心理学界的两大主流——即心理分析和指导式治疗——相违背的主张。罗氏很欣喜当日能将个人对心理治疗的崭新信念和具体理论在学术界发表，故在20世纪70年代后期，他把举行此演讲的日子视为"当事人中心治疗"（Person-centered Therapy）的诞生日，以表达其重视之情怀。

在学术界初试啼声后，罗杰斯对心理治疗的独特看法和信念，引起了两个极端的反响。赞扬欢迎他的人和批评贬抑他的人发生了强烈的争论。不过反对声音却令罗氏积极开始出版第二本著作《咨询和心理治疗：新近的概念和实践》（ *Counseling and Psychotherapy* ），该书在1942年问世。学界对这本著作的反应与罗氏在明尼苏达州的演讲所引起的反应一样，颇为两极化。罗氏的学生欢迎这本新书，并称其为"圣经"。但其他专家则持抗拒态度并作出抵制。他们主要反对罗氏所宣示的"当事人较治疗师更了解自己，更明白自己的内心世界"的新观念，这被视为不尊重专家的知识和经验，贬抑了学者的身份和地位。1951年，罗氏出版其第三本著作《当事人中心治疗》（ *Client-centered Therapy* ），不但系统化整理了对当事人中心观点为核心所做的全部工作，并将主要的观点深化，涉及的领域除了个别治疗外，还增加了游戏治疗、小组和团体治疗、组织管理和领导，以及"以学生为中心"的教育。开始时心理学界反应依然冷淡，但稍后临床心理学界渐渐开始认真讨论罗氏的思想和学说，并对罗氏打破传统与创新大胆的假设进行实验，详细验证。

透过出版研究报告和其他研究对罗氏"以当事人为中心"各项假设的支持，学界与专业心理书刊逐渐对"当事人中心"治疗作出了积极的反应。而罗氏理论中最基本的主题"治疗关系"，亦从不被注意和不被信任，变为心理学家和研究人员关注与讨论的中心。至于罗杰斯，一位从前只在心理治疗和心理咨询范围被重视的学者，逐渐被社会各阶层和不同领域的人士认识和重视，赢得声望。

1956年，罗杰斯的学术和事业成就出现了一个重大突破，当时美国心理学会（American Psychological Association, APA）向他颁授"杰出科学贡献奖"。最难能可贵的是，此奖项是遴选极为严格的APA在设立该奖项多年后颁发的首个奖项。1972年，罗氏再获美国心理学会颁授"杰出专业贡献奖"。在美国心理学历史上，他是唯一获得这两项殊荣的学者。他长期被心理学界忽视甚至敌视，其新学说被认为极端荒谬。唯对罗杰斯来说，奖项除了具个人意义外，相信他会视之为一生所抱持对人积极的信念——人天生具建设性、向善倾向、成长冲动、自我引导和自我实现的力量——终于被接纳和肯定，乃是空前的突破。

在罗杰斯的著作中，最具影响力、震撼力能超越心理学界，昂然进入不同阶层的，是1961年出版的《个人形成论》(On Becoming a Person)。这本书不局限于心理治疗，它更包含了人类生活的许多哲理，例如人生意义、健全丰盛人生、人际关系、婚姻、家庭、人的科学和教育等范畴。加上罗氏以个人反思的方式叙述大小事例，配合他极具感染力的文采，除吸引了无数的治疗师、心理学家、教育工作者之外，还吸引了哲学家、艺术家、文学家、社会学家，以及很多迷失于当代人际疏离关系、无法肯定生存价值和方向而陷于焦虑、孤单和痛苦病患的普通人。

随着《自由学习》（*Freedom to Learn*）和《卡尔·罗杰斯论会心团体》（*Carl Rogers on Encounter Groups*）先后在1961年和1970年出版，罗氏的兴趣和关注点已产生变化，从心理治疗扩大到社会和个人生活的各方面。罗氏在20世纪70年代中期，将"当事人中心疗法"改称为"人本疗法"。换言之，对罗氏来说，他所推广的已不单是一种心理治疗方法，而是一种人生哲学和社会哲学，一种指引人类构建健康美好社会、国家和世界的哲学。

❸ 从超越治疗到对世界和平的关注和努力

随着年岁增长，罗杰斯对世界和平表现出日益强烈的关注。他同时相信，要解决国与国的冲突、文化之间的歧见和种族之间的纠纷，以人为中心的方法应该是解决问题和创造和平的可行方法。基于强烈的信念，罗氏在人生的最后十年全身心致力于用自己的理论和信念，尝试化解国与国之间的战争、冲突、种族和宗教的矛盾，并促进人类缔结亲和融洽的人际关系。例如在爱尔兰，他把新教和天主教中具影响力的人物聚集在一起共商；在南非，他为了解决黑人与白人之间的矛盾而努力；在美国，他帮助化解医疗保健领域的工作人员和消费者之间的矛盾。1987年2月7日，罗杰斯获得诺贝尔和平奖提名，以肯定他在人类和谐共处与世界和平各方面所付出的热心和努力。提名信的内容是："在中美洲、南美和爱尔兰的工作，值得考虑授予诺贝尔和平奖。"遗憾的是，罗氏在当天逝世，未能得知自己获此荣誉。

回顾罗氏的一生，毫无疑问的是，他对心理学、心理咨询和治疗的贡献是肯定的。大卫·凯恩（David Cain）和本恩·当尼（Brian Thorne）就整理了罗杰斯的贡献，并归纳为以下十点：

- 强调在心理咨询和治疗中，治疗关系是一个最重要的治疗要素；

- 说明人人天生具有潜能，趋向自我实现（self-actualization）；

- 开创和发展聆听与理解的艺术，并证明其对当事人的治疗功效；

- 从长期沿用负面取向的"病人"（Patient）一词，转变为"当事人"（Client），以表达对受助者的尊敬、尊重和平等对待；

- 始创为心理咨询与治疗面谈过程录音，作为研究和学习的用途；

- 开创用科学方法研究心理咨询与治疗过程和结果；

- 为心理学家和其他非医学出身的专业人士，开拓了从事心理辅导和治疗的道路；

- 对会心团体（Encounter Groups）运动的启航和发展作出重要贡献；

- 为教育领域的成效和改革贡献一种激进的观念和实践；

- 将以人为中心的理念和实践，应用在优化人类生活素质、化解冲突和促进世界和平上。（Cain, Thorne, 1990）

❹ 罗杰斯的最重要贡献

"人本心理学"（Humanistic Psychology）最重视人类生命的品

质——人是如何成长和发展，进而成为目前的一个人。

人本心理学家对人的创造力、爱、本质、个性、人格、意义、知觉、现实、统整性和自我一致性等课题，都极之重视和关注（Merry，1995）。在发展和提升人类经验的众多思潮中，罗杰斯始创的"人本心理学"是具影响力的一种思想。

除罗杰斯外，亚伯拉罕·马斯洛、罗洛·梅（Rollo May）等，都是开创此一心理学界新思潮的先锋。而马斯洛与罗杰斯对传统和当时心理学的主流学说和研究内容都持保留态度，并致力突破种种局限，尝试在心理学中注入创新、更重要的人类价值观和人之所以为人的元素。

此外，单从心理学研究角度来看，罗杰斯最重要的贡献之一，是首创将心理咨询和治疗过程详细录音。根据这些录音，罗氏与同事们可以对治疗过程进行详尽仔细的研究，以尝试界定对当事人产生助养和阻碍治疗效果的因素。这是最早对心理治疗所进行的全面性研究，以至可以确定心理咨询和治疗产生治疗效能的特性。这些研究的其中一部分，就变成了罗氏在1957年发表的《导致人格改变的充分和必要的心理治疗条件》一文（Rogers, 1957）。

🔟 未来新人类的素质

不少人认为，罗杰斯不但是学者、心理咨询和治疗专家，他同时还是冒险家和具前瞻与开创性的思想家。对我来说，他还是一位拥有未来取向的仁者，不但关心世界与人类的现况，还尝试探索未来。以下列出罗氏描述的"未来新人类的素质"，相信会为关心世界未来发展的有心人带来挑战与启迪。

- 未来新人类不是故步自封的人。无论对个人内在的世界和外在的世界，他们的态度都是高明的。他们拥抱新经验，尝试开拓新视野、新的存在经验、看法和观念。

- 他们渴求真实可靠，反对文化中的言不由衷和虚假伪善，重视坦诚率真，以真面目与人相交相处。

- 对目前科技被用来征服自然世界和控制人类，有一种强烈的不信任。与此同时，对于生化回馈的科学应用于促进人的自觉上则非常支持。

- 他们不喜欢活在一个被分割得支离破碎的世界——身体与头脑、健康与疾病、智能与感受、科学与常识、个人与群体、健全与疯癫、工作和游戏等。相反，他们努力争取过一个整全协调的人生，能拥有个人思维、感受和身体精力、灵力和复原力。在个人经历中，希望有良好的整合。

- 由于他们期望亲密关系，以至在生活中不断寻索知己和亲密朋友，作出分享和分担。同时，无论在言语和非言语、感受和智性上，都努力在社群中寻求新的沟通模式。

- 明白人生是一个过程。由于他们清楚人生充满变数，人生就是一个过程，经常在改变，所以他们很欢迎这种存在过程的冒险。当面对改变时，他们通常精力充沛。

- 他们通常很关心别人。当别人真正有需要时，他们会表达关心，亦期望能提供帮助。这是一种温柔、灵巧和发自内心的关爱。唯对所谓"专业的助人者"却往往有所保留。

- 他们关心大自然，有一种珍惜和亲切感。他们关注生态，亦能从与大自然的接触和其动力中获得欢愉。不过，他们重视与大自然和谐相处，乐于保护大自然，却无意征服。

- 他们对结构极之紧密、毫无弹性而充满官僚政治的建制非常反感。但他们相信建制的存在，目的是服务人民和为人民提供美好的生活。

- 他们重视个人的自主，具有一种内在的权力，信任自己个人的经验。相反，对外在的权力则极不信任，甚至对社会的不公义、不平等事件，以及不公平的法律，提出反对。

- 基本上，他们不在乎物质享受和报酬。金钱、名利等都不是他们的人生目的。他们虽然懂得享受丰裕优质的生活，却不会视之为生活必需品。

- 在生命历程中，未来新人类会不停地寻索，他们渴求能够超越小我，找到生命的意义和目的。他们期望自己的人生能达到一种内心的和平与宁静致远。他们崇敬的是世界上著名的精神领袖。而在生活中，他们往往可以享受与宇宙大地的协调和谐与融合一致。（Rogers,1995）

⑥ 对中国的深情厚爱

1922年，罗杰斯当时二十岁，正读大学三年级。世界学生基督徒联合会同年在北京召开大会，罗杰斯作为全美十名代表之一出席会议。除了在北京的清华大学进行了为期一周的会议和参观外，罗杰斯往返途中还经过了日本、菲律宾，以及中国香港和夏威夷。其间有三个月在中国内地访问旅行，到过山东、广东、上海，以及汉口、南京和福州。此次为期三个月的东方之行，为罗杰斯带来精神世界的洗礼。同时，他认为此行也是让自己第一次达到思想和性格上的自立自主。事实上，罗杰斯很珍惜这半年的经历。他在这期间天天写日记，称为"北京日记"，可见他对中国这个古老大国的重视和深厚情怀。

罗杰斯晚年把兴趣转移到教育、团体和会心团体，甚至更广泛的人际关系运动，以期促进世界和平。他的足迹遍及南非、北爱尔兰，以及欧洲、中美洲等。1986年，即罗氏离世前一年，他有机会访问苏联。受到苏联心理学界的热烈欢迎，这令罗氏心感振奋。从我的老师帕特森得知，罗杰斯一生最遗憾的是，基于国际政治气候的特殊情况，他始终未能再有机会到中国讲学和访问。据闻，除了1922年的中国之行，他在1983年也曾经与身为医生的儿子大卫·罗杰斯（David Rogers）一同到过中国。不过，那只是一次普通旅行，与工作无关。

走笔至此，忆起罗杰斯二十岁时在东方之行中所写下的"北京日记"，难免令我思潮起伏，感慨良多。不过，值得庆幸的是，如今趁着我的《团体咨询与心理治疗》再版，我决定整理自己20世纪90年代后期至2001年到内地推广人本心理咨询与治疗的工作。今年是2017年，是罗杰斯教授去世三十周年，谨以此文作为我这个隔代弟子向先师的致敬。

内地心理咨询教学之行
（1995 ～ 2001 年）
孟平的中国心和隔代师祖、导师的期许

1978年春，由于毕业在即，在准备回港和向不同院校，包括回港后任教的香港中文大学申请工作时，我请帕特森教授（C. H. Patterson）为我写推荐信。帕特森教授除了将信直接寄往大学之外，他还郑重其事地给我一个副本，要我看后作点回应。记得我看信后，除了感谢老师给我很多肯定和称赞外，令我感到震撼和惊喜的是，跟随老师三年，他对我的了解确实正确而全面。信中强调的一个重点是我的心深系祖国。老师还强调，他深信我将会在中国和亚洲尽力为心理咨询专业做一个垦荒者，促进人的素质提升、成长和迈向自我实现（self-actualization）。

在当日的聚谈中，老师除了多次遗憾自己无法到中国推介心理咨询之外，亦多次提到罗杰斯生命最后几年几乎是狂热地投入对世界

和平的关注。事实上，帕特森不但关爱我这个中国学生，他自己言谈间亦经常表达对世界人口最多的中国的那份重视。期盼能有机会到中国尽一分绵力。亦因此，在我回香港后与他的通信中，他无数次谢谢我在内地和香港为中国人所做的工作和努力。他和罗杰斯都坚定地相信，面对当前充满仇恨、恶毒、自私、惶恐、苦难和无尽战争的世界，人本理论和人本心理咨询罕有地能为孤单迷失的人带来个人的存在感、归属感、充实完美和快乐人生。工作中长期目睹人的苦痛、灾难，甚至绝望，我深切期盼人本心理咨询会为个体和世界人类整体带来生命与希望。

1 罗杰斯对孟平的叮咛和期许

罗杰斯在学术和专业上的认真和努力，令他在各方面的成就超卓。除此之外，他的教学和人际关系，也一生致力推广"以人为中心疗法"所涵盖的信念。多年的教学生涯，学生们与他相处，享受他对人的接纳、信任、尊重、真诚、无条件的积极关注与同感了解，如沐春风，在知识的学习外，学生们还有机会体会自己人格的重整与个人成长，清楚体验到以人为中心教育的效能。

值得说明亦为自己庆幸的是，我在美国伊利诺伊大学香槟分校（University of Illinois, Urbana-Champaign）攻读博士时，曾经参加由罗杰斯主讲的一个研讨会。还记得当他听到我是来自中国香港时，他对我说："谢谢你远道而来，加入我们的人本家庭，今天很开心知道你准备到中国做拓荒的工作，将人本的精神、学理和实践带到中国，我预祝你成功。盼能保持联络，让我们分别在世界不同地域继续努力，我自己很希望日后有机会到中国讲学，希望届时可以见到你。"

❷ 内地人本心理咨询培训的几个里程碑

○ 华中师范大学举办的十六天培训班

内地的心理学研究与心理服务，因着1949年至20世纪70年代的断层，多年以来，发展相当缓慢。除重点城市外，大部省市的相关活动几乎完全停顿。直到80年代初期，才开始有精神科医生和心理学工作者透过门诊为人民处理心理失调问题。进入80年代以后，随着内地社会经济急剧发展与转变，在有关人士的垦荒努力下，心理健康、心理卫生学和心理咨询逐渐被确认是社会发展的必然结果。同时，专业协会亦应运产生。其中，中国心理卫生协会是主导，其工作重点是普及心理卫生知识，促进人民的心理健康，培养儿童、青少年的健全人格及优良品质，提高学习成绩和效率。此外，亦设法预防精神方面的问题和疾病。

在学校方面，内地部分省市相继起步，尤其是在主要的大城市中，无论是高校、中学和小学，都已在传统教学中加上学生心理咨询服务。在中小学校，其中少数获得省教委或市教委支持，发展尤其迅速。不过，参与心理咨询的人员数目虽然庞大，可惜在缺乏适当培训的情况下，服务有名无实，亦因此效能低下，流弊丛生。为什么未能提高心理咨询人员的素质呢？究其原因，主要是大家虽然都努力工作，却无法得到适当培训。心理学由于早年经历超过二十年的休止。在高校中，有心理学系的十分有限。至于系统性地提供心理咨询课程，或说提供心理咨询学位课程的高校，数目是零。

面对内地心理咨询培训的迫切需求，我在1995年正式向香港中文大学申请停薪留职假期，开始在内地从事心理咨询的垦荒工作。在几个小型培训班后，1995年5月，内地全国高校心理咨询人员协会在上海同济大学举行年会，邀请我发表主题演讲。其后，我亦多次在北京、上海和广州负责短期的心理咨询培训。

在大约一年半多次进入内地推广心理咨询工作后，我发觉服务欠缺水平，相信要在内地发展心理咨询专业，绝对没有捷径，而高质素且系统的培训，是唯一的选择。

虽然一直未能在香港邀得其他心理咨询学者一同到内地工作，但我仍然作了决定：自己尽快踏上征途。不过，内地是否真正有此需要呢？面对可预见高速发展的21世纪，无论是官方或民间组织都不约而同地提出了这个新时代不但带来生机，同时亦带来危机的论点。在充满活力与动力的年代，问题与压力的增加乃属必然。而事实上，由于内地社会问题增加，人民在心理与精神方面出现的困扰亦日见显著。与此同时，随着生活水平的提升，心理和生活素质亦自然受到重视。故此，身心灵健康和心理咨询的需求，一再被肯定。自80年代中期以来，随着国内外心理咨询的学术交流和研讨日渐频繁，内地有关同行纷纷提出了专业培训需要支援的要求，尤其是在高校当中，非常需要海外学者与专家的参与和支援，以在内地的心理咨询专业的发展上作出重要的奠基和推广工作。

1997年香港回归祖国，我得到香港中文大学教育学院精神与经济上的支持，允准我的无薪假期，并承诺提供全体学生的奖学金，在内地举办了一个为期十六天的心理咨询课程。

1997年4月23日至5月8日，由香港中文大学教育研究所主办、华中师范大学协办，一个为期十六天的高校心理咨询培训课程在武汉华中师范大学举行，为内地几十所高校的心理辅导员、医师、教授、研究人员、讲师、政治思想教育人员与学生工作人员进行了较系统的培训。参与培训的学员，除了高度肯定学习效果，亦承认培训班为大家带来震撼性的挑战，课后纷纷向校领导作汇报，并且提出了改善心理咨询人员素质和提高学校的有关服务的要求。

为了正视内地心理咨询专业在不同地域发展上多元的困难，我设计了与华中师范大学培训班相似的课程。在众多邀请中，选择了下列六所分布于内地不同地域的重点高校，在1997年9月至12月期间，分别举办高校心理咨询培训班。

○ 林孟平1997年内地开办心理咨询培训班之高校

A. 最长为十六天，最短为七天的重点培训

日期	地点
1. 1997年4月23日至5月8日	华中师范大学
2. 1997年9月5日至9月13日	兰州大学
3. 1997年9月14日至9月23日	四川联合大学
4. 1997年10月2日至10月11日	北京师范大学
5. 1997年11月17日至11月22日	中山大学
6. 1997年11月24日至11月29日	复旦大学
7. 1997年12月2日至12月7日	中国青年政治学院

B. 部分较短期的学术研讨会与培训班

日期	主办单位
1. 1997年10月27日至10月29日	上海心理咨询人员协会
2. 1997年10月30日至11月2日	杭州教委
3. 1997年12月8日	中国人民大学

❸ 一个将人本团体咨询整合于人本教育课程的学习模式

前文曾谈到我的师祖罗杰斯和老师帕特森对我的期望：到中国——人口最多，政治文化都极之独特的一个国家推广和发展人本心理咨询（Humanistic Counselling and Psychotherapy），加上自己身为基督徒，在信仰中，多年来赴美念硕士和博士时已经十分清楚这项工作是我的神给我的一个召命（calling）。而自己在感到荣幸的同时，也开心地决定以此作为人生最重要的一个召命。故此，当面对师祖罗杰斯和老师帕特森的期许时，我没有压力，倒是内心有一份"吾道不孤"的喜悦。内心的惶惑和预期的孤单感也骤然下降。

不过，在内地长期不开放的情况下，虽然我在香港生活，亦难免苦恼整件事无从入手，能够做的，就是首先要学成回港。第一份工作是在突破辅导中心担任总监和从事心理咨询。四年后，我决定参加香港中文大学心理咨询的培训工作，同时亦勉励自己，在内地从无到有开创一个学术与专业的新领域，需要等待内地有关机构主动推进。1995年夏天，我有幸受邀在上海同济大学举办的全国大学生心理咨询专业委员会年会担任主讲嘉宾。随后，在内地为推广和发展心理咨询专业的拓荒工作亦逐步发展。

团体运动（Group Movement）在20世纪60至70年代曾经在美国风靡一时。虽然不同形式甚至奇特古怪的团体亦有其市场，但正式来说，团体基本上可分为治疗团体和发展性的团体，前者以医病和治疗为重，后者的重点则是促进个人成长。

谈到团体运动，基于种种缘故，大家往往以美国麻省理工学院心理学家勒温（Kurt Lewin）为牵头人。在1946~1947年，当时勒氏以他在团体动力学的一些发现为基础，其后演变为"训练团体"（T-Group），主要是为工商业机构行政管理人员提供培训。勒氏去世后，其跟随者继续透过全国训练实验室发展，并逐渐与其他形式融合。

在同一时期（1946~1947年），罗杰斯在芝加哥大学任学生心理咨询中心主任时，获退伍军人管理局委任，培训该局的人事心理咨询师，结果这次培训十分成功。到了20世纪60年代，基于团体运动的发展，芝加哥大学的培训经验重新被引用，且得到相当大的认同。更重要的是，在很短时间内，它成为最具影响的一种模式，被称为"会心团体"（Encounter Group），而罗杰斯亦被视为会心团体的学术领袖。

❹ 内地"心理咨询博士方向高级研修班"

开办年份：2000~2001年

本课程是内地第一个心理咨询博士高级研修班，由教育部高师培训部和北京师范大学心理学院合作开办。课程由我设计与统筹。

基于心理咨询与治疗在内地仍处于萌芽期，为了促进学员对心理咨询与治疗这一专业在服务上对社会的贡献有较全面的认识，同时亦有机会与先进作交流分享的机会，这个研修班安排了为期十三天的课程，让同学们前往香港的大学和不同心理咨询服务机构进行学术研讨和考察。

5 课程内容

本课程内容包括了心理咨询与治疗专业博士水平系统培训的五个主要范畴：

a. 理论与专业知识

b. 方法与技巧

c. 实习与接受专业督导

d. 学员的个人成长与专业伦理、道德

e. 如何进行培训与督导

本课程以科学实践模式为培训基础。在课程设计上，理论与实践并重。强调心理咨询与治疗不仅是属于科学范畴，同时也是一门服务型的专业，是为不同的社会群体与个别人士提供心理咨询、治疗与身心灵整合成长的一个专业。同时，由于此专业在内地是一个新兴的学科，故此特别着重心理咨询与治疗与社会和文化的整合，以祈更有效地优化国民素质与促进国家的发展。

❻ 课程成效

基于本课程是内地第一个具博士水平的心理咨询与治疗的课程。故此，此课程的开办，引起全国各地有关学者的兴趣和重视，报名人数众多，结果，收生过程相当顺利。在甄选过程中，我们相当重视申请者是否具有心理咨询与治疗基本知识、培训与实践经验。此外，具有心理学背景的，也会优先考虑。结果，在被录取的二十五名学生中，具心理博士学位者三人、博士生导师四人、教授八人。各人除来自名校如北京大学、清华大学、北京师范大学、中山大学、南京大学和各省市的优秀大学外，亦有来自医学院的三位医生。收生过程中我发现不少人有心理学研究资历和博士学位，但具有心理咨询与治疗基础学历的人数实在不多。唯鉴于当时这一专业处于萌芽期，故此收生小组接纳了这一限制，按原定的计划取录了二十五人。

基于收生严谨和学生基本上都相当优秀，加上各人对心理咨询和治疗这个新学科浓厚的兴趣，在学习的成效方面，除了其中一位同学因学习上出现相当大的困难，结果中途退学外，整体上各学生无论在学习态度和成绩上，都令师长们相当安慰。结果，有二十四位同学顺利完成课程。

从课程的成效来说，有一个令人兴奋和感恩的重点。学生在毕业前后，都常常与我讨论，他们在毕业后除了个人在这一专业的发展外，如何可以和硕士班三十五位毕业同学，一同探索在内地推广此学科的专业发展的方法。身为老师的我，当然感到开心和欣慰。而事实上，在今天执笔时，大家的努力已有成效。

基于本课程的主要理论建基于罗杰斯，而我念博士学位时的导师帕特森是罗氏的学生和朋友，故此，全班同学往往引以为傲地自称"罗氏的再传弟子"。故此，在2001年春天我赴美探望老师帕特森时，他兴致勃勃地详细垂询博士班的种种，并且特别预备了二十五张亲自签名的相片，嘱咐我代为转送学生。记得临别时，他若有所思地说："相信罗杰斯泉下有知，一定会为人本心理咨询与治疗，以及人本教育能在中国大地开花结果而欣喜。请告诉你的学生：继续努力！"

❼ 博士班香港之行

心理咨询高级研修班是由教育部和北京师范大学合办的课程，是内地第一个博士水平的课程，为期两年（2000~2001年）。上课地点是北京师范大学。不过，在课程设计上，为了促进学员了解人本心理咨询的需要与应用，以及这一专业可以如何回应社会多元的需要，在2001年春季课前，我曾安排全体同学到香港出席一个本土心理咨询与治疗研讨会。除了在香港中文大学举行的十个学术研讨会外，大会还安排学员前往香港四所大学和一所推行人本教育的中学进行访问。同时，亦参观了各大学的学生心理咨询中心和事业发展中心。此外，大家还参观了十四个提供不同专业心理咨询和社会服务的机构，当中有政府机构和志愿机构，所提供服务的重点如下：

青少年成长与发展　　　　就业心理咨询

青少年心理咨询　　　　　多元社会服务中心的心理咨询

老人服务　　　　　　　　防止青少年自杀心理咨询与政策

善终服务　　　　　　　　精神分析——香港经验

青少年滥用药物心理咨询	互爱女性戒毒村
惩教工作中的心理咨询	松柏社区服务中心
婚前心理咨询	儿童体能智力测验服务
公教婚姻心理咨询	婚姻心理咨询

总的来说，学员很珍惜到香港学习和考察的机会，认为此行十分重要，除了可以目睹香港在心理咨询与治疗方面的研究和多元服务的成果之外，学员亦强调此行有机会与香港心理咨询领域的精英互动和交流，大大拓宽了他们的视野。在个人层面上，此行对各人将来在内地推广和发展心理咨询专业，是一次更广和更深层的奠基。从宏观的角度看，大家感到任重道远，承诺会联同修毕硕士班的同学，同心合力在内地努力推动心理咨询服务和发展有关研究，造福人民。

参考书目

第一章 ···

Appell, M. L. (1963). Self-understanding for the Guidance Counselor. *Personnel and Guidance Journal*, 42: 143-148.

Arbuckle, D. (1975). *Counseling and Psychotherapy: An Existential Humanistic View*. Boston: Allyn & Bacon.

Association for Specialist in Group Work (1983). *Professional Standards for Training of Group Counselors*. Alexandria, VA: Author.

Association for Specialist in Group Work (1989). *Ethical Guidelines for Group Counselors*. Alexandria, VA: Author.

Bare, E. E. (1967). Relationship of Counseling Personality and Counselor-client Personality Similarity to Selected Counseling Process Criteria. *Journal of Counseling Psychology*, 14: 416-425.

Berg, R. C. & Landreth, G. L. (1980). *Group Counseling*. Indiana: Accelerated Development.

Berger, M. (1974). The Impact of the Therapist's Personality on Group Process. *American Journal of Psychoanalysis*, 34: 213-219.

Bugental, J. E T. (1965). *The Search for Authenticity: An Existential-analytic Approach to Psychotherapy*. New York: Holt, Rinehart and Winston.

Carkhuff, R. R. & Berenson, B. G. (1977). *Beyond Counseling and Therapy* (2nd ed.). New York: Holt, Rinehart and Winston.

Corlis, R. & Rabe, P. (1969). *Psychotherapy from the Center: A Humanistic View of Change and of Growth*. Pa: International Textbook.

Combs, A., et al. (1969). *Florida Studies in the Helping Professions*. Gainesville: University of Florida.

Corey, G. & Corey, M. S. (1987). *Groups: Process and Practice*. California: Brooks/Cole.

Corey, G., Corey, M. S. & Callanan, P. (1988). *Issues and Ethics in the Helping Professions*. California: Brooks/Cole.

Coutts, R. L. (1962). *Selected Characteristic of Counselor Candidates in Relation to Levels and Types of Competency in the Counseling Practicum*. Doctoral Dissertation. Florida: Florida State University.

Demos, G. & Zuwaylif, F. H. (1966). Characteristics of Effective Counselors. *Counselor Education and Supervision*, 6: 163-165.

Dreyfus, E. A. (1967). Humanness: A Therapeutic Variable. *Personnel and Guidance Journal*, 45: 577.

Dye, H. A. (1972). Some Considerations for School Counselors who Work with Groups. In R. C. Diedrich & H. A. Dye (Eds.), *Group Procedures: Purposes, Processes, and Outcomes: Selected Readings for the Counselor*. Boston: Houghton Mifflin.

Gazda (1989). *Group Counseling: A Developmental Approach* (4th ed.). Boston: Allyn & Bacon.

Hansen, J. C., Warner, R. W. & Smith, E. J. (1980). *Group Counseling: Theory and Process* (2nd ed.). Boston: Houghton Mifflin.

Jackson, M. & Thompson, C. L. (1971). Effective Counselor: Characteristics and Attitudes. *Journal of Counseling Psychology*, 18: 249-254.

Jacobs, E. E., Masson, R. L. & Harvill, R. L. (1988). *Group Counseling: Strategies and Skills*. California: Brooks/Cole.

Jourard, S. (1968). *Disclosing Man to Himself.*

New York: Van Nostrand Reinhold. (1971). *The Transparent Self* (Rev. ed.). New York: Van Nostrand Reinhold.

Kottler, J. A. (1983). *Pragmatic Group Leadership.* California: Brooks/Cole.

Lieberman, M. A., Yalom, I. D. & Miles, M. D. (1973). *Encounter Groups: First Facts.* New York: Basic Books.

Mahler, C. A. (1969). *Group Counseling in the Schools.* Boston: Houghton Mifflin.

May, R. ed. (1961). *Existential Psychology.* New York: Random House.

McClaim, E. W. (1968). Sixteen Personality Factor Questionnaire Scores and Success in Counseling. *Journal of Counseling Psychology,* 15: 492-496.

Parker, R. (1972). Some Personal Qualities Enhancing Group Therapist Effectiveness. *The Journal of Clinical Issues in Psychology,* 4: 26-28.

Patterson, C. H. (1985). *The Therapeutic Relationship: Foundations for an Eclectic Psychotherapy.* California: Brooks/Cole.

Perrone, P. A. & Sanborn, M. P. (1966). Early Observation to Counselor Education. *Counselor Education and Supervision,* Fall, 6: 63-68.

Pietrofesa, J. J., et al. (1980). *Counseling: Theory, Research and Practice.* Boston: Houghton Mifflin.

Rogers, C. (1951). *Client-centered Therapy.* Boston: Houghton Mifflin.

_____. (1961). *On Becoming a Person.* Boston: Houghton Mifflin.

_____. (1969). *Freedom to Learn.* Ohio: Merrill.

_____. (1973). *Carl Rogers on Encounter Groups.* New York: Harper & Row.

_____. (1980). *A Way of Being.* Boston: Houghton Mifflin.

Slavson, S. R. (1962). Personality Qualifications of a Group Psychotherapist. *International Journal of Group Psychotherapy,* 12: 411-420.

Truax, C. B. & Carkhuff, R. R. (1967). *Toward Effective Counseling and Psychotherapy.* Chicago: Aldine.

Yalom, I. D. (1985). *The Theory and Practice of Group Psychotherapy* (3rd ed.). New York: Basic Books.

第二章 ┈┈┈┈┈┈┈┈┈┈┈┈┈┈┈┈┈┈┈┈┈┈┈┈┈┈┈┈┈┈

Abrahams J. & McCorkle, L. W. (1947). Group Psychotherapy at an Army Rehabilitation Center. *Diseases of the Nervous System,* 8: 50-62.

Adrian, S. (1980). A Systematic Approach to Selecting Group Participants. *Journal of Psychiatric Nursing,* February, 18: 37-41.

American Psychological Association. (1973). Guidelines for Psychologists Conducting Growth Groups. *American Psychologist,* October, 933.

Annis, L. & Perry, D. (1978). Self-disclosure in Unsupervised Group: Effects of Video-taped Models. *Small Group Behavior,* February, 9 (1).

Berelson, B. & Steiner, C. A. (1964). *Human Behavior (Shorted.).* New York: Harcourt, Brace and World.

Berg, R. C. & Landreth, G. L. (1980). *Group Counseling: Fundamental Concepts and Procedures.* Indiana: Accelerated Development.

Budman, et al. (1981). Experiential Pre-group Preparation and Screening. *Group,* 5 (1).

Carkhuff, R. R. & Berenson, B. G. (1967). *Beyond Counseling and Therapy.* New York: Holt

Rinehart and Winston.

Carter L. F. (1958). The Behavior of Leaders and Other Group Members. *Journal of Abnormal Social Psychology,* 46: 256-260.

Cartwright, M. (1976). Brief Reports: A Preparatory Method for Group Counseling. *Journal of Counseling Psychology,* 23 (1).

Clinebell, H. J. (1972). *Growth Group.* Tennessee: Abingdon.

Corey, G. (1985). *Theory and Practice of Group Counseling and Psychotherapy* (3rd ed.). California: Brooks/Cole.

Corey, M. S. & Corey, G. (1987). *Groups: Process and Practice* (3rd ed.). California: Brooks/Cole.

Corsini, R. & Lundin, W. (1955). Group Psychotherapy in the Midwest. *Group Psychotherapy,* 8: 316-320.

Curran, T. (1978). Increasing Motivation to Change in Group Treatment. *Small Group Behavior,* August, 9 (3).

Dinkmeyer, D. C. & Muro, J. J. (1979). *Group and Counseling: Theory & Practice* (2nd ed.). Illinois: F. E. Peacock Publishers.

Ethical Guidelines for Groups Leaders. The Association for Specialists in Group Work, 1980.

Frances, A., Clarkin, J. & Marachi, J. (1980). Selection Criteria for Outpatient Groups Psychotherapy. *Hospital and Community N. Psychiatry,* 31: 245-249.

Fried, E. (1971). Basic Concepts in Group Therapy. In H. Kaplan & B. Sadock, eds.. *Comprehensive Group Therapy.* Baltimore: William & Wilkins.

Friedman, W. (1976). Referring Patients for Group Therapy: Some Guidelines. *Hospital and Community Psychiatry,* 27: 121-123.

Gauron & Rawlings. (1978). Orienting New Members to Group Psychotherapy. *Small Group Behavior,* August 9 (3).

Gentry, G. (1980). Group Size and Attitudes toward the Simulation Experience. *Simulation and Game,* 11: 451-460.

Goldstein, A. P. (1962). *Therapist/Patient Expectations in Psychotherapy.* New York: Pergamon Press.

Goldstein, A., Heller, K. & Sechrest L. (1966). *Psychotherapy and the Psychology of Behavior Change.* New York: John Wiley and Sons.

Graham, I. W. (1959). Observations on Analytic Group Therapy. *International Journal of Group Psychotherapy,* 9: 150-157.

Guidelines for Psychologists Conducting Growth Groups. The American Psychological Association, 1973.

Hackman, J. R. & Vidmar, N. (1970). Effects of Size and Task Characteristics on Group Performance and Member Reactions. *Sociometry,* 33, No. 1, March, 37-54.

Hare, A. P. (1952). A Study of Interaction and Consensus in Different Sized Groups. *American Social Review,* 17: 261-267.

Heitler, J. B. (1974). Clinical Impressions of an Experimental, Attempt to Prepare Lower-class Patients for Expressive Group Psychotherapy. *International Journal of Group Psychotherapy,* 29.

Hollon, T. (1972). Modified Group Therapy in the Treatment of Patients on Chronic Hemodialysis. *American Journal of Psychotherapy,* 26: 501-510.

Horwitz, L. (1970). Indication and Contraindications for Group Psychotherapy. *Bulletin of the Menninger Clinic,* 40: 505-557.

Huberman, S. (1987). Making Jewish Leaders. *The Journal of Jewish Communal Service,* 64, No. I,

Fall, 32-41.

Indik, B. P. (1965). Organization Size and Member Participation: Some Empirical Tests of Alternative Explanations. *Human Relations,* 18: 339-350.

Irwin, E. & William, B. (1973). Parents Working with Parents: The Cleft Palate Program. *Cleft-palate Journal,* 10: 360-366.

Jacobs, E. E., Harvill, R. L., & Masson, R. L. (1988). *Group Counseling: Strategies and Skills.* California: Brooks/Cole.

Johnson, J. A. (1963). *Group Psychotherapy: A Practice Approach.* New York: McGraw-Hill.

Kemp, C. (1970). *Foundations of Group Work Counseling.* New York: McGraw-Hill.

Kinney, E. E. (1953). A Study of Peer Group Social Acceptability at the Fifth Grade Level in a Public School. *Journal of Educational Research,* 47: 57-64.

Lifton, W. (1966). *Working with Groups* (2nd ed.). New York: Wiley.

Linder, R. (1970). Mother of Disabled Children - The Value of Weekly Group Meetings. *Developmental Medicine and Child Neurology,* 12: 202-206.

Mamali, O. & Paun, G. (1982). Group Size and the Genesis of Subgroups: Objective Restrictions. *Revue Roumaine Des Sciences Sociales - serie de Psychologie,* 26: 139-148.

Manley, S. A. (1973). Definitive Approach to Group Counseling. *Journal of Rehabilitation,* January-February, 36: 38-40.

Merritt, R. E. & Walley, D. D. (1977). *The Group Leader's Handbook: Resources, Techniques, and Survival Skills.* Illinois: Research Press.

Miller, D., Wolfe, M. & Speigel, M. (1975). Therapeutic Groups for Patients with Spinal-cord Injuries. *Archives of Physical Medicine and Rehabilitation,* 56: 130-135.

Mullan, H. & Rosenbaum, M. (1978). *Group Psychotherapy: Theory and Practice* (2nd ed.). New York: The Free Press.

Napier, R. W. & Gershenfeld, M. K. (1989). *Groups: Theory and Experience* (4th ed.). Boston: Houghton Mifflin.

Nash. E. H., et al. (1957). Some Factors Related to Patient Remaining in Group Psychotherapy. *International Journal of Group Psychotherapy,* 7: 264-274.

Natali, R. & Cvitkovic, J. (1977). Group Psychotherapy with Alcoholics. In Seligman, M., *Group Counseling and Group Psychotherapy with Rehabilitation Clients.* Illinois: Charles C. Thomas.

Ohlsen, M. M. (1966). *Group Counseling.* New York: Harper & Row.

_____. (1968). Counseling Children in Groups. *School Counselor,* 15: 343-349.

Orodei, D. & Waite, N. (1974). Psychotherapy with Stroke Patients during the Immediate Recovery Phase. *American Journal of Orthopsychiatry,* 44: 386-395.

Pearson, J. (1981). The Effects of Setting and Gender on Self-disclose. *Group and Organization Studies,* 6: 334-340.

Pilkonis, et al. (1980). Training Complex Social Skills for Use in a Psychotherapy Group: A Case Study. *International Journal of Group Psychotherapy,* 30.

Pine G. & Boy, A. (1966). Volunteerism in Counseling. *School Counselor,* 13: 146-160.

Piper, et al. (1982). Preparation of Patients: A Study of Group Pretraining for Group Psychotherapy. *International Journal of Group Psychotherapy,* 32 (3).

Potter, L. W. & Lawler, E. E. (1965). Properties of Organization Structure in Relation to Job Attitudes and Job Behavior. *Psychological Bulletin*, 64: 23-51.

Redinger, R. A., Forster, S. & Dolphin, M. K. (1971). Group Therapy in the Rehabilitation of the Severely Aphasic and Hemiplegic in the Late Stage. *Scandinavian Journal of Rehabilitation Medicine*, 3: 89-91.

Rhodes, R. & Dudley, D. (1971). Response to Group Treatment in Patients with Severe Chronic Lung Disease. *International Journal of Group Psychotherapy*, 21: 214-225.

Rosenbaum M. & Hantley, E. (1962). A Summary Review of Current Practices of Ninety-two Group Therapists. *International Journal of Group Psychotherapy*, 12: 194-198.

Schellenberg, J. A. (1959). Group Size as a Factor in Success of Academic Discussion Groups. *Journal of Educational Psychology*, 33: 73-79.

Shertzer, B. & Stone, S. C. (1980). *Fundamentals of Counseling* (3rd ed.). Boston: Houghton Mifflin.

Silver, G. (1978). Systematic Presentation of Pre-therpy Information. *Small Group Behavior*, August, 9 (3).

Singler, J. K. (1977). The Use of Groups with Stroke Patients. In Seligman, M., *Group Counseling and Group Psychotherapy with Rehabilitation Clients*. Illinois: Charles C. Thomas.

Slavson, S. R. (1955). Criteria for Selection and Rejection of Patients for Various Kinds of Group Therapy. *International Journal of Group Psychotherapy*, 5: 3-30.

Truax, C. B. & Mitchell, K. M. (1971). Research on Certain Therapist Interpersonal Skills in Relation to Process and Outcomes. In *Handbook of Psychotherapy and Behavior Change*. New York: John Wiley & Sons.

Tsouderos, J. (1955). Organizational Change in Terms of a Series of Selected Variables. *American Sociological Review*, 20: 207-210.

Werth(1978). A Comparison of Pretraining Methods. *Small Group Behavior*, August, 9 (3).

Wicker, A. W. (1969). Size of Church Memberships and Members' Support of Church Behavior Setting. *Journal of Personality and Social Psychology*, 13, No. 3, 278-288.

Wilson, H. (1967). *Method and Process of Working with Groups of Hospitalized Patients*. Presented at Meeting of the Arthritis Foundation, New York, June 16.

Wolfson, C. (1977). Group Strategies with Offenders in the Community. In Seligman, M., *Group Counseling and Group Psychotherapy with Rehabilitation Clients*. Illinois: Charles C. Thomas.

Woods, M. & Melnick, J. (1979). A Review of Group Therapy Selection Criteria. *Small Group Behavior*, 10: 155-175.

Yalom, I. D., et al. (1967). Preparation of Patients for Group Therapy. *Archives of General Psychiatry*, 17.

Yalom, I. D. (1985). *The Theory and Practice of Group Psychotherapy* (3rd ed.). New York: Basic Books.

Zarle, T. & Willis, S. (1975). A Pre-group Training Techniques for Encounter Group Stress. *Journal of Counseling Psychology*, 22.

第三章 ··

林孟平（1992），《辅导与心理治疗》（增订版），香港：商务印书馆。

Adler, A. (1956). The Individual Psychology of

Alfred Adler. In Ansbacher, H. L. & Ansbacher, R. R. (Eds.), *The Individual Psychology of Alfred Adler.* New York: Harper & Row.

Ansbacher, H. L. (1974). Goal-oriented Individual Psychology: Alfred Adler's Theory. In Burton, A. (Ed.), *Operational Theories of Personality.* New York: Brunner/Mazel.

Bloomfield, H. H. & Kory, R. B. (1985). *Inner Joy.* New York: A Jove Book.

Bonner, H. (1965). *On Being Mindful of Man.* Boston: Houghton Mifflin.

Byrne, R. H. (1963). *The School Counselor.* Boston: Houghton Mifflin.

Cohen, A. M. & Smith, R. D. (1976). *The Critical Incident in Growth Groups: Theory and Technique.* California: University Associates.

Corey, G. (1985). *Theory and Practice of Group Counseling* (2nd ed.). California: Brooks/Cole.

Dinkmeyer, D. C. & Mure, J. J. (1979). *Group Counseling: Theory and Practice* (2nd ed.). Illinois: F. E. Peacock Publishers.

Dreikurs, R. (1957). *Psychology in the Classroom: A Manual for Teachers.* New York: Harper & Brothers.

Dusay, J. M. (1983). *Transactional Analysis in Groups.*In Kaplan, H. I. & Sadock, B. J. (Eds.). *Comprehensive Group Psychotherapy* (2nd ed.). Baltimore: Williams & Wilkins.

_____. & Dusay, K. M. (1979). Transactional Analysis. In Corsini, R. J. (Ed.), (1988). *Current Psychotherapies* (4th ed.). Illinois: Peacock.

Egan, G. (1975). *Encounter: Group Processes for Interpersonal Growth.* California: Brooks/Cole.

_____. (1976). Confrontation. *Group and Organizational Studies,* 1: 223-243.

Ellis, A. (1971). *Reason and Emotion in Psychotherapy.* New York: Lyle Stuart.

_____. (1974). Rationality and Irrationality in the Group Therapy Process. In Milman, D. S. & Goldman, G. D. (Eds.). *Group Process Today.* Springfield, Illinois: Charles C. Thomas, 78-96.

Glasser, W. (1976a). Reality Therapy. In Binder, V, Binder, A. & Rimland, B., *Modern Therapies.* New Jersey: Prentice-Hall, 52.

_____. (1976b). *Positive Addiction.* New York: Harper & Row.

_____. (1980). Reality Therapy: An Explanation of the Steps of Reality Therapy. In Glasser, N. (ed.), *What are You Doing? How People are Helped through Reality Therapy.* New York: Harper & Row, 49.

_____. (1981). *Stations of the Mind.* New York: Harper & Row.

Hansen, J. C., Warner, R. W. & Smith, E. J. (1980). *Group Counseling: Theory and Process* (2nd ed.). Boston: Houghton Mifflin, 164.

Hollon. T. (1972). Modified Group Therapy in the Treatment of Patients on Chronic Hemodialysis. *American Journal of Psychotherapy,* 26: 501-510.

Huber, J. & Millman H. (Eds.). (1972). *Goals and Behavior in Psychotherapy and Counseling.* Ohio: Merrill, 347.

Hulme, W. E. (1978). *Your Potential under God: Resources for Growth.* Minnesota: Angsburg.

Jacobs, E. E., Harvill, R. L. & Masson, R. L. (1988). *Group Counseling: Strategies and Skills.* California: Brooks/Cole.

James, M. & Jongeward, D. (1971). *Born to Win: Transactional Analysis with Gestalt Experiments.* MA: Addison-Wesley, 11.

Jahoda, M. (1958). *Current Concepts of Positive Mental Health.* New York: Basic Books.

Krumboltz, J. D. (1966). Behavioral Goals of

Counseling. *Journal of Counseling Psychotherapy,* 13: 153-159.

_____. & Thoresen, C. E. (1969). *Behavioral Counseling: Cases and Techniques.* New York: Holf, Rinehart and Winston.

Latner, J. (1973). *The Gestalt Therapy Book.* New York: Bantam.

Levitsky, A. & Simkin, J. (1972). Gestalt Therapy. In Solomon, L. N. & Berzon, B. (Eds.), *New Perspectives in Encounter Groups.* San Francisco: Jossey-Bass.

Mahoney, M. J. & Thoresen, C. E. (1974). *Self-control: Power to the Person.* California: Brooks/Cole.

Manaster, G. J. & Corsini, R. J. (1982). *Individual Psychology: Theory and Practice.* Illinois: Peacock.

Maslow, A. H. (1962a). Some Basic Proposition of a Growth and Self-actualization Psychology. In Combs, A. W. (Ed.), *Perceiving, Behaving, Becoming Yearbook.* Washington: Association for Supervision and Curriculum Development.

_____. (1962b). *Toward a Psychology of Being.* New Jersey: Van Nostrand Reinhold.

Orodei, D. & Waite, N. (1974). Group Psychotherapy with Stroke Patients during the Immediate Recovery Phase. *American Journal of Orthopsychiatry,* 44: 385-386.

Patterson, C. H. (1985). *The Therapeutic Relationship: Foundations for an Eclectic Psychotherapy.* California: Brooks/Cole.

Perls, F. S. (1971). *Gestalt Therapy Verbatim.* New York: Bantam, 28.

Rogers, C. R. (1961). *On Becoming a Person: A Therapist's View of Psychotherapy.* Boston: Houghton Mifflin.

_____. (1980). *A Way of Being.* Boston: Houghton Mifflin.

Singler, J. K. (1977). The Use of Groups with Stroke Patients. In Seligman, M., *Group Counseling and Group Psychotherapy with Rehabilitation Clients.* Illinois: Charles C. Thomas.

Thoresen, C. E. & Mahoney, M. J. (1974). *Behavioral Self-control.* New York: Holt, Rinehart and Winston.

Watson, D. L., & Tharp, R. G. (1981). *Self-directed Behavior: Self-modification for Personal Adjustment* (3rd ed.). California: Brooks/Cole.

White, R. W. (1959). Motivation Reconsidered: The Concept of Competence. *Psychological Review,* 66: 297-333.

Williams, R. & Long, J. (1983). *Toward a Self-managed Life-Style* (3rd ed.). Boston: Houghton Mifflin.

Wilson, A. (1971). Group Therapy for Parents of Handicapped Children. *Rehabilitation Literature,* 32: 332-335.

Wolf, A. (1963). The Psychoanalysis of Groups. In Rosenbaum, M. & Berger, M. (Eds.), *Group Psychotherapy and Group Function.* New York: Basic Books.

_____. (1975). Psychoanalysis in Groups. In Gazda, G. M. (Ed.), *Basic Approaches to Group Psychotherapy and Group Counseling* (2nd ed.). Springfield, Illinois: Charles C. Thomas.

_____. (1983). Psychoanalysis in Groups. In Kaplan, H. I. & Sadock, B. J. (Eds.), *Comprehensive Group Psychotherapy* (2nd ed.). Baltimore: Williams & Wilkins.

Yalom, I. D. (1985). *The Theory and Practice of Group Psychotherapy* (3rd ed.). New York: Basic Books.

第四章 ···

《八十年代的香港青少年》（1982），香港：香港大学学生会及社会科学会。

《"中学生学校生活"调查报告》（1981），香港：香港中文大学学生会。

林孟平（1992），《辅导与心理治疗》（增订版），香港：商务印书馆。

学教团（1985），《初中学生适应问题研究及教学建议》，香港：青文。

Adler, A. (1969). *The Practice and Theory of Individual Psychology*. New Jersey: Littlefield Adams.

Appolone, C. & Gibson, P. (1981). Group Work with Young Adult Epilepsy Patients. *Social Work in Health Care,* 6: 23-32.

Bandura, A. (1969). *Principles of Behavior Modification*. New York: Holt, Rinehart and Winston.

Barrett-Lennard G. T. (1962). Dimensions of Therapist Response as Causal Factors in Therapeutic Change. *Psychological Monographs,* 3: 43, 76.

Bennett, M. E. (1963). *Guidance and Counseling in Groups* (2nd ed.). New York: McGraw-Hill.

Berg, R. C. & Landreth, G. L. (1980). *Group Counseling: Fundamental Concepts and Procedures*. Indiana: Accelerated Development.

Berger, M. M. (1962). An Overview of Group Psychotherapy: Its Past, Present and Future Development. *International Journal of Group Psychotherapy,* 12: 287.

Biestek, F. P. (1953). The Nonjudgmental Attitude. *Social Casework,* 34: 235-239.

Blakeman, D. & Day, S. R. (1969). Activity Group Counseling. In Gazda, G. M. (Ed.). *Theories and Methods of Group Counseling in the Schools.* Springfield: Thomas.

Blocher, D. H. (1966). *Developmental Counseling*. New York: The Ronald Press.

Bozarth, J. D. (1981). The Person-centerd Approach in the Large Community Group. In Gazda G. M. (Ed.). *Innovations to Group Psychotherapy* (2nd ed.). Springfield, Illinois: Charles C. Thomas.

Brammer, L. M. (1973). *The Helping Relationship*. New Jersey: Prentice-Hall.

Carkhuff, R. R. & Truax, C. B.(1966). Toward Explaining Success and Failure in Interpersonal Learning Experiences. *The Personnel and Guidance Journal,* 44.

_____. (1971). *The Development of Human Resources*. New York: Holt, Rinehart and Winston.

_____. (1973). *The Art of Helping: An Introduction to Life Skills*. Massachusetts: Human Resource Development Press.

_____. & Berenson, B. G. (1967). *Beyond Counseling and Therapy*. New York: Holt, Rinehart and Winston.

Cohn, B. (1967). Guidelines for Future Research on Group Counseling in the Public School Setting. American Personnel and Guidance Association.

Combs, A. W. & Snygg, D. (1964). Perception and its Function. In Kemp, C. G. (Ed.). *Perspectives on the Group Process.* Boston: Houghton Mifflin.

Corder, L., Whiteside, L. & Haizlip, T. (1981). A Study of Curative Factors in Group Psychotherapy with Adolescents. *International Journal of Group Psychotherapy,* 31 (3): 345-354.

Corey, G. (1985). *Theory and Practice of Group Counseling* (2nd ed.). California: Brooks/Cole.

_____. & Corey, M. S. (1987). *Groups: Process and Practice* (3rd ed.). California: Brooks/Cole.

_____, Corey, M. S., & Callanan, P. (1988). *Issues and Ethics in the Helping Professions* (3rd ed.). California: Brooks/Cole.

Delaney, D. J. & Eisenberg, S. (1977). *The Counseling Process.* Chicago: Rand McNally.

Dies, R. R. (1973). Group Therapist Self-disclosure: An Evaluation by Clients. *Journal of Counseling Psychology,* 20: 344-348.

Dinkmeyer, D. C. (1975). Adlerian Group Psychotherapy. *International Journal of Group Psychotherapy,* 25 (2): 219-226.

Dinkmeyer, D. C. & Muro, J. J. (1971). *Group Counseling: Theory and Practice.* Itasca: Peacock.

_____. & Muro, J. J. (1979). *Group Counseling: Theory and Practice* (2nd ed.). Illinois: F. E. Peacock Publishers, 106.

Dye, A. H.(1968). *Fundamental Group Procedure for School Counselors.* Boston: Houghton Mifflin.

Dyer, W. & Vriend J. (1980). *Group Counseling for Personal Mastery.* New York: Sovereign Books.

Egan, G. (1982). *The Skilled Helper* (2nd ed.). California: Brooks/Cole.

Eiserer, P. (1956).Group Psychotherapy. *Journal of the National Association of Deans of Women,* 19:113-122.

Ellis, A. (1977). Rational-emotive Therapy in Groups. In Ellis, A. & Grieger, R., *Handbook of Emotive Therapy.* New York: Springer.

_____. (1979). Rational-emotive Therapy: Research Data that Support the Clinical and Personality Hypotheses of RET and other Modes of Cognitive-behavior Therapy. In Ellis, A. & Whiteley, J. M. (Eds.). *Theoretical and Empirical Foundations of Rational-emotive Therapy.* California: Brooks/Cole.

Failor, C. W. (1954). Group Activities in Guidance Services. *Personnel and Guidance Journal,* 32: 411-414.

Franks, J. (1946). Emotional Reactions of American Soldiers to Unfamiliar Disease. *American Journal of Psychiatry,* 102: 631-640.

Freeman, S. & Hurley, J. (1980). Perceptions of Helpfulness and Behavior in Groups. *Group,* 4: 51-58.

Froehlich, C. P. (1954). Group Guidance Approaches in Educational Institutions. *Review of Educational Research,* 24: 147-155.

Fromm-Reichman, F. (1950). *Principles of Intensive Psychotherapy.* Chicago: University of Chicago Press.

Gallese, L. & Treuting, E. (1981). Help for Rape Victims through Group Therapy. *Journal of Psychosocial Nursing and Mental Health Services,* 19: 20-21.

Gawry, J. & Brown, B. (1965). Group Counseling: More than a Catalyst. *The School Counselor,* 12: 206-213.

Gazda, G. M. (1989). *Group Counseling: A Developmental Approach* (4th ed.). Boston: Allyn & Bacon.

Ginott, H. M. (1961). *Group Psychotherapy with Children.* New York: McGraw-Hill.

Goldfried, M. R. & Davison, G. C. (1978). *Clinical Behavior Therapy.* New York: Holt Rinehart and Winston.

Goldstein, A. R (1962). *Therapist-patient Expectancies in Psychotherapy.* New York: Pergamon Press.

Grenvold, D. K. & Welch, G. J. (1979). Structured Short Term Group Treatment of Post-divorce Adjustment. *International Journal of Group Psychotherapy,* 29: 347-358.

Gurman, A. S. (1977). The Patient's Perception of the Therapeutic Relationship. In Gurman, A. S. & Razin, A. M. (Eds.). *Effective Psychotherapy.* New York: Pergamon Press.

Guttmacher, J. A. & Birk, L. (1971). Group Therapy: What Specific Therapeutic Advantages? *Comprehensive Psychiatry,* 12: 546-556.

Hansen, J. C., Niland, T. M. & Zani, L. P. (1969). Model Reinforcement in Group Counseling with Elementary School Children. *Personnel and Guidance Journal,* 47: 741-744.

_____., Stevic, R. R. & Warner, R. W. (1977). *Counseling: Theory and Process.* Boston: Allyn & Bacon.

_____., Warner, R. W. & Smith, E. (1980). *Group Counseling: Theory and Process* (2nd ed.). Chicago: Rand McNally.

Herman, E. & Baptiste, S. (1981). Pain Control: Mastery through Group Experience. *Pain,* 10: 79-86.

Hinckley, R. G. & Herman, L. (1951). *Group Counseling: Theory and Process.* Minneapolis: University of Minnesota.

Hobbs, N. (1951). Group-centered Psychotherapy. In Rogers, C. R. (Ed.). *Client-centered Therapy.* Boston: Houghton Mifflin.

Ivey, A., et al. (1968). Microcounseling and Attending Behavior An Approach to Pre-practicum Counselor Training. *Journal of Counseling Psychology, Monograph Supplement,* 15: 1-12.

Jacobs, E. E., Harvill R. L., & Masson, R. L. (1988). *Group Counseling: Strategies and Skills.* California: Brooks/Cole.

Jones, M. (1944). Group Treatment with Particular Reference to Group Projection Methods. *American Journal of Psychiatry,* 101: 292-299.

Jourard, S. M. (1971). *The Transparent Self.* New Jersey: D. Van Nostrand.

Knowles, J. W. (1964). *Group Counseling.* Englewood Cliffs: Prentice Hall.

Krumboltz, J. D. & Thoresen, C. E. (1964). The Effect of Behavioral Counseling in Group and Individual Setting on Information-seeking Behavior. *Journal of Counseling Psychology,* 11: 324-333.

_____. & Schroeder, W. W. (1965). Promoting Career Explorations through Reinforcement. *Personnel and Guidance Journal,* 44: 19-26.

_____. (1968). A Behavioral Approach to Group Counseling and Therapy. *Journal of Research and Development in Education,* November.

_____., Becker-Haven, J. F. & Burnett, K. F. (1979). Counseling Psychology. *Annual Review of Psychology,* 30: 555-602.

Lambert, M. J., DeJulio, S. S. & Stein, D. M. (1978). Therapist Interpersonal Skills. *Psychological Bulletin,* 85: 467-489.

Lewis, H. R. & Streitfeld H. S. (1970). *Growth Games: How to Tune in Yourself, Your Family, Your Friends.* New York: Haicourt, Brace, Jovanovich.

Lieberman, M. A., Yalom, I. D. & Miles, M. D. (1973). *Encounter Groups: First Facts.* New York: Basic Books.

Lifton, W. M. (1972). *Groups: Facilitating Individual Growth and Societal Change.* New York: Wiley.

Low, A. A. (1950). *Mental Health through will Training.* Boston: Christopher Publishing House.

Malamud, D. I. & Machover, S. (1965). *Toward Self-understanding: Group Techniques in Self-confrontation.* Illinois: Charles C. Thomas.

Maslow, A. H. (1956). Self-actualizing People: A Study of Psychological Health. In Monstakas, C. E. (Ed.). *The Self: Explorations in Personal Growth.* New York: Harper & Row.

_____. (1962). *Toward a Psychology of Being.* New Jersey: D. Van Nostrand.

May, R. (1958). Contributions of Existential Psychotherapy. In May, R., Angle, E. & Ellenburger, H. (Eds.). *Existence.* New York: Basic Books.

Mitchell, K. M., Bozarth, J. D. & Krauft, C. C. (1977). A Reappraisal of the Therapeutic Effectiveness of Accurate Empathy, Non-Possessive Warmth, and Genuineness. In Bergin, A. E. & Garfield S. L. (Eds.). *Handbooks of Psychotherapy and Behavior Change: An Empirical Analysis.* New York: Wiley.

Muro, J. J. & Freeman, S. L. (1968). *Reading in Group Couseling.* Scranton: International Textbook Company.

Ohlsen, M. M. (1977). *Group Counseling.* New York: Holt, Rinehart and Winston.

Orlinsky D. E. & Howard K. I. (1978). The Relation of Process to Outcome in Psychotherapy. In Garfield S. L. & Bergin, A. E. (Eds.). *Handbook of Psychotherapy and Behavior Change* (2nd ed.). New York: Wiley.

Parloff, M., Waskow, I. & Wolfe, B. (1978). Research on Therapist Variables in Relation to Process and Outcome. *Handbook of Psychotherapy and Behavior Change* (2nd ed.). New York: Wiley, 233-282.

Patterson, C. H. (1985). *The Therapeutic Relationship: Foundation for an Eclectic Psychotherapy.* California: Brooks/Cole, 161.

Pepinsky, H. B. (1953). The Role of Group Procedures in the Counseling Program. In Berodie, R. F. (Ed.),*Roles and Relationships in Counseling.* Minneapolis: University of Minnesota Press.

Pietrofesa, J. J., et al. (1981). *Counseling: Theory, Research, and Practice.* Boston: Houghton Mifflin.

Price, S., Heinrich, A. & Golden, J. (1981). Structured Group Treatment of Couples Experiencing Sexual Dysfunction. *Journal of Sex and Marital Therapy,* 6: 247-257.

Rogers, C. R. (1958). The Characteristics of a Helping Relationship. *Personnel and Guidance Journal,* 37: 6-16.

_____(1959). A Theoarpy of Therapy, Personality, and Interpersonal Relationships, as Developed in the Client-centered Framework. In Koch, S. (Ed.). *Psychology: A Study of Science.* New York: McGraw-Hill.

_____. (1970). *Carl Rogers on Encounter Group.* New York: Harper & Row.

_____. (1980). *A Way of Being.* Boston: Houghton Mifflin.

Rohrbaugh, M. & Bartels, B. (1975). Participants' Perceptions of 'Curative Factors' in Therapy and Growth Groups. *Small Group Behavior,* 6 (4): 430-456.

Rose, S. D. (1980) (Ed.). *A Casebook in Group Therapy: A Behavioral-cognitive Approach.* Englewood Cliff, New Jersey: Prentice-Hall.

_____. (1982). Group Counseling with Children: A Behavioral and Cognitive Approach. In Gazda, G. M.(Ed.). *Basic Approaches to Group Psychotherapy and Group Counseling* (3rd ed.). Springfield Illinois: Charles C. Thomas.

Schofield W. (1967). Some General Factors in Counseling and Therapy. In Berenson, B. & Carkhuff, R. (Eds.). *Sources of Gain in Counseling and Psychotherapy.* New York: Holt, Rinehart and Winston.

Shulman L. (1984). *The Skills of Helping: Individuals and Groups* (2nd ed.). Itasca, Illinois: F. E. Peacock.

Slavson, S. R. (1955). Group Psychotherapies. In McCary, J. L. *Six Approaches to Psychotherapy*. New York: Dryden Press.

Super, D. E. (1949). Group Techniques in the Guidance Program. *Educational and Psychological Measurement*, 9: 496-510.

Truax, C. B. & Carkhuff, R. R. (1967). *Toward Effective Counseling and Psychotherapy*. Chicago: Aldine.

_____. & Mitchell, K. M. (1971). Research on Certain Therapist Interpersonal Skills in Relation to Process and Outcome. In Bergin, A. E. & Garfield, S. L. (Eds.). *Handbook of Psychotherapy and Behavior Change*. New York: Wiley.

Tyler, L. E. (1969). *The Work of the Counselor*. New York: Appleton-Century Crofts.

Varenhorst, B. B. (1969). Behavioral Group Counseling. In Gazda, G. M. (Ed.). *Theories and Methods of Group Counseling in the Schools*. Springfield: Thomas.

Warner, R. W., Jr. & Hansen, J. C. (1970). Verbal-reinforcement and Model-reinforcement: Group Counseling with Alienated Students. *Journal of Counseling Psychology*, 17: 168-172.

Warters, J. (1960). *Group Guidance*. New York: McGraw-Hill.

Wolpe, J. (1958). *Psychotherapy by Reciprocal Inhibition*. Stanford, California: Stanford University Press.

_____. (1969). *The Practice of Behavior Therapy*. New York: Pergamon Press.

Yalom, I. D. (1985). *The Theory and Practice of Group Psychotherapy* (3rd ed.). New York: Basic Books.

Yano, B., Shabert, J. & Alexander, L. (1979). A Psychiatrist-nutritionist Group Therapy Approach to the Management of Obesity. *International Journal of Group Psychotherapy*, 29: 185-194.

第五章 ···

Abrahams, J. (1949). Group Psychotherapy: Implications for Direction and Supervision of Mentally Ill Patients.In Muller, T. (ed.). *Mental Health in Nursing*. Washington D. C.: Catholic University Press.

Beck, A. & Peters, L. (1981). The Research Evidence for Distributed Leadership in Therapy Groups. *International Journal of Group Psychotherapy*, 31: 43-71.

Bednar, R. L. & Lawlis, G. F. (1971). Empirical Research in Group Psychotherapy. In Berger, A. E. & Garfield, S. K. *Handbook of Psychotherapy and Behavior Change*. New York: John Wiley & Sons.

Bennis, W. G. (1964). Patterns and Vicissitudes in T-Group Development. In Bradford, L. P, Gibb, J. R. & Benne, K. D. *T-Group Theory and Laboratory Method: Innovation in Re-education*. New York: John Wiley.

Berg, R. C. & Landreth, G. L. (1980). *Group Counseling: Fundamental Concepts and Procedures*. Indiana: Accelerated Development.

Bradford, L. P., Gibb, J. R. & Bennie, K. E. (Eds.). (1964). *T-Group Theory and Laboratory Method: Innovation in Re-education*. New York: Wiley.

Clapham, H. I. & Sclare, A. B. (1958). Group Psychotherapy with Asthmatic Patients. *International Journal of Group Psychotherapy*, 8: 44-54.

Coffey, H., et al, (1950). Community Service and Social Research-Group Psychotherapy in a Church Program. *Journal of Social Issues*, 6: 14-61.

Corey, G. (1991). *Theory and Practice of Group Counseling* (4th ed.). California: Brooks/Cole.

_____. & Corey, M. S. (1992). *Groups: Process and Practice* (4th ed.). California: Brooks/Cole.

Gazda, G. M. (1976). *Theories and Methods of Group Counseling in the Schools* (2nd ed.). Illinois: Charles C. Thomas.

Grotjahn, M. (1950). The Process of Maturation in Group Psychotherapy and in the Group Therapist. *Psychiatry*, 13: 63-67.

Hansen, J. C., Warner, R. W. & Smith, E. J. (1980). *Group Counseling: Theory and Process* (2nd ed.). Boston: Houghton Mifflin.

Jacobs. E. E., Harvill, R. L. & Masson, R. L. (1988). *Group Counseling: Strategies and Skills.* California: Brooks/Cole.

Kelman, H. C. (1963). The Role of the Group in Induction of Therapeutic Change. *International Journal of Group Psychotherapy*, 13: 399-432.

Liberman, R. (1970). A Behavioral Approach to Group Dynamics: Reinforcement and Prompting Cohesiveness in Group Therapy. *Behavior Therapy*, 1: 141-175.

Mackensie, K. R. & Livesley, W. J. (1983). A Developmental Model for Brief Group Therapy. In Dies, R. & Mackensie, K. R. (Eds.). *Advances in Group Therapy.* New York: International University Press.

Mahler, C. A. (1969). *Group Counseling in the Schools.* Boston: Houghton Mifflin.

Mann, J. & Semrad, E. V. (1948). The Use of Group Therapy in Psychoses. *Journal of Social Casework*, 29: 176-181.

Marmor, J. (1968). Cited in Liberman, R. *Social Reinforcement of Group Dynamics: A Evaluative Study.* Presented at American Group Psychotherapy Association Convention, Chicago.

McGee, T., Schuman, B. & Racusen, F. (1972). Termination in Group Psychotherapy. *American Journal of Psychotherapy*, 26: 521-532.

Napier, R. W. & Gershenfeld, M. K. (1989). *Groups: Theory and Experience* (4th ed.). Boston: Houghton Mifflin.

Noyes, A. P. (1953). *Modem Clinical Psychiatry* (4th ed.). Philadelphia: W. B. Saunders.

Parker, S. (1958). Leadership Patterns in a Psychiatric Ward. *Human Relations*, 11: 287-301.

Patterson, C. H. (1985). *The Therapeutic Relationship: Foundations for an Eclectic Psychotherapy.* California: Brooks/Cole.

Porter, L. C. (1972). Group Norms: Some Things can't be Legislated. In Mill, C. R. & Porter, L. C. (Eds.). *Reading Book for Laboratories in Human Relations Training.* Arlington, VA: NTL Institute for Applied Behavioral Science, 34-36.

Rogers, C. R. (1970). *Carl Rogers on Encounter Groups.* New York: Harper & Row.

_____. (1985). *Encounter Groups.* New York: Penguin.

_____. (1987). The Underlying Theory: Drawn from Experiences with Individuals and Groups. *Counseling and Values*, 32: 38-45.

Rotter, J. B. (1962). Some Implications of Social Learning Theory for the Practice of Psychotherapy, (mimeo).

Semard, E., cited by Schutz, W. (1966). *The Interpersonal Underworld.* Palo Alto: Science and Behavior Books.

Shellow, R. S., Ward, J. L. & Rubenfeld, S. (1958). Group Therapy and the Institutionalized Delinquent. *International Journal of Group Psychotherapy*, 8: 265-275.

Taylor, F. K. (1950). The Therapeutic Factors of Group-analytic Treatment. *Journal of Mental Science,* 96: 976-997.

Thorpe, J. J. & Smith, B. (1953). Phases of Group Development in Treatment of Drag Addicts. *International Journal of Group Psychotherapy,* 3: 66-78.

Truax, C. (1961). The Process of Group Therapy: Relationship between Hypothesized Therapeutic Conditions and Interpersonal Exploration. *Psychological Monograph,* 75, No. 5111.

Whitaker, D. & Lieberman, M. A. (1964). *Psychotherapy through the Group Process.* New York: Atherton Press.

Yalom, I. D. (1985). *The Theory and Practice of Group Psychotherapy* (3rd ed.). New York: Basic Books.

第六章

林孟平（1992），《辅导与心理治疗》（增订版）。香港：商务印书馆。

Bach, G. R. (1954). *Intensive Group Psychotherapy.* New York: The Ronald Press Company.

Bry, T. (1951). Varieties of Resistance in Group Psychotherapy. *International Journal of Group Psychotherapy,* 1: 106-114.

Garland, J. A. & Kolodny, R. L. (1967). Characteristics and Resolution of Scapegoating. *Social Work Practice.* New York: Columbia University Press.

Jacobs, E. E., Harvill, R. L. & Masson ,R. L. (1988). *Group Counseling: Strategies and Skills.* California: Brooks/Cole.

Lundgren, D. & Miller, D. (1965). Identity and Behavioral Changes in Training Groups. *Human Relations Training News,* Spring.

Ohlsen, M. M. (1970). *Group Counseling.* New York: Holt, Rinehart and Winston.

Powdermaker, E B. & Frank, J. D. (1953). *Group Psychotherapy.* Massachusetts: Harvard University Press.

Redl, F. (1948). Resistance in Therapy Groups. *Human Relations,* 1: 307-313.

Rosenthal, D. Frank, J. & Nask, E. (1954). The Self-righteous Moralist in Early Meeting in Therapeutic Groups. *Psychiatry,* 17: 215-223.

Schwartz, W. (1968). Group Work in Public Welfare. *Public Welfare,* 26: 335.

Shulman, L. (1979). *The Skills of Helping Individuals and Groups.* Illinois: E E. Peacock.

Yalom, I. D. (1985). *The Theory and Practice of Group Psychotherapy* (3rd ed.). New York: Basic Books.

Yalom, I. D. & Honts, P. (1965). Unpublished data.

第七章

Back, K.W. (1973). *Beyond Words.* Baltimore: Penguin.

Bates, M., Johnson, C. D. & Blaker, K. E. (1982). *Group Leadership: A manual for Group Counseling Leaders* (2nd ed.). Denver Love.

Corey, G., Corey, M. S., Callanan, P. S. & Russell, J. M. (1988). *Group Techniques* (Revised ed.). California: Books/Cole.

Corey, M. & Corey, G. (1992). *Group: Process and Practice* (4th ed.). California: Brooks/Cole.

Dyer, W. & Vriend J. (1980). *Group Counseling for Personal Mastery.* New York: Sovereign.

Jacobs, E. E., Harvill, R. L. & Masson, R. L. (1988). *Group Counseling: Strategies and Skills.*